»WENN SIE DANK DIESER TECHNIKEN
AUF DIESER SCHÖNEN ERDE
EINEN TAG LÄNGER LEBEN,
LOHNT ES SICH, SIE EINZUÜBEN.«

Meister T.T. Liang
(1900–2002)

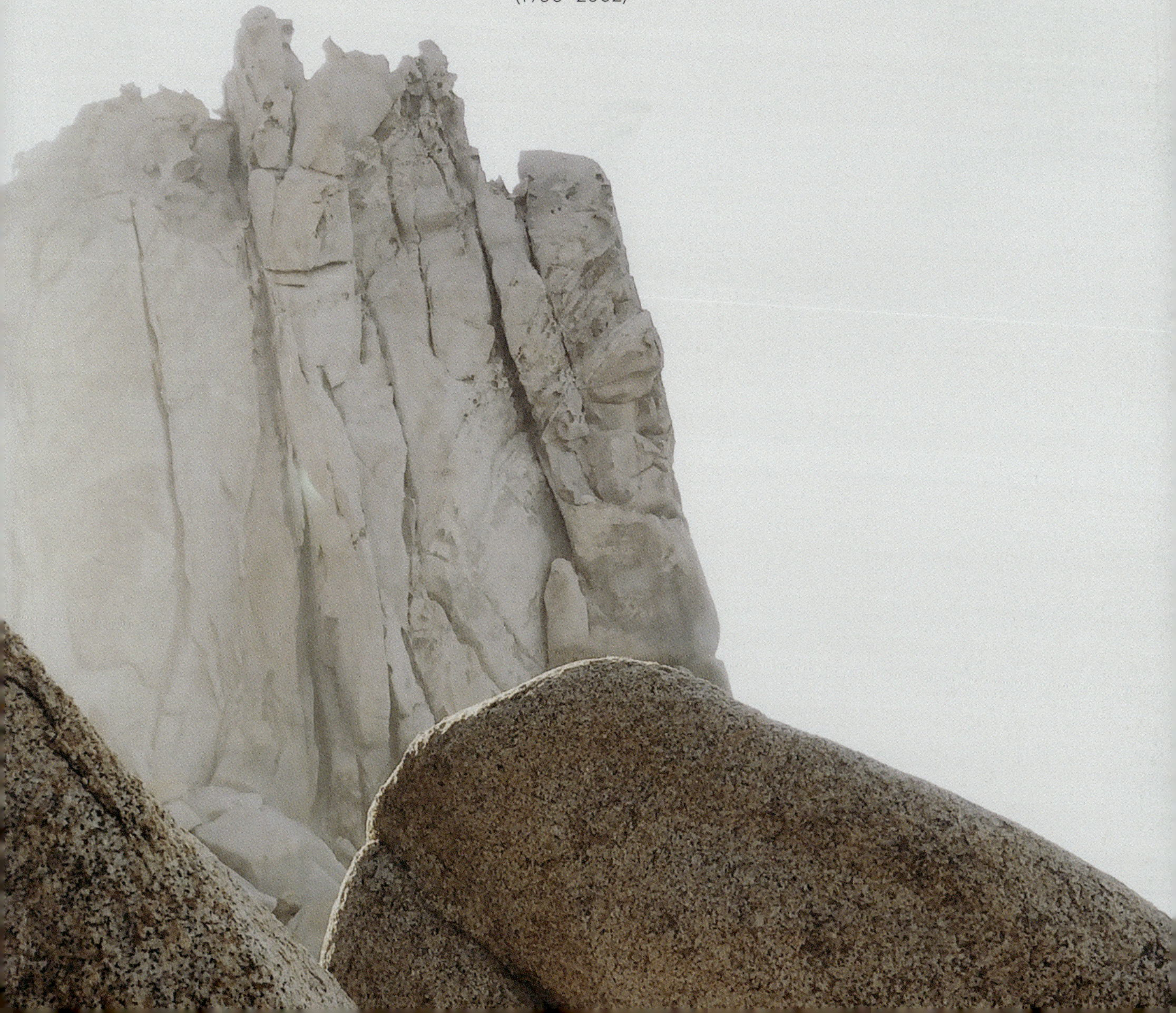

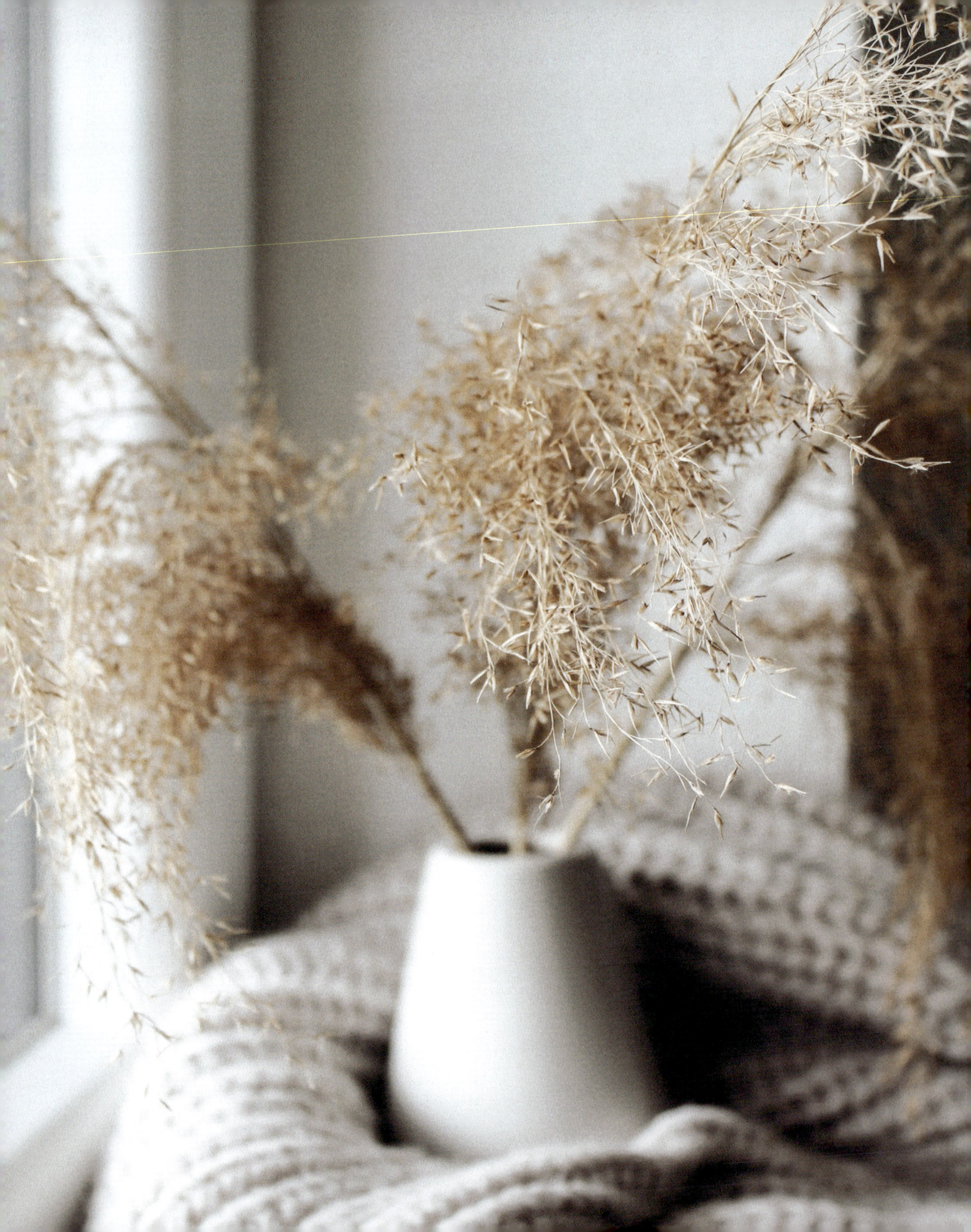

»BÜCHER SIND DER GEIST
DER UNSTERBLICHKEIT.«

Chinesisches Sprichwort

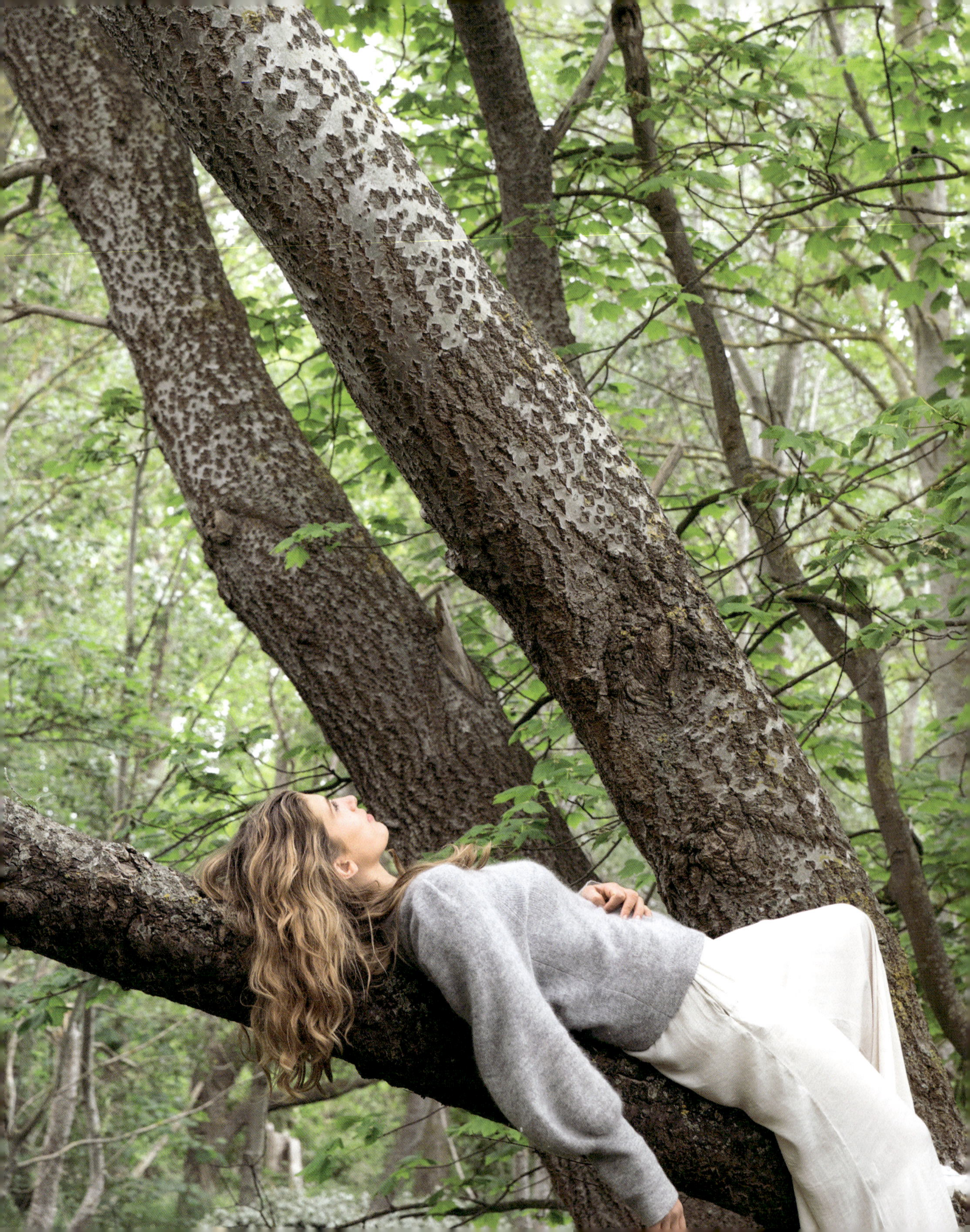

FRANK ADAM

Qi Gong

AUF SANFTE ART DIE LEBENSENERGIE STÄRKEN

Bewegung · Meditation · Atmung

DK

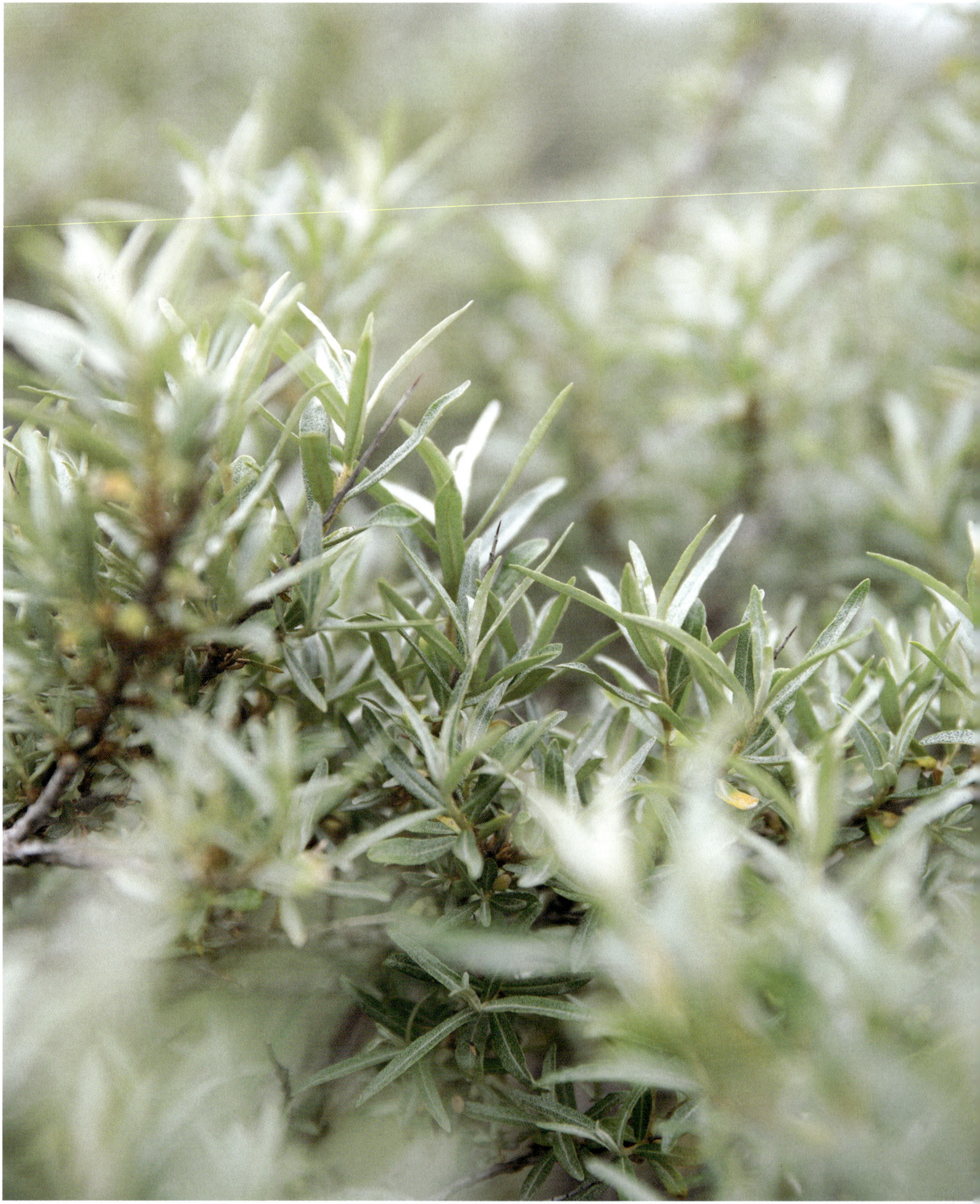

UNSTERBLICH!

VORWORT

Bewegung, Atmung,
Liebe und die sanfte
Kraft des Geistes

Dieses Lese- und Aktivitätsbuch bietet eine Auswahl an energetischen Übungen zur Gesundheitsförderung, die Tausende von Jahren alt sind. Ich habe sie an den Rhythmus der chinesischen Organuhr angepasst. Sie finden zudem meine täglichen Rituale, ergänzt durch Übungssequenzen, die ich auf Wunsch der Teilnehmer meiner Qi-Gong-Sitzungen zusammengestellt habe. Zusätzlich zu einigen bemerkenswerten Geschichten historischer »unsterblicher« Meister, darunter Li Qingyun, der angeblich 250 Jahre alt wurde, enthält das Buch Beispiele von Heilung, die Teilnehmer und ich selbst erlebt haben. Es ist also persönlich und fest in unserer modernen Zeit verwurzelt.

VOR UND NACH QI GONG – DAS KRANKENHAUS DES DR. PANG MING

Viele Menschen berichten darüber, dass die chinesische Bewegungskunst Qi Gong (ausgesprochen »chi gung«) ihr Leben so tiefgreifend veränderte, dass es zeitlich in ein Vorher und Nachher eingeteilt war. Ein bisschen wie bei Krebs. Bei mir fallen diese beiden zusammen. Nach der Krebsdiagnose beginnt meine lange Suche nach Heilung durch verschiedene Arten von Qi Gong. Bei all dem lasse ich mich von dem Leben und der Arbeit des Dr. Pang Ming inspirieren, dem chinesischen Qi-Gong-Großmeister, Arzt westlicher Medizin und Praktiker der Traditionellen Chinesischen Medizin (TCM). Er eröffnete in den 1990er-Jahren eine medikamentenfreie Qi-Gong-Klinik bei Peking, in der die Menschen sich selbst durch Körperübungen, Liebe und die Kraft des Geistes heilen. Die Ergebnisse sind bemerkenswert bis spektakulär. Da eine solche Klinik in Europa nicht existiert, beschloss ich, diesen Weg für mich selbst zu gestalten.

KNIEBEUGEN IM KRANKENHAUSFLUR – MEDITIEREN IM MRT

Während der Strahlen- und Chemotherapie und der Stammzellentransplantation praktiziere ich in Krankenhausfluren und atme nach Herzenslust. Warteräume, MRT-Scanner und Quarantänezimmer sind großartige Meditationsräume. Meine täglichen Schmerzen lassen nach, meine Energie steigt, meine Gefühle harmonisieren sich, mein Geist kommt zur Ruhe. Als mein Körper einmal nach einer 200 Kilometer langen Autofahrt zu einer Qi-Gong-Ausbildung wegen der Nebenwirkungen einer frischen Chemotherapie aufgeben will, sind die Ausbilder überrascht, dass ich allmählich wieder auf die Beine komme. Am Ende der Trainingswoche wird mein Körper mit intensiven Tests überprüft und zu meiner Überraschung bin ich nun zertifizierter Qi-Gong-Lehrer. Nach einer weiteren Chemobehandlung mit unerwünschten Nebeneffekten schaffen meine Beine dank einer Qi-Gong-Gehtechnik auf einer steilen und hügeligen Strecke 15 Kilometer am Stück. Nach diesen Erfahrungen frage auch ich mich: Was ist das für eine wundersame Methode?

LEIDEN LINDERN UND DAS CHI STÄRKEN

Angeregt durch meine Lehrer spreche ich in den wöchentlichen Qi-Gong-Sitzungen über meinen Heilungsprozess. Denn auch Nichterkrankte profitieren von den gesundheitlichen Vorteilen, die in der Fachliteratur beschrieben sind: mehr Energie, höhere Konzentration, besserer Schlaf, mehr innere Ruhe. Krankheiten und Beschwerden bessern sich oder verschwinden. Darüber hinaus sehe ich positive Auswirkungen bei Menschen mit Fibromyalgie, Chronischem Fatigue-Syndrom, Burn-out, postnataler Depression, Migräne, Nackenschmerzen, Schulterschmerzen und vielem mehr. Die Liste der förderlichen Effekte ist lang, fast alle Teilnehmer fühlen sich geistig und energetisch fitter. Die Balance der Lebensenergie in Körper und Geist bringt auch Balance ins tägliche Leben. Für diejenigen, die es praktizieren, bedeutet Qi Gong großen Spaß und freie Zeit. Als Mutter des Tai Chi und aller Kampfsportarten – mit gutem Willen auch vieler anderer Sportarten – wird Qi Gong im Sportverein mit genauso viel Freude und Begeisterung durchgeführt wie Yoga, Fitness-Übungen oder Bootcamp-Training.

WEI WU WEI – MIT DEM STROM SCHWIMMEN

Im Lauf der Zeit lerne ich auch das chinesische Qi-Gong-Prinzip *Wei Wu Wei* besser kennen: »tun, ohne zu tun«, manchmal frei übersetzt als »mit dem Strom schwimmen«. Das bedeutet, im Einklang mit dem natürlichen Gang der Dinge zu handeln, mit dem Tao, nicht mehr hinter den Dingen herzulaufen, sondern sie kommen zu lassen. Und plötzlich tun sie es wirklich.

Das MS/ALS-Kompetenzzentrum des AZ Alma Eeklo und die MS-Liga in Belgien ermöglichen es mir, einige besondere heilsame Momente während meiner Qi-Gong-Sitzungen für Menschen mit Multipler Sklerose zu erleben. Während einer Schulung für Betreuer von Senioren und behinderten Menschen kann ich mit den teilnehmenden Pflegekräften und Physiotherapeuten mittels Sitz-Qi-Gong (chinesisches Stuhlyoga) neue Qi-Gong-Horzionte erkunden und wecke das Interesse an Qi Gong in einigen Pflegeheimen. Und dann meldet sich plötzlich auch noch eine Redakteurin aus dem Ressort *Gesundheit und persönliches Wachstum* des Lannoo-Verlags: Heidi Verschaeves Begeisterung für Qi Gong, ihre persönliche Initiative für dieses Buch und mein Entwurf »Unsterblich« begeistern schließlich auch den Verleger Johan Ghysels.

NÄHER DRAN AN DR. PANG MING UND DEN MANN, DER 250 JAHRE ALT WURDE

Als Corona ausbricht, schließen die Qi-Gong-Räume weltweit, aber das World Wide Web öffnet sich. Während einer Online-Meditation mit Sanctuary of Tao, einem Qi-Gong-Zentrum auf der anderen Seite des Ozeans, kommt es mir so vor, als wäre ich mit den Teilnehmern in einem Raum. Bei den von mir selbst organisierten Online-Sitzungen – »Auf Distanz eins mit der Energie« – reagieren die Teilnehmer genauso begeistert. Wegen der besseren Sicht, der höheren Konzentration und des kraftvollen Qi-Felds bevorzugen manche die virtuelle Variante sogar im Vergleich zum Präsenzerleben.

Bei Sanctuary of Tao nehme ich Unterricht bei Stuart Alve Olson, Meister der dritten Generation in der Nachfolge von Li Qingyun, dem 250 Jahre alt gewordenen Mann. Dessen Foto aus dem Jahr 1927 ist schon länger Teil meines Qi-Gong-Visionboards. Dank der Qi-Gong-Digitalisierung kann ich bei Meister Wei Qi Feng von

Daohearts Peking lernen, der von Dr. Pang Ming während der Blütezeit des medikamentenfreien Krankenhauses ausgebildet wurde. Es ist ein bisschen wie nach Hause zu kommen.

QI GONG FÜR ALLE MENSCHEN – QI UND DIE MACHT

Qi Gong ist von der Weltgesundheitsorganisation (WHO) anerkannt. Als Teil der TCM wird es weltweit an Universitäten gelehrt und bei vielen Qi-Gong-Anbietern praktiziert.

Es ist eine ermutigende Perspektive, dass Qi Gong durch dieses Buch den Weg zu einem breiteren Publikum finden und Sie und Ihre Lieben zu einem längeren, gesunden und glücklichen Leben führen kann. So wie eine Reise von tausend Meilen mit dem ersten Schritt beginnt, beginnt Ihr Weg des Qi-Gong-Praktizierens mit einer kleinen, einfachen Übung. Fangen Sie möglichst bald an! Sie erhalten Unterstützung von den Menschen, mit denen Sie Energie entwickeln, und durch die Energie selbst.

»Star-Wars«-Regisseur George Lucas schuf *The Force* (Die Macht) in seinem fiktiven Universum nach dem Vorbild des Qi-Felds der Shaolin-Qi-Gong-Mönche. Da die Ähnlichkeiten zwischen diesen beiden Welten so frappierend sind, habe ich verschiedene The Force Weisheiten angewandt, als ich meinem Teenagersohn erklären wollte, was »Qi« und »Qi Gong« bedeuten. Mögen alle Menschen durch die Praxis des Qi Gong jede Sekunde im ewigen Jetzt unsterblich erwachen.

Möge gutes Qi mit Ihnen sein!

Frank Adam
Oedelem-Berg, Mittsommer 2021

Frank Adam ist Medizinischer Qi-Gong-Praktiker (zertifiziert durch OTCG/KdG Antwerpen), Mingjue-Gongfu-Meditationslehrer, assozierter Lehrer Healing-Tao, Meister Mian Xiang Chinesisches Gesichtslesen und Experte auf dem Gebiet von Qi Gong und Krebs. Er schrieb unter anderem für *De Standaard, De Morgen, Radio Klara, Concertgebouw Brugge* und *Opera Vlaanderen.*

SO NUTZEN SIE DIESES BUCH

Es handelt sich um ein Lese- und Aktivitätsbuch und besteht aus drei Teilen.

- **Teil 1,** »Was ist Qi Gong?«, umreißt Geschichte und Hintergrund von Qi Gong, Qi, Qi-Feld, Traditioneller Chinesischer Medizin (TCM) und vermittelt Aspekte zu Gesundheit und Praxis. Alles, was Sie wissen sollten.

- **Teil 2,** »Wie Sie Qi Gong praktizieren«, zeigt Grundübungen für bis zu anderthalb Stunden. Sie stellen den Verstand auf null und lernen, die Energie zu spüren.

- **Teil 3,** »So leben Sie Qi Gong jeden Tag«, enthält Übungen, Meditationen sowie Tipps zur Ernährung und Lebensführung, angepasst an den Rhythmus der chinesischen Organuhr. So wird Qi Gong zu einer Art des Seins.

Sie können das Buch von vorne bis hinten lesen und erleben. Oder Sie fangen einfach mittendrin an zu stöbern und für Sie Interessantes zu entdecken. Viele Teilnehmer beginnen mit der Schüttelübung (Seite 40) und erweitern langsam ihre tägliche Praxis.
Aus praktischen Gründen habe ich die theoretischen Ausführungen zur TCM in den Teilen 2 und 3 auf ein Minimum beschränkt.

Aus Gründen des Datenschutzes wurden in den Erfahrungsberichten die Namen der Teilnehmer geändert und die Umstände abgewandelt. Die meditativen Texte sind von Ideen aus dem Qi Gong und der TCM inspiriert.

TEIL 1: WAS IST QI GONG? – WISSEN

TEIL 2: WIE SIE QI GONG PRAKTIZIEREN – FÜHLEN

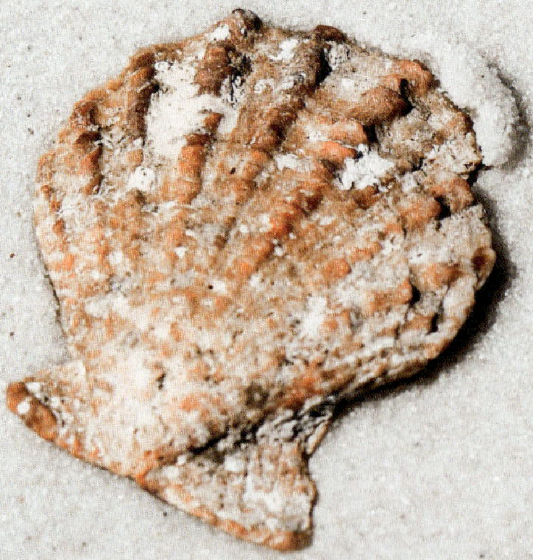

TEIL 3: SO LEBEN SIE QI GONG JEDEN TAG – SEIN

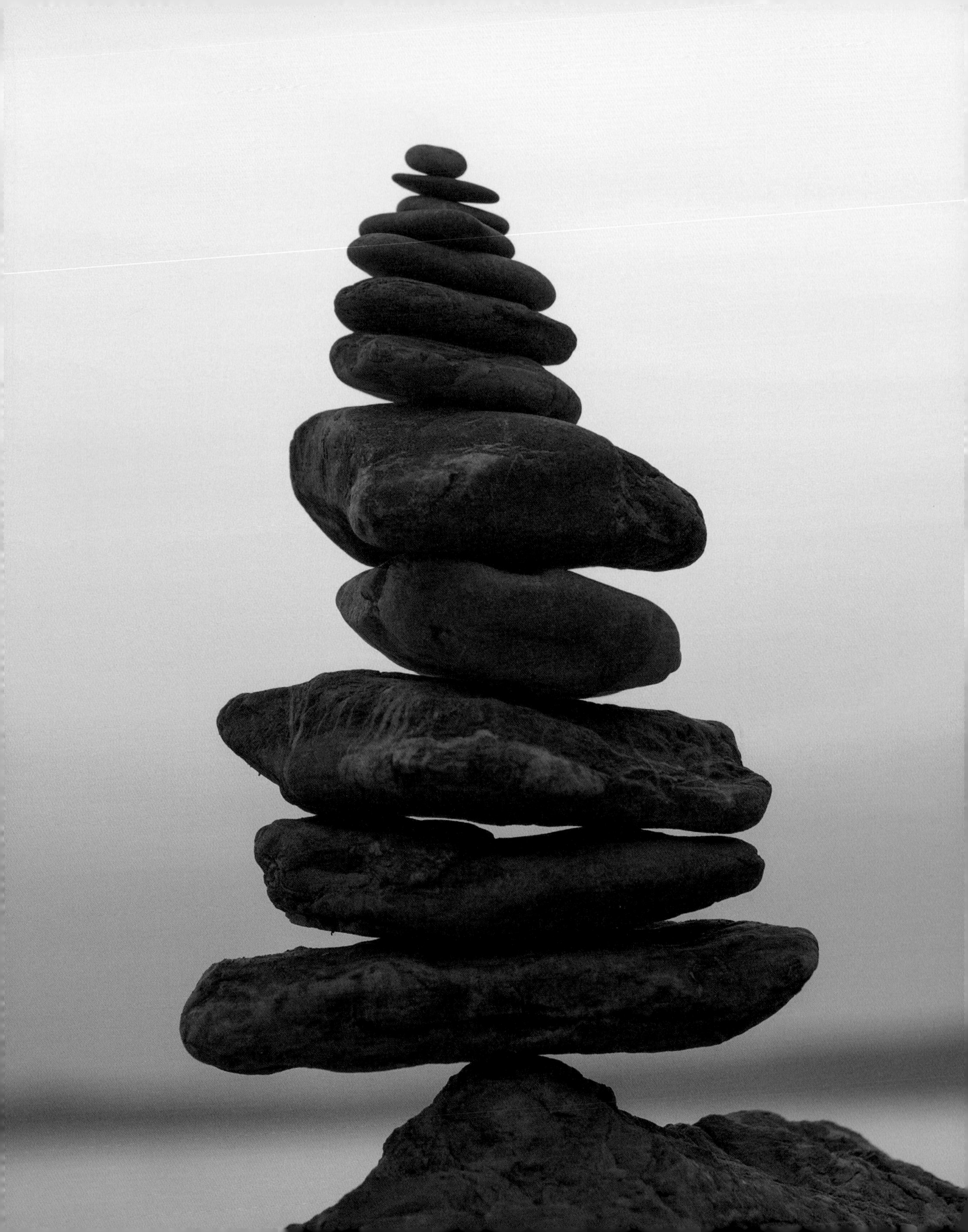

1

WAS IST QI GONG?

Wissen

»Alles ist Energie –
so einfach ist das.«

ALBERT EINSTEIN

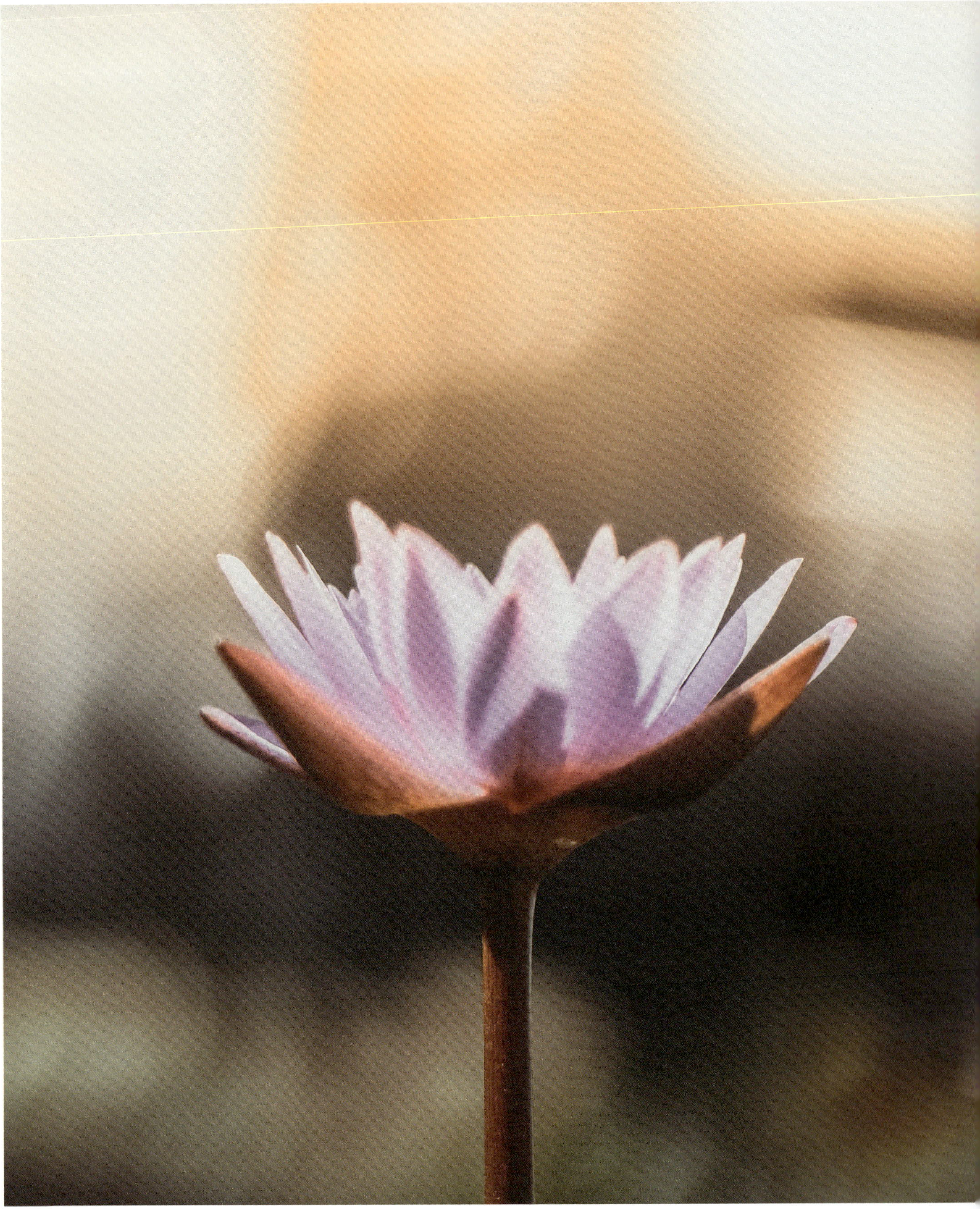

WAS ZUVOR GESCHAH

KURZE GESCHICHTE DES QI GONG

Der geheime Lösungsansatz des Kleinbauern kommt beim »Großen Steuermann« an.

Das Verbot von Qi Gong trägt dazu bei, dass sich die Methode in der ganzen Welt verbreitet.

Corona mindert den Einfluss der Meister und verweist auf das wahre Ich als Führung.

GESUND WERDEN ODER STERBEN – DER NAME QI GONG (»CHIE GUNG«)

Liu Guizhen, ein führender Vertreter der Kommunistischen Partei Chinas, ist 27 Jahre alt, als er mit schwerem Magengeschwür und Lungentuberkulose nach Hause geschickt wird, um zu genesen oder zu sterben. Das passiert im Jahr 1947 und in China kommt auf 26000 Einwohner nur ein westlich ausgebildeter Arzt. Lius Chancen sind gering. In seinem Heimatdorf nimmt er bei seinem Onkel, einem taoistischen Bauern, Unterricht in sanfter Bewegung und Atmung. Nach 102 Tagen ist Liu gesund und meldet sich beim Parteisekretär zurück. Als dieser von den heilenden Effekten der Übungen erfährt, schickt er Liu zu seinem Onkel zurück, er solle sich in dessen geheime Praxis einweihen lassen. Der Parteisekretär präsentiert diese Methode innerparteilich als Lösungsansatz, um die unzureichende Gesundheitsversorgung der Bevölkerung zu verbessern. Auf mehreren Parteitreffen wird nach einem modernen Namen gesucht: Im Gespräch sind »spirituelle Therapie«, »psychologische Therapie« und »Beschwörungstherapie«, am Ende entscheidet man sich für »Atemübungstherapie« oder *qi gong liaofa*. Qi Gong kommt als moderne Disziplin am 3. März 1949 offiziell in die Welt.

QI-GONG-SANATORIEN – QI GONG UND TCM

In den 1950er-Jahren versucht die Kommunistische Partei Chinas, die verschiedenen Arten von Qi Gong zu einem Gesamtsystem zusammenzuführen. Gleichzeitig fördert sie diese Methode als Teil der gerade neu geschaffenen TCM.

Die Unterstützung der Regierung und die Popularität des Buchs von Liu Guizhen über die Heilerfolge bei anderen Menschen führen dazu, dass medizinische Zentren und Qi-Gong-Sanatorien in Universitäten und Krankenhäusern eingerichtet werden. Heute ist Qi Gong in ganz China institutionell fest verankert – wird aber auch streng kontrolliert. Mao Tse-tung, der damals die Geschicke Chinas lenkte und »Großer Steuermann« genannt wurde, nutzte Qi Gong und die TCM vor allem für Propaganda, um sich gegenüber dem Westen darzustellen. Zudem ging es darum, die traditionellen Methoden zu erneuern und von alten Einflüssen durch Kosmologie, Religion und Aberglauben zu befreien.

QI GONG IM PARK – WISSENSCHAFTLICHER ANSATZ – DAS MEDIKAMENTENFREIE KRANKENHAUS VON DR. PANG MING

Nach der gnadenlosen Verfolgung des Qi Gong während der Kulturrevolution in China (1966–1976) und dem Tod Maos beginnen die Bürger Ende der 1970er-Jahre plötzlich landesweit diese Bewegungsform in öffentlichen Parks zu praktizieren. Inspiriert sind sie von der Künstlerin Guo Lin, die sich selbst mit einer neuen Form des Qi Gong vom Krebs heilte und als Erste öffentlich unterrichtet. (Nein, die Chinesen üben nicht schon seit Jahrhunderten in Gruppen im Park.)

Gu Hansen, Mitarbeiter des Instituts für Atomforschung in Shanghai, weist 1979 die Existenz des externen Qi nach, der Energie, die ein Qi-Gong-Meister ausstrahlt, um Menschen zu heilen. Mit Forschungen und Studien versuchen Wissenschaftler seit einigen Jahrzehnten, den Grundstein für eine echte Qi-Gong-Wissenschaft zu legen, um sie in allen Bereichen der Gesellschaft anzuwenden. Ein Traum, der sich in der Arbeit von Dr. Pang Ming spiegelt, einem im Westen ausgebildeten Arzt und Qi-Gong-Großmeister, der auch in TCM geschult ist. In seinem medikamentenfreien Krankenhaus heilen sich die Kranken durch Qi Gong, Liebe und die Kraft des Geistes selbst. Alle Patienten werden gleichzeitig mit westlichen Methoden und Geräten diagnostiziert und überwacht. Das Ministerium für Sport und Gesundheit erkennt dieses Weisheits-Qi-Gong *(Zhineng Qi Gong)* von Dr. Pang Ming als beste Heilmethode in China an. Sein Krankenhaus wandelte sich zu einer wahren Qi-Gong-Stadt, in der im Lauf der Jahre mehr als 300 000 Menschen lebten.

BERGLEUTE, SCHAMANEN UND UNSTERBLICHE – DIE WURZELN DES QI GONG

Seit den 1980er-Jahren sind Hunderte von Meistern »von den Bergen heruntergekommen« *(Chusan)*. Im Gepäck haben sie ebenso viele alte Qi-Gong-Methoden, von denen sie behaupten, sie hätten sie offiziell geerbt. Durch ihr persönliches Charisma und die vielen von ihnen begründeten Qi-Gong-Organisationen gewinnen sie schnell eine große Anhängerschaft.

Die 5000 Jahre alten Wurzeln des Qi Gong – aus Kosmologie, Religion und Aberglaube –, von denen die Kommunistische Partei und Qi-Gong-Wissenschaft dachten, sie hätten sie sorgfältig entfernt, werden wieder sichtbar: schamanische Tänze, taoistische, buddhistische und konfuzianische Elemente, »Unsterblichkeitstechniken«, spirituelle Kampfmethoden, die die Grundlage aller Kampfkünste bilden, und vieles mehr. Im kommunistischen China, wo die meisten Formen der Religion gründlich zerstört wurden, entwickelt sich Qi Gong als ein Weg, all diese spirituellen Traditionen wiederzuentdecken.

»QI-GONG-FIEBER« – DIE PARTEI FÜHLT SICH DURCH QI GONG BEDROHT

Ende der 1980er-Jahre praktizieren zwischen 60 und 200 Millionen bzw. jeder fünfte Chinese Qi Gong. Es entsteht eine Massenbewegung und ein regelrechtes Qi-Gong-Fieber. Heilungs-Séancen finden in überfüllten Sportstadien und in Fernsehsendungen statt, Qi-Gong-Meister mit Charisma und übersinnlichen Fähigkeiten, Qi-Gong-Meister mit Popstar-Status, Möchtegern-Qi-Gong-Meister und Qi-Gong-Meister mit politischen Ambitionen treten in Aktion. Eine zunehmend besorgte Regierung will strengere Vorschriften erlassen. Doch

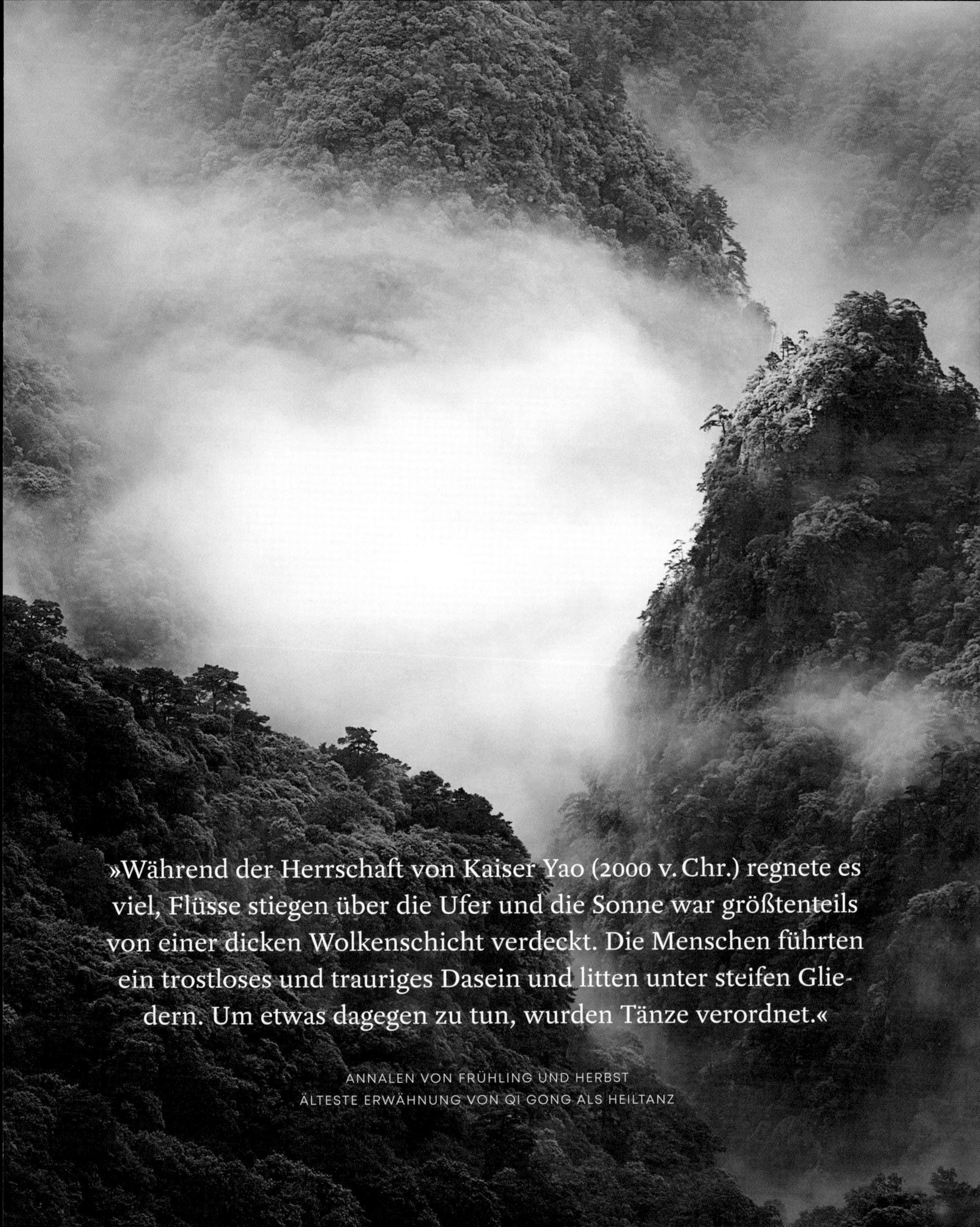

»Während der Herrschaft von Kaiser Yao (2000 v. Chr.) regnete es viel, Flüsse stiegen über die Ufer und die Sonne war größtenteils von einer dicken Wolkenschicht verdeckt. Die Menschen führten ein trostloses und trauriges Dasein und litten unter steifen Gliedern. Um etwas dagegen zu tun, wurden Tänze verordnet.«

ANNALEN VON FRÜHLING UND HERBST
ÄLTESTE ERWÄHNUNG VON QI GONG ALS HEILTANZ

es entstehen Gegenbewegungen, darunter zum Beispiel *Falun Gong*, bei der Qi-Gong mit einer Moralphilosopie hinterlegt wird. Es kommt zu Protesten und Sitzstreiks. Nach einer friedlichen Belagerung von Zhongnanhai, dem Hauptsitz der Kommunistischen Partei Chinas, durch Zehntausende Qi-Gong-Anhänger 1999 wird gegenüber allen Qi-Gong-Organisationen und -Sanatorien hart durchgegriffen. Auch das Krankenhaus des Dr. Pang Ming wird gewaltsam geschlossen. Aber gerade durch das Qi-Gong-Verbot der Kommunistischen Partei Chinas, die als modern gelten will, verbreitet sich diese jahrtausendealte Bewegungspraxis weltweit.

VON NEW AGE ZU »THE NEXT YOGA« – VON IGGY POP BIS JULIA ROBERTS – »ENERGIE, HEILUNG, ACHTSAMKEIT IN EINEM«

Qi-Gong-Meister der 1980er- und 1990er-Jahre wecken das Interesse von New-Age-Anhängern im Westen, darunter Meister Mantak Chia, Yang Jwing-Ming und Robert Peng. Prominente Persönlichkeiten bezeichnen die chinesische Bewegungskunst als »The next Yoga« und »Energie, Heilung, Achtsamkeit in einem«. Punk-Ikone Iggy Pop sagt, er habe früher einen Joint geraucht, jetzt übe er Qi Gong. Gary Lightbody, Sänger von Snow Patrol, überwindet seine Depressionen und Alkoholsucht dank meditativer Übungen. Im Beisein der Presse zeigt Prinz Charles, der britische Thronfolger, bei einer Veranstaltung zum Warrior Programme eine Körperübung. Es handelt sich um ein Therapieprogramm für Kriegsveteranen, in dem Posttraumatische Belastungsstörungen (PTBS) unter anderem mit Qi-Gong-Techniken behandelt werden. In der Oprah Winfrey Show offenbart Dr. Mehmet Öz, Direktor des Herz-Kreislauf-Instituts an der Columbia University in New York, das Unsterblichkeitsgeheimnis: »Wenn Sie gesund bleiben und 100 Jahre alt werden wollen, machen Sie Qi-Gong. Es kehrt den Alterungsprozess um.« Der Trainer von Spitzengolfer Tiger Woods erklärt, was hinter dessen Inner Swing, der ihm fünf Siege beim Master, drei bei der US Open und 1,6 Milliarden Dollar einbrachte, steckt: Shaolin-Qi-Gong. Julia Roberts, Kate Beckinsale und Gwyneth Paltrow sind ebenfalls begeisterte Praktizierende. Eckhart Tolle, bekannter Lehrer und Autor, schreibt Qi Gong eine wichtige Rolle für das globale spirituelle Erwachen zu. Das sind nur ein paar Beispiele dafür, wie bekannt Qi Gong inzwischen ist.

QI GONG IN DER LEHRE UND IM GESUNDHEITSWESEN

Inzwischen steht medizinisches Qi Gong auf dem Programm von Universitäten und TCM-Instituten weltweit. Auch die Medizin hat die heilende Wirkung entdeckt. In mehreren Ländern ist die Methode Teil der Integrativen Medizin, bei der TCM und westliche Medizin zusammenarbeiten und der Patient eine aktive Rolle im Heilungs- und Gesundungsprozess übernimmt. So bieten seit Beginn der 2000er-Jahre fünf westfranzösische Krankenhäuser Qi Gong als unterstützende Therapie bei Krebs an. In Deutschland ist es nicht ungewöhnlich, dass ein Allgemeinmediziner Qi-Gong-Übungen und Akupunkturbehandlungen vorschlägt. Inzwischen gibt es sogar ein Softwareprogramm namens Acugraph, das in wenigen Minuten ein Farbdiagramm des Qi eines Menschen erstellt.

CORONA, DER WAHRE MEISTER – DAS WAHRE ICH

Die weltweiten Corona-Lockdowns treffen die Menschen hart, doch gleichzeitig erweisen sie sich als Segen für die geistige Entwicklung der Menschheit. Die meisten Qi-Gong-Meister gehen online und sind vom Ergebnis überrascht. Sie wussten zwar, dass Energie in die Ferne wirkt, aber das Internet als Energiekanal übertrifft ihre kühnsten Träume. Statt teurer Reisen und Retreats in exklusiven Zentren an fernen Orten finden jetzt Qi-Gong-Webinare zur energetischen und spirituellen Entwicklung statt. Mit einem Klick kommen die Meister direkt nach Hause zu den Menschen. Die Tradition, spirituelle Führer zu ehren, bleibt erhalten. Aber die Entwicklung während der Corona-Pandemie schmälert den Einfluss der Meister. Einmal mehr enthüllt sich damit das von Buddha vor 2000 Jahren offenbarte Wesen jeder energetischen Methode: Es gibt nur einen Meister auf der ganzen Welt – und das ist unser wahres Ich.

WAS IST QI GONG?

ÜBEN MIT DER LEBENSENERGIE

Zurück zum Tao –
Eins mit der Macht.

ÜBEN MIT QI – TRAINIEREN MIT DER MACHT

SOHN: *Was ist Chi?*
VATER: *Du willst wissen, was Qi ist?*
SOHN: *Ja. Und auch Qi Gong. Was macht man da?*
VATER: *Qi und Qi Gong. Mal sehen … Du kennst Star Wars?*
SOHN: *Irgendwie schon.*
VATER: *Weißt du, was die Macht ist?*
SOHN: *Energie und so. Lebensenergie.*
VATER: *Weißt du, wo die Macht ist?*
SOHN: *Sie ist in dir, in mir, in jedem. In allem, was existiert.*
VATER: *Weißt du, was die Macht tut?*
SOHN: *Sie gibt dir, äh … Macht.*
VATER: *Gibt sie mir genauso viel Macht wie dir?*
SOHN: *Jetzt hast du mehr. Aber wenn ich später erwachsen bin, habe ich vielleicht mehr Macht als du. Wer weiß?*
VATER: *Okay, wir kommen nicht mit der gleichen Menge Lebensenergie auf die Welt und dein Vater wird langsam alt. Ich weiß, was du meinst. Aber kann ich meine Macht nicht stärken, sodass ich wieder mehr habe, mehr als du?*
SOHN: *Das geht nur durch Üben. Mit einem Meister. Er lehrt dich, die Macht zu spüren, sie zu festigen und sie mit deinem Geist zu kontrollieren.*
VATER: *Und dann?*
SOHN: *Dann kannst du sie im Kampf einsetzen. Dinge bewegen, Menschen durch die Luft schleudern. Ihre Gedanken lesen, ihre Zukunft vorhersagen. Ihnen aus 1000 Kilometer Entfernung Energie schicken.*
VATER: *Und wenn ich nicht kämpfen will?*
SOHN: *Dann kannst du immer noch Menschen damit heilen. Oder weise werden.*
VATER: *Wie kann ich Menschen heilen?*
SOHN: *Du machst sie mit der Macht gesund.*
VATER: *Wie werde ich weise?*
SOHN: *Je mehr Macht in dir ist, desto mehr beherrschst du deine Gefühle. Bis du schließlich selbst zum Meister wirst. Wie Meister Yoda. Oder Obi-Wan Kenobi.*
VATER: *Wie fühlt es sich an, Meister zu sein?*
SOHN: *Du bist völlig eins mit der Macht.*
VATER: *Das klingt nicht schlecht. Wenn ich also mit der Macht trainiere, wirst du dann mein Meister sein?*
SOHN: *Wenn du mir endlich erklärst, was Chi ist.*
VATER: *Du weißt, was die Macht ist, oder?*
SOHN: *Ja und?*
VATER: *Dann weißt du auch, was Qi ist.*
SOHN: *Chi ist also … die Macht?*
VATER: *Gewissermaßen.*
SOHN: *Okay. Und Qi Gong … ist das Üben des Qi?*
VATER: *Mit deinem Qi. Und dem Qi des Universums.*
SOHN: *Wenn ich also Qi Gong mache, kann ich Gegenstände mit dem Qi bewegen und Menschen umherschleudern.*
VATER: *Nur wenn du weise genug bist.*
SOHN: *Okay. Das kann ich nur durch Probieren herausfinden. Mach dich bereit.*
VATER: *AAAUUU!*

»DER BAUM, DER FELS, ÜBERALL …« – QI GONG IST FÜHLEN

Ich danke meinem Sohn, dass er mich mit seiner Frage nach dem Qi und dem Qi Gong überraschte und mich damit sprachlos machte. Nicht nur für einen beschäftigten jungen Erwachsenen, sondern auch für uns intellektuelle Westler sind Qi und Qi Gong nicht einfach zu erklären. Beide sind in eine östliche ganzheitliche Denkweise eingebettet, die wir oft vergeblich mit unserem Verstand begreifen wollen. Doch auch an dieser Stelle werden wir ohne die Definitionen, die in vielen Büchern oder Werbetexten zu finden sind, nicht auskommen:

> »Qi« (sprich »chie«) bedeutet »Lebensenergie« und »Gong« »Üben«.
> Qi Gong (sprich »chi gung«) ist also Üben mit unserer Lebensenergie.
> Wir bewegen uns und atmen in einem meditativen Fluss.
> Wir lenken das Qi mit unserem Geist.
> Wir lösen Blockaden und bringen unsere Energie ins Gleichgewicht.
> Das macht unseren Körper und Geist gesund.
> Qi Gong bringt uns dazu, unsere Gefühle zu beherrschen.
> Es ist förderlich für unsere geistigen Fähigkeiten.
> Wir werden eins mit der Energie des Universums und des Tao.

Mag ja alles sein. Aber was bedeutet das genau? Hier kann die Parallele zwischen Qi und der Macht tatsächlich hilfreich sein. Die erfundene Lebensenergie aus dem Star-Wars-Epos ist ein westliches ganzheitliches Konzept, das wir »verstehen« und das ziemlich genau beschreibt, was mit Qi gemeint ist. »Die Macht, die alles miteinander verbindet.«

Die große Leistung des Filmemachers George Lucas besteht darin, dass er mit der Macht etwas unsichtbares »Geistiges« geschaffen hat, das wir auch in unserem Körper spüren können. In dem Moment, in dem Darth Vader eines seiner Opfer aus der Ferne mit seiner berühmten *Macht-Würgegriff*-Technik würgt, legen wir spontan die Hände an unsere Kehle. Wenn ein Jedi-Krieger von einem feindlichen Lichtschwert durchbohrt wird, zieht sich unser Magen zusammen. Auch wenn die Macht in 25 Stunden Film keine einzige Sekunde auf der Leinwand zu sehen ist, können wir sie spüren. Selbst als sie nach dem Abspann in der Schwärze des Bildschirms verschwindet, spüren wir ihre Präsenz.

»Spüre die Macht um dich herum; hier, zwischen dir, mir, dem Baum, dem Felsen, überall …« Fühlen, genau darum geht es beim Qi Gong: das Qi fühlen.

Ist es nicht seltsam, dass ein Konzept aus der Fiktion plötzlich als etwas Echtes in der Realität erscheint? Eigentlich nicht. Denn schon beim ersten Star-Wars-Film war allen Qi-Gong-Praktizierenden klar, dass die Logik in die andere Richtung geht. George Lucas` Konzept von der Macht und den tugendhaften Jedi-Kriegern beruht nämlich auf dem des Qi und der Qi-Gong-Shaolin-Mönche in China.

Wie wunderbar: Die Realität inspiriert zu der Fiktion eines neuen funkelnden Universums. Und die Reflexion dieser populären Fiktion wiederum taucht unsere alltägliche Realität in ein völlig neues, erfrischendes Licht. »Spüre das Qi um dich herum, hier, zwischen dir, mir, dem Baum, dem Felsen, überall …«

WAS IST QI?

UNIVERSELLE LIEBE UND MITGEFÜHL

Den Qi-Ball
zu umfassen, heißt,
ihn loszulassen.

DAS QI ERWECKEN

Alle Qi-Gong-Eröffnungen beginnen mit der Übung »Umfassen des Qi-Balls«: Beim Ein- und Ausatmen bewegen Sie die Handflächen vor dem Bauch voneinander weg und zueinander hin. Plötzlich spüren Sie, wie etwas zwischen Ihren Händen auftaucht. Auch bei größter Skepsis lässt sich nicht bestreiten, dass etwas Unsichtbares Ihre Fingerspitzen und Handflächen zusammenführt und wieder voneinander trennt. Diese kleine Übung löst großes Erstaunen aus. Wirkt hier eine geheimnisvolle Kraft? Entsteht ein elektromagnetisches Feld? Infrarotstrahlung? Sie erleben ein Gefühl, das Sie nicht mit dem Verstand, aber mit den Zellen begreifen können. Es ist, als steckten Ihre Hände in einem Wurmloch zu einer anderen Dimension. Diese Energie verpufft, wenn Sie nach ihr greifen, und wird nur spürbar, wenn Sie sie loslassen.

Die Schlussfolgerung ist klar: Wenn Sie Qi-Gong praktizieren wollen, muss Ihr Geist ausgeschaltet sein. Fühlen lautet die Botschaft. Loslassen. Sich ganz hingeben.

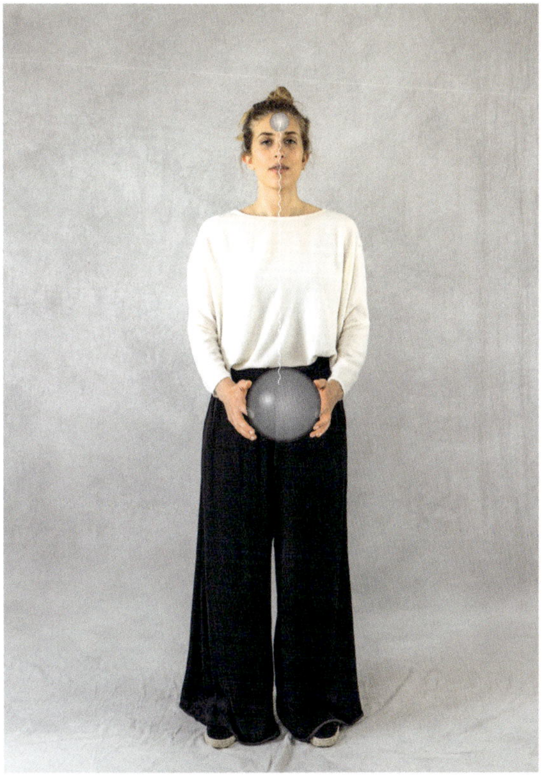

ANWENDEN DER QI-KRAFT – DURCH BEWEGUNG, ATMUNG UND MEDITATION

Nur indem Sie loslassen und fühlen, können Sie die Anwendung der Qi-Kraft üben. Das tun Sie durch Bewegung, Atmung und Meditation.

Bei entspannter Bewegung arbeiten Muskeln, Sehnen und Gelenke zusammen und die Energie kann frei durch die Leitbahnen (Meridiane) zu den Organen fließen. Durch sanftes Atmen synchron zur Bewegung lässt sich die Energie lenken.

Meditieren bedeutet, die Vorstellungskraft (Yi) zur Steuerung der Energie einzusetzen. Es handelt sich nicht um intensive westliche Willenskraft, sondern um ein sanftes Bewusstsein, mit dem Sie das Ergebnis Ihrer Konzentration loslassen. Auch hier gilt: Sie können Ihre Yi-Kraft nur nutzen, wenn Sie ihr nachgeben. Das spüren Sie, wenn Sie Ihren Blick sanft werden lassen.

BEWEGUNG

DIE GOLDENE PERLE

- Bewegen Sie Ihre Hände vor dem Bauch voneinander weg: Spüren Sie den Qi-Ball.
- Bewegen Sie Ihre Hände zueinander hin und verdichten Sie den Qi-Ball zu einer glänzenden goldenen Perle.

ATMUNG

DER WIND BEWEGT DIE GOLDENE PERLE

- Atmen Sie die Perle durch Ihre rechte Handfläche, den Arm und die Schulter zum Herzen. Verdichten Sie beim Ausatmen die Energie im Herzen und spüren Sie Dankbarkeit.
- Machen Sie dasselbe, ausgehend von Ihrer linken Handfläche.

MEDITATION

DER GEIST BEWEGT DIE GOLDENE PERLE

- Bewegen Sie die Perle mit der Kraft Ihres Bewusstseins durch Ihre rechte Handfläche, den Arm und die Schulter zum Herzen. Spüren Sie universelle Liebe und Mitgefühl.
- Machen Sie dasselbe, ausgehend von Ihrer linken Handfläche.

Die drei Funktionen – Bewegung, Atmung und Meditation – werden im »äußeren« Qi Gong *(Wai Gong)* gleichzeitig aktiviert. Bei der Meditation wird das »innere« Qi Gong *(Nei Gong)* ohne Bewegung im Stehen, Sitzen oder Liegen ausgeführt, die Energie wird nur durch die Atmung und das Bewusstsein geleitet.

VERFEINERN SIE DEN QI-KÖRPER UND IHR BEWUSSTSEIN – SCHWIMMEN IN ENERGIE

Je häufiger Sie Qi Gong praktizieren, desto stärker werden Sie das Qi in sich spüren, bis es zu einem leichten, funkelnden Qi-Körper wird. Bewegen fühlt sich dann an wie Schwimmen oder Schweben in der Energie. Das Ziel besteht darin, Ihren Qi-Körper und Ihr Bewusstsein so zu verfeinern, dass sie auf einer Wellenlänge mit Natur und Kosmos schwingen. Dann ist Ihr physischer Körper gesund, die Energie zu Hause und am Arbeitsplatz hat sich harmonisiert und Sie betreten das Reich der Spiritualität. Die Energie enthält eine heilende Komponente. Wenn Sie Qi Gong mit offenem, reinem Bewusstsein üben, füllt die Energie Sie von innen mit universeller Liebe, Mitgefühl und Dankbarkeit.

DER SCHATTEN DER DREI DANTIANS – DAS GEHEIMNIS DER DUNKLEN SEITE

In Indien werden die Energiezentren im Körper Chakren genannt, in China heißen sie Dantians, hier sammeln sich jeweils verschiedene Energien. Im Qi Gong gibt es drei solcher Elixierfelder: Das untere Dantian ist mit Vitalität, das mittlere mit universeller Liebe und das obere mit Weisheit verbunden.

Sind diese drei Energiezentren, gelegen im Unterbauch, im Brustraum und im Kopf, nicht im Gleichgewicht, wird die Persönlichkeit eines Menschen nicht ausgeglichen sein. Weisheit wird durch Falschheit, Manipulation und Lügen ersetzt. Ohne Liebe wird man zynisch, hasserfüllt, rachsüchtig und grausam. Vitalität kann in Aggression, Missbrauch und Töten umschlagen. Diese »Schatten der drei Dantians« stehen im Qi Gong für die dunklen Seiten des Menschen.

JING, QI, SHEN – DIE DREI SCHÄTZE (SAN BAO) IM QI GONG

Das Qi-Gong-Konzept der »drei Schätze« *(San Bao)* besagt, dass das untere Dantian Jing, das mittlere Dantian Qi und das obere Dantian Shen enthält. Jing ist die geerbte Energie, vergleichbar mit der DNA. Diese müssen Sie pflegen, denn sie kann nicht wieder aufgefüllt werden. Ein anderer Name für Qi Gong ist »das Eine bewahren« *(Shouyi)*. Das kann sich auf das Tao oder auf Ihr Jing beziehen. Das Qi in der Brust ist die Energie, die Sie täglich aus Atem und Nahrung gewinnen. Sie können es durch Qi Gong stärken. Genug Qi sorgt dafür, dass Sie Ihr Jing nicht vorzeitig aufbrauchen. Das Shen steht für Ihr Bewusstsein und die Seele, sichtbar wird es in den Augen. Es ist die feinste Energie. Wenn Sie Ihr Jing bewahren und am Qi arbeiten, können Sie mit dem Shen Weisheit erlangen. Wenn Sie sich Jing als Kerze vorstellen, ist Qi der Funke und Shen die Flamme. Durch Ihren Lebensstil bestimmen Sie (teilweise), wie schnell die Kerze Ihres Lebens abgebrannt ist.

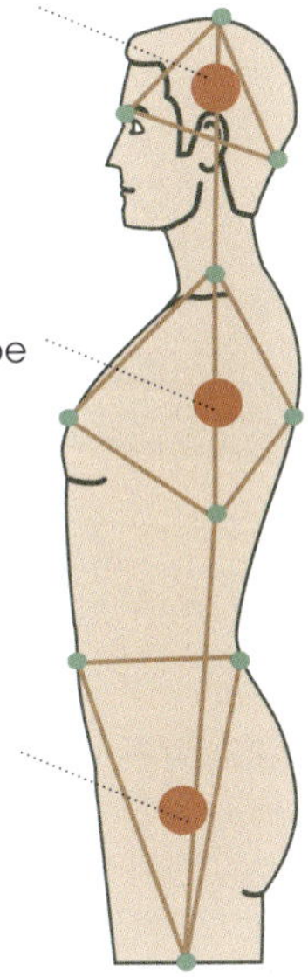

QI IN BILDERN – REIS, DAMPF, ALLES UND NICHTS

Im chinesischen Zeichen für Qi wird der Dampf erkennbar, der beim Kochen aus dem Reis aufsteigt. Dies weist darauf hin, dass Qi materiell und immateriell sein kann. Es kann gasförmig in Erscheinung treten oder sich wie Reis materialisieren. Und wenn Sie den Qi-Ball umfassen, kann Qi flüchtig sein wie die unsichtbare, nicht greifbare Energie, die zwischen Ihren Händen aufsteigt. Qi kann flüssig werden wie das Blut, das durch Ihre Finger und Handflächen fließt. Oder es materialisiert sich in Form von Muskeln, Sehnen und Knochen, die der Hand ihre feste Form geben. Mit anderen Worten:
Qi kann alles sein.
Qi ist alles. Und
gleichzeitig ist
es nichts.

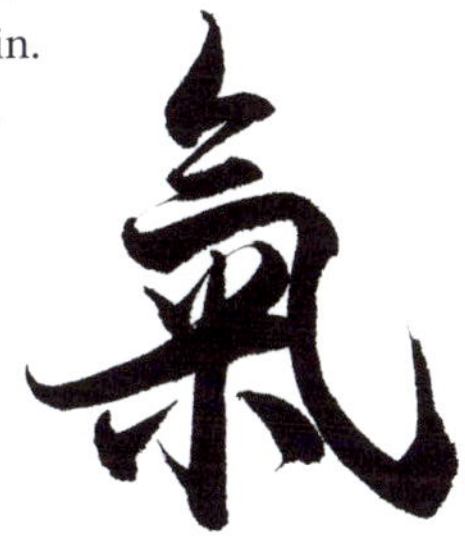

AUFBAU EINES QI-FELDS

»CHRISTIAN!« – »ERIKSEN!«

Jenseits von Zeit und Raum
bin ich Meister der heilenden Kraft
meines Bewusstseins.

In dem Moment, als der Spieler Christian Eriksen bei der Fußball-Europameisterschaft 2021 nach einem Herzstillstand auf dem Spielfeld reanimiert wurde, skandierten 15 000 finnische und dänische Fans seinen Namen. Das durch Mark und Bein gehende Gefühl, das bei der Live-Übertragung spürbar wurde, steckte voller Energie. Das ist die Wirkung eines Qi-Felds. Das Bewusstsein der 15 000 Menschen verschmolz und verdichtete Energie zu einer heilenden Kraft. Helfer erweckten Christian Eriksens Körper und Geist wieder zum Leben, die Fans unterstützten die Heilung mit ihrer Energie. Beim erneuten Anschauen des Videos auf YouTube entsteht wieder das gleiche Gefühl. Qi ist nicht an Raum und Zeit gebunden. Die Kraft des Qi-Felds wirkt auch während einer offiziellen Schweigeminute, einem ergreifenden Theatermonolog oder einer aufbauenden politischen Rede.

Der Chinese Dr. Pang Ming war in den 1980er-Jahren der Erste, der in einer klinisch kontrollierten Umgebung das Qi-Feld offiziell zum Teil der Qi-Gong-Praxis machte. Zuvor war das Wissen darüber nur in einem geheimen Initiationsritual von Meister an Schüler weitergegeben worden. Die bemerkenswerte bis spektakuläre Heilwirkungen des Chi-Felds hat unter anderem Meister Luke Chan für die Allgemeinheit dokumentiert. Dazu hat er ein Buch geschrieben und Videos veröffentlicht (zu finden auf YouTube).

Die Wissenschaftsjournalistin Lynn McTaggart erforschte über zehn Jahre hinweg in Gruppen von acht Personen den »Absichtseffekt«, die heilende Kraft der Gedanken. Die Ergebnisse ihrer Studie »The Power of Eight« ähneln denen von Dr. Pang Ming 40 Jahre zuvor. Die größte Entdeckung war, dass nicht nur eine heilende Wirkung für die praktizierende Person eintrat, sondern dass die gesamte Gruppe profitierte. Das bedeutet: Mit heilenden Absichten können wir die Welt um uns herum schöner und liebevoller machen und uns selbst heilen. Dieses neu entdeckte Phänomen ist im Qi Gong bekannt. Für ihre Studie befragte Lynn MacTaggart viele Heiler, darunter auch Qi-Gong-Meister.

Einige Jahre vor der Corona-Krise initiierte Meister Wei Qi Feng in seinem Daohearts-Zentrum in Peking das *World-Consciousness-Community-Field,* um die Weltenergie mit universeller Liebe zu harmonisieren. Sie können sich online anmelden, um mitzuwirken. Ein Qi-Feld aufzubauen ist so einfach, dass Sie das leicht in Ihren Alltag integrieren können. Ob in Schulen, Krankenhäusern, Unternehmen, bei Sitzungen, öffentlichen Versammlungen, in der Politik und sogar beim Militär. Wenn Sie aufrichtig und aus universeller Liebe heraus handeln, macht das einen erheblichen energetischen Unterschied. Die Welt zu einem besseren Ort zu machen, ist keine wirre Idee, sondern ein konkreter Akt zwischenmenschlichen Bewusstseins.

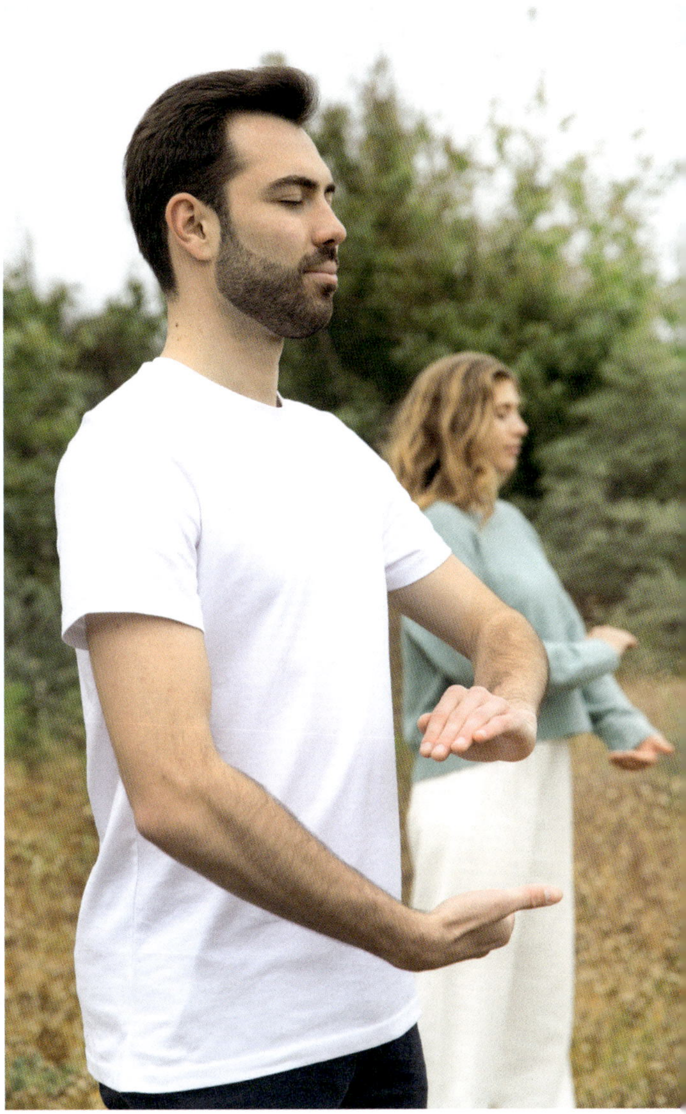

- Sitzen oder stehen Sie in einer entspannten Haltung. Verbinden Sie sich über die Füße mit der Erde und über den Scheitel mit dem Himmel. Lassen Sie Augen und Herz sanft werden. Spüren Sie universelle Liebe in sich.
- Richten Sie Ihre Aufmerksamkeit auf die anwesende Gruppe und sagen nun: »Wir schaffen ein Qi-Feld zum höchsten Wohl aller.« Lassen Sie gleichzeitig alle Anspannung los und spüren Sie in all Ihre Zellen hinein.
- Nehmen Sie die Verbindung von Herz zu Herz, von Bewusstsein zu Bewusstsein wahr. Seien Sie dankbar für die universelle Liebe.
- Gehen Sie weiter zum gereinigten Qi-Feld aller Menschen, die Qi Gong praktizieren. Dann zum Qi-Feld aller Menschen und Lebewesen. Verbinden Sie sich mit der Energie des gesamten Universums. Bringen Sie diese über Ihr Bewusstsein in die Energie der Gruppe. Spüren Sie, wie sich Ihr Qi-Körper und der der Gruppe erhellen.
- Fügen Sie der Energie nun eine Absicht hinzu, zum Beispiel: »Alle unsere Zellen sind gesund.«

»Das 21. Jahrhundert ist das Jahrhundert, in dem das menschliche Bewusstsein erwachen wird.«

DR. PANG MING

QI GONG UND DIE TRADITIONELLE CHINESISCHE MEDIZIN

Ich tanze den Tanz
von Yin und Yang.

Zwischen der Tao-Ruhe
und der Tao-Bewegung.

Alles verändert sich.

Alles wandelt sich ständig. Das ist die wesentliche Erkenntnis aus dem *Yi Jing,* dem ältesten Orakelbuch der Welt, sowie der chinesischen Kosmologie. Das Einzige, was dem Menschen bleibt: Er kann sich anpassen und im Einklang mit dem natürlichen Lauf der Dinge, dem Tao oder dem Weg, leben. In der ganzheitlichen kosmischen Ordnung, in der sich der Mensch zwischen Himmel und Erde befindet, ist er das schwächste Glied. Er kann durch Lebensstil, Einstellung und Qi-Gong-Praxis Einfluss nehmen. Genau wie die anderen Bereiche der TCM – Akupunktur, Massage, Heilkräuter und Ernährung – möchte Qi Gong die Energien ins Gleichgewicht bringen und zum Tao zurückführen. Basis dafür sind die Konzepte Yin und Yang, die Meridiane, die Fünf Bewegungen und die chinesische Organuhr.

TAO, DAS UNTEILBARE – WUJI, TAO IN RUHE

Laut chinesischer Kosmologie ist alles Leben, das gesamte Universum, das aus dem Tao hervorging, eine unteilbare Einheit, zu der noch immer alles gehört. »Das ewige Tao«, so der taoistische Philosoph Laotse, »kann nicht in Worte gefasst werden. Der ewige Name kann genannt werden.« Der Zustand des Kosmos vor dem Big Bang ist *Wuji* (Chinesisch für »keine Grenze«, frei übersetzt als »grenzenlos« oder »fruchtbare Leere«). Wuji wird meist durch einen Kreis symbolisiert. Es ist das Tao in Ruhe, bevor es sich manifestiert. Wuji ist auch die Grundhaltung, mit der Sie eine Qi-Gong-Sitzung beginnen und zum Urzustand zurückkehren, bevor Sie denken, fühlen oder handeln.

WUJI 無極

YIN UND YANG. ALLES VERÄNDERT SICH – TAIJI. TAO IN BEWEGUNG

Aus dem Tao entspringen die beiden gegensätzlichen Kräfte Yin und Yang. Sie lenken alles, was lebt. Dargestellt werden sie mit dem bekannten Symbol *Taiji* (Chinesisch für »großes Extrem«), das für das Tao in Bewegung steht. Das schwarze Yin symbolisiert das Weibliche (Nacht, Kälte, langsam, schlafen …), das weiße Yang das Männliche (Tag, warm, schnell, wach …). Yin und Yang hängen voneinander ab, tragen die entgegengesetzten Pole in sich und verändern sich ständig. Durch den Wechsel entstehen Bewegung und Energie. Um hier einen Ausgleich zu erreichen, praktizieren wir Qi Gong. Yin steht für einatmen, Ruhe, fallen, schließen, Yang für ausatmen, Aktivität, aufstehen, öffnen. Im Qi Gong wie im Alltag wechseln wir ständig zwischen Tao in Ruhe (Wuji) und Tao in Bewegung (Taiji). Keiner der beiden Zustände ist besser als der andere – solange unsere Energien in Harmonie mit dem Tao sind.

TAIJI 太極

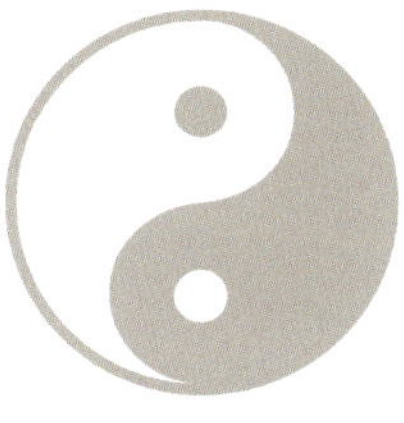

MERIDIANE UND ORGANE – FLÜSSE UND MEERE DES QI

Wie das Blut durch die Adern fließt, so fließt das Qi aus dem Universum durch ein Netz aus Meridianen. Diese unsichtbaren Pfade des Lebens *(Jing Luo)* verlaufen im ganzen Körper parallel zu den sichtbaren Bahnen (Venen, Arterien, Lymph- und Nervenbahnen). Über die Meridiane sind die Organe mit der Körperoberfläche verbunden. So lassen sich Krankheiten bereits am Entstehungsort erkennen und direkt behandeln. Das Dehnen der Meridiane, die richtige Körperhaltung und Qi-Selbstmassage stimulieren die Organe.

- Zu den wichtigsten Meridianen im Qi Gong zählen die zwölf Hauptmeridiane sowie zusätzlich die Meridiane *Dumai* (Gouverneursgefäß) und *Renmai* (Konzeptionsgefäß).
- Es gibt sechs Yin-Hauptmeridiane, die jeweils mit einem Yang-Hauptmeridian verbunden sind. Sie bilden einen funktionalen Schaltkreis. Qi Gong sorgt dafür, dass die Paare in Balance bleiben.
- Die Yin-Organe (Lunge, Milz, Herz, Nieren, Herzbeutel, Leber) sind fest, konstant und stabil. Sie sind für das Aufnehmen und Speichern zuständig.
- Die Yang-Meridiane (Dickdarm, Magen, Dünndarm, Blase, Dreifacher Erwärmer, Gallenblase) sind hohl, aktiv und instabil. Sie sorgen für das Verdauen und Ausscheiden.
- Der Herzbeutel, das Perikard, beeinflusst die Blutzirkulation und schützt das Herz gegen übermäßige körperliche und emotionale Überdehnung.
- Der Dreifache Erwärmer ist kein Organ, sondern ein energetisches System, das wie ein Körperthermostat funktioniert: Er reguliert den Flüssigkeitshaushalt und die Temperatur in den drei Erwärmern (Bereich unterhalb des Nabels, Bereich unterhalb des Zwerchfell und Bereich oberhalb des Zwerchfells).
- Im Qi Gong bilden die Meridiane Dumai und Renmai den Kleinen himmlischen Kreislauf: Diese Energieautobahn führt den Rücken hinauf zum Scheitel und über die Brust hinunter zum Bauch. Durch Aktivierung der Energie im Himmlischen Kreislauf können Krankheiten vermieden und geheilt werden.

YIN-MERIDIANE: AUFNAHME UND SPEICHERUNG	**YANG-MERIDIANE: VERDAUUNG UND AUSSCHEIDUNG**
Lunge	Dickdarm
Milz	Magen
Herz	Dünndarm
Nieren	Blase
Perikard	Dreifacher Erwärmer
Leber	Gallenblase

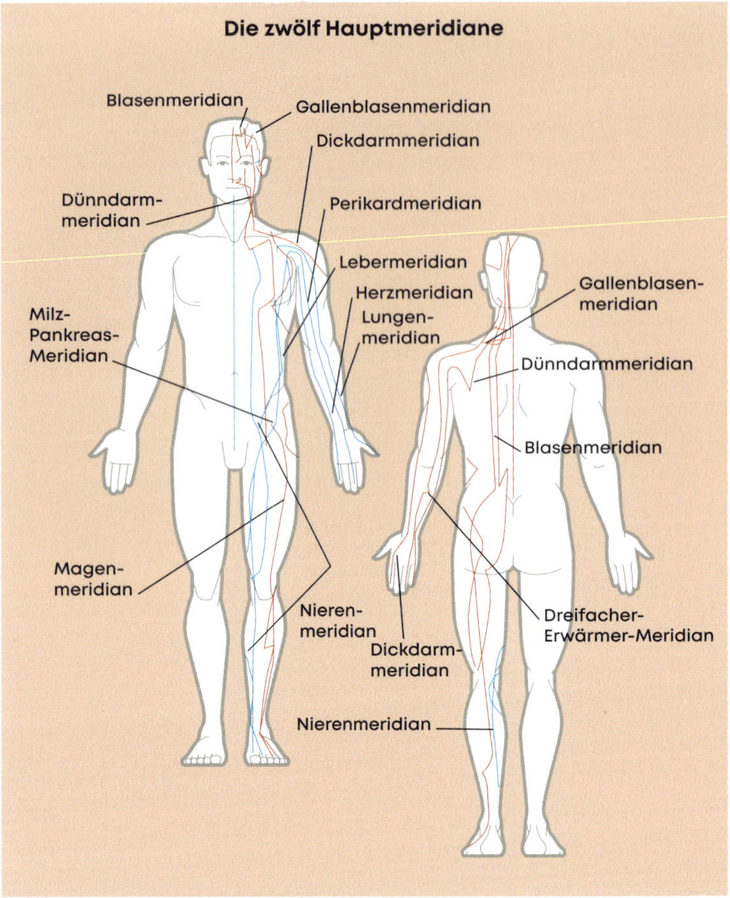

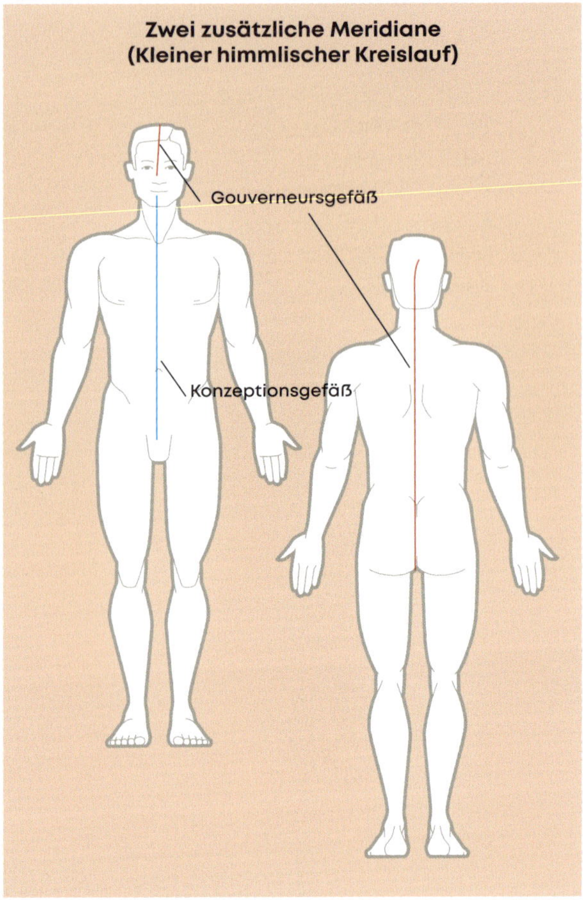

KRANKHEIT NACH TRADITIONELLER CHINESISCHER MEDIZIN

Nach der TCM werden die meisten Krankheiten durch eine Störung des Qi verursacht: Fülle oder Leere, Überfluss oder Mangel, Blockade oder Schwäche. So führt Überfluss zu einer heftigen Reaktion (Entzündung, Druckanstieg …) und Leere zu einer unzureichenden Funktion der Organe (schwacher Blutfluss, Verschlechterung der Gehirnfunktionen …).

DIE FÜNF BEWEGUNGEN – ALLES FLIESST

Als die alten Chinesen die Natur und das Universum beobachteten, kamen sie zu dem Schluss, dass alle Umwandlungen von Yin und Yang in fünf Energiephasen oder Fünf Bewegungen *(Wu Xing)* stattfinden: Holz, Feuer, Erde, Metall und Wasser.

- **HOLZ** ist die expandierende, unaufhaltsame Frühlings- und Morgenenergie. Sie symbolisiert Wachstum und Entwicklung, Antrieb und Flexibilität.
- **FEUER** ist die aufsteigende Mittags- und Sommerenergie. Sie erzeugt Wärme, Glanz, Brillanz und Klarheit.
- **ERDE** ist die zentrierende Energie des Nachmittags und Spätsommers. Sie steht für Reifung, empfängt, schafft, wandelt und entlädt sich.
- **METALL** ist die sich verdichtende Abend- und Herbstenergie. Sie verlangsamt alles, wendet sich nach innen, verändert die Form und reinigt.
- **WASSER** ist die abnehmende Nacht- und Winterenergie. Sie steht für Vorrat und Regeneration.

Jede Bewegung erzeugt und nährt die folgende in fester Reihenfolge: Holz nährt das Feuer, Feuer die Erde, Erde das Metall, Metall das Wasser, Wasser das Holz.

Außerdem gibt es einen Kontrollzyklus: Holz kontrolliert Erde, Erde kontrolliert Wasser, Wasser kontrolliert Feuer, Feuer kontrolliert Metall, Metall kontrolliert Holz. Durch die nährenden und kontrollierenden Zyklen halten sich die Bewegungen gegenseitig im Gleichgewicht.

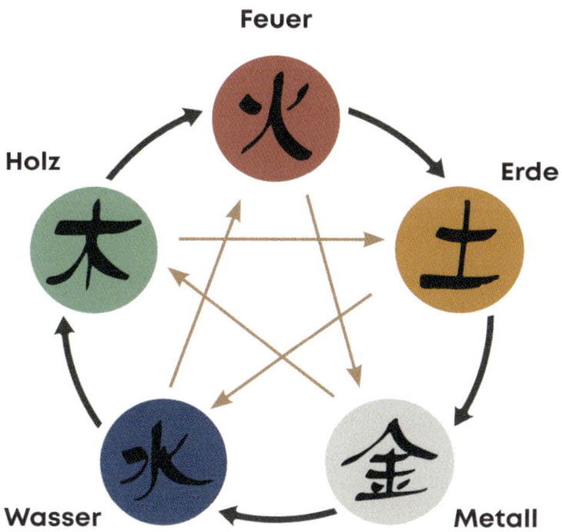

Das System der Fünf Bewegungen erklärt die physiologischen Beziehungen zwischen den Yin-Organen Herz, Leber, Milz, Lunge und Nieren sowie den Yang-Organen Magen, Dünndarm, Dickdarm, Gallenblase und Blase, zudem die zwischen Mensch und Welt. Alles bewegt sich, die Bewegung wird reguliert und kontrolliert.

- Leber und Gallenblase gehören zum Holz (grün).
- Herz und Dünndarm gehören zum Feuer (rot).
- Milz und Magen gehören zur Erde (gelb/orange).
- Lunge und Dickdarm gehören zu Metall (weiß).
- Nieren und Blase zum Wasser (blau/schwarz).

Die Fünf Bewegungen kommen häufig vor, unter anderem im System der Heilenden Klänge (Seite 80), im chinesischen Gesichtslesen (Seite 154) und bei den fünf Persönlichkeitstypen (Seite 144).

DIE CHINESISCHE ORGANUHR – WANN FLIESST MEIN QI?

»Alles verändert sich«, das gilt auch für die Meridiane. Alle zwei Stunden verändert sich, welcher Meridian mit zusätzlicher Energie versorgt wird. Daher gilt: Wenn Sie im Einklang mit dem Tao leben möchten, passen Sie sich dem System der chinesischen Organuhr an. Wenn Sie beispielsweise zwischen 1:00 und 3:00 Uhr nachts aufwachen, haben Sie es mit einem körperlichen Ungleichgewicht im Leberkreislauf, zu viel Irritation, Frustration oder Wut und/oder einem Ungleichgewicht im Dünndarm zu tun, der dann nur wenig Energie abbekommt. Mit dem heilenden Klang für die Leber entgiften Sie das Organ physisch und emotional. Zucker, Kaffee, Fett, Alkohol, Gereiztheit und Aufregung sollten Sie in jedem Fall besser meiden. Und es empfiehlt sich, nachts zwischen 1:00 und 3:00 Uhr zu schlafen, damit Ihre Leber optimal arbeiten kann.

Im dritten Teil dieses Buchs »So erleben Sie Qi Gong jeden Tag« finden Sie Übungen, Meditationen, Ernährungs- und Lebenstipps im Einklang mit der chinesischen Organuhr, um die eigene Energie mit dem wechselnden Fluss von Yin und Yang zu harmonisieren.

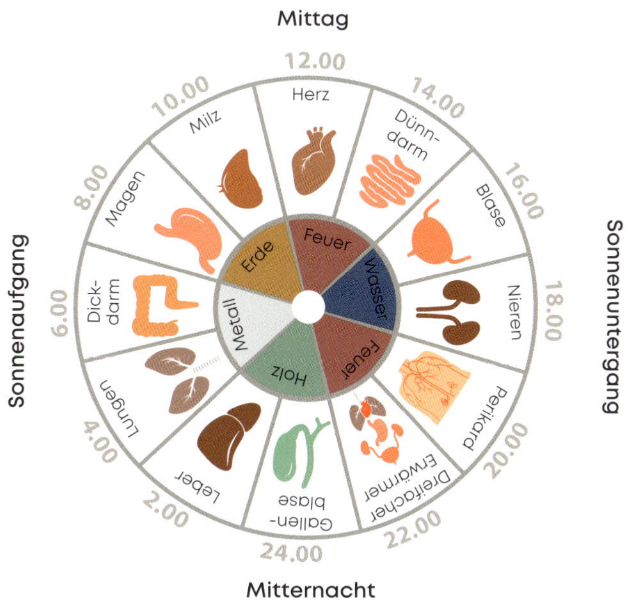

ZEIT	STÄRKSTER MERIDIAN	AKTIVITÄT	SCHWÄCHSTER MERIDIAN
3:00–5:00 Uhr	Lunge	Tag energetisch starten, Qi und Sauerstoff aufnehmen, beste Verbindung mit Universum, Morgenmeditation	Blase
5:00–7:00 Uhr	Dickdarm	Meditative Bewegung im Bett, Körper und Emotionen loslassen, warmes Wasser, Toilettengang, Qi-Gong-Praxis, nüchterner Qi-Gong-Spaziergang	Nieren
7:00–9:00 Uhr	Magen	Frühstücken wie ein Kaiser, Essen segnen, Goldenes Elixier (Speichel-Qi-Gong)	Perikard
9:00–11:00 Uhr	Milz	Arbeiten, zusammenarbeiten, Sitzungen, verhandeln, Geschäfte machen, studieren, Qi-Selbstmassage, Sitz-Qi-Gong, Qi-Power-Snack, Baum-Qi-Gong	Dreifacher Erwärmer
11:00–13:00 Uhr	Herz	Mittagessen wie ein König, in Gesellschaft von Freunden, glücklich sein, entspannen, sich treffen	Gallenblase
13:00–15:00 uur	Dünndarm	Verdauen, Reines und Unreines in Verdauung und Emotionen trennen, Nickerchen (Qi-Powernap)	Leber
15:00–17:00 Uhr	Blase	Arbeiten, studieren, zusätzlich Wasser und Tee für die Blase	Lungen
17:00–19:00 Uhr	Nieren	Abendessen wie ein Bettelmann, ausreichend trinken, Zeit mit Familie und Freunden, meditieren	Dickdarm
19:00–21:00 Uhr	Perikard	Sport treiben, lesen, chinesisches Facelifting, Sex	Magen
21:00–23:00 Uhr	Dreifacher Erwärmer	Einschlafrituale, Meditation für einen guten Schlaf, Traummeditation	Milz
23:00–1:00 Uhr	Gallenblase	Schlafen, Gallenblase lädt sich auf, fördert das Selbstvertrauen und die Fähigkeit, Entscheidungen zu treffen	Herz
1:00–3:00 Uhr	Leber	Schlafen, die Leber entgiftet Körper und Geist	Dünndarm

»Es ist weder die stärkste Art, die überlebt, noch die intelligenteste, sondern diejenige, die am schnellsten auf Veränderungen reagiert.«

CHARLES DARWIN

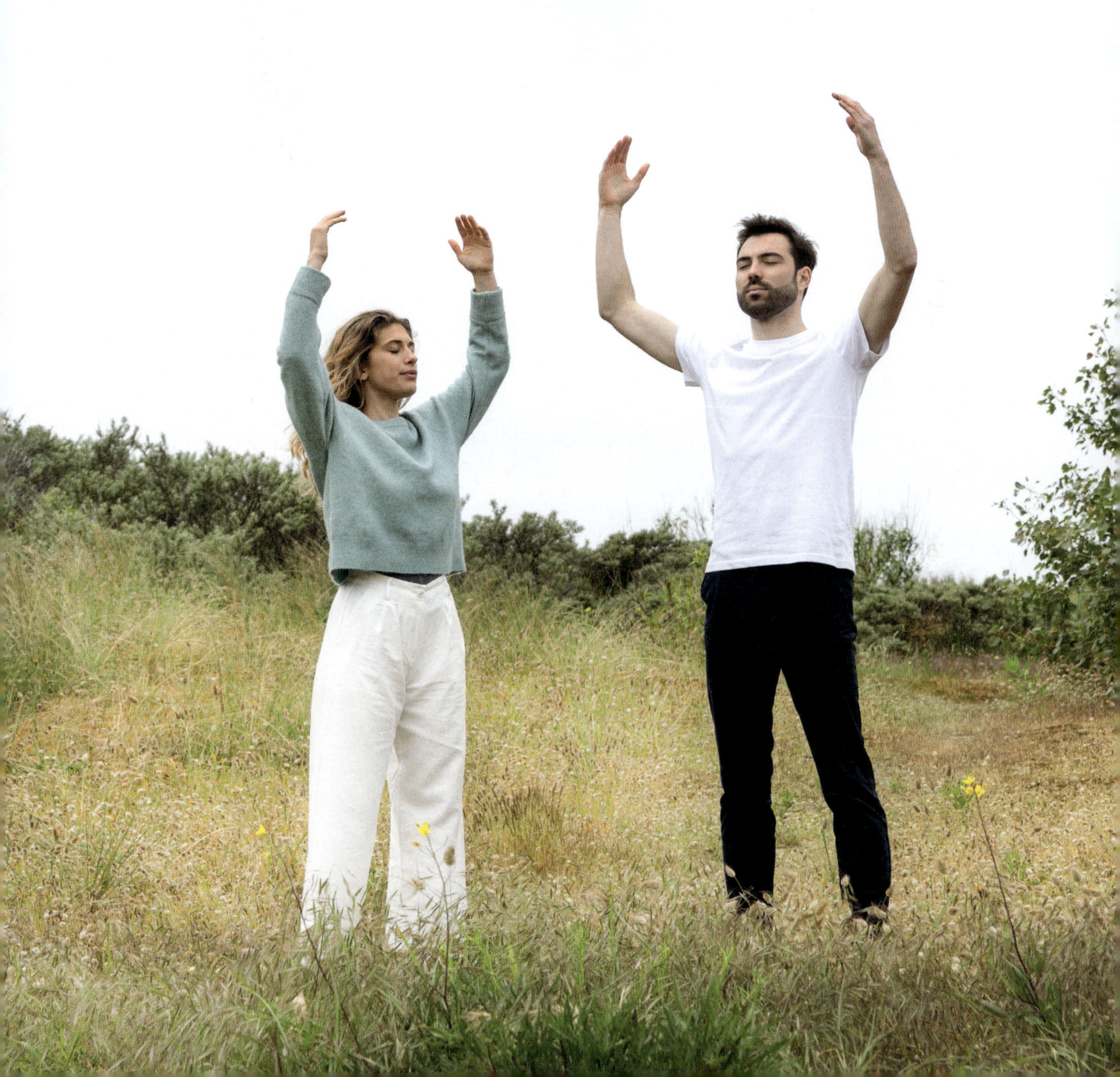

UNSTERBLICH!

LÄNGER, GESÜNDER UND BESSER LEBEN MIT QI GONG

Längere Telomere, ein längeres Leben und der 250 Jahre alte Mann.

Das Praktizieren von Qi Gong

- fördert die allgemeine Gesundheit: Blutdruck, Blutkreislauf, Nervensystem, Stoffwechsel, Immunsystem usw.
- macht den Körper stark und flexibel: Muskeln, Gelenke, Sehnen.
- baut Stress ab, fördert guten Schlaf und steigert das Wohlbefinden.
- verlangsamt den Alterungsprozess.
- erweitert das spirituelle Bewusstsein.
- hat einen positiven Effekt bei der Behandlung von Diabetes, Arthritis, Fibromyalgie, CFS, MS, Krebs, Parkinson, Alzheimer, PTBS, Depression, Burn-out und anderen Erkrankungen.

Es gibt zahlreiche evidenzbasierte Untersuchungen zu den positiven Effekten von Qi Gong auf die Gesundheit. Praktiziert wird Qi Gong in einem meditativen Fluss, daher wird es auch »Meditation in Bewegung« genannt. Der Neurologe Steven Laureys, der sich stark mit dem Thema Bewusstsein auseinandersetzt, zeigt in seinem Buch *Warum Meditation heilt,* dass sich diese spirituelle Praxis positiv auf die Gesundheit auswirkt – genauso wie Qi Gong. Möglicherweise schützt sie sogar vor dem Verlust grauer Gehirnmasse. Das Gehirn des 70-jährigen buddhistischen Meditationsmönchs Matthieu Ricard erwies sich bei Untersuchungen als sehr gut erhalten und stark vernetzt. Laureys verweist auf wissenschaftliche Ergebnisse, die dafür sprechen, dass Meditation das Leben verlängert. Die Telomere, die Chromosomenenden, werden länger, so bleiben die Zellen länger jung.

Anderen Untersuchungen zufolge leben einige Zellen von erfahrenen Qi-Gong-Praktizierenden bis zu fünfmal länger. Zudem wurde eindeutig nachgewiesen, dass sich Qi Gong gut zur Behandlung und Prävention von Alterskrankheiten eignet und dass es den Alterungsprozess verlangsamt.

Die Forschung wirft damit ein neues Licht auf die Existenz sogenannter Unsterblicher: Meister, die medizinische Qi-Gong-Techniken praktizieren, um in diesem Leben Unsterblichkeit und ein ungewöhnlich hohes Alter zu erreichen. Ein dokumentiertes Beispiel ist der 250-jährige Li Qingyun. »Mit 120 Jahren«, so lautet ein taoistisches Sprichwort, »ist man jung gestorben.« Und: Es ist nie zu spät, um mit Qi Gong zu beginnen. Mehr als 2000 schwedische Männer, im Alter zwischen 50 und 60 Jahren, steigerten ihre körperliche Aktivität und hatten nach 5 Jahren das gleiche geringere Sterberisiko wie diejenigen, die immer schon körperlich aktiv gewesen waren. Stehen Sie also auf und schütteln Sie sich zur Unsterblichkeit (Seite 40)!

LI QINGYUN, DER MANN VON 250 JAHREN (1678–1933)

In Wanxian, einer geschäftigen Handelsstadt am Gelben Fluss, kommt es einer Sensation gleich, als General Yang 1927 Sen Li Qingyun zu einem Vortrag über Gesundheit und langes Leben einlädt. Li Qingyun ist Qi-Gong-Meister, Kräuterkundler, Kampfsportler und taktischer Berater – und bekannt als Mann, der 250 Jahre alt wurde.

Li, 1678 in der Provinz Sichuan geboren, verbringt einen Großteil seines langen Lebens mit der Suche nach Heilkräutern. Er reist durch China, Tibet, Vietnam und die Mandschurei. Mit 71 wird er taktischer Berater in der Armee des Kommandanten Yeu Jong-Chyi. Weil die meisten seiner Ehefrauen jung sterben, heiratet er vierzehnmal. Sein Wissen über 250 Jahre chinesische Geschichte ist beeindruckend. Historische Dokumente der kaiserlichen Regierung belegen, dass er zum 100., 150. und 200. Geburtstag geehrt wird. Sein Tod wird zu einer Weltnachricht in der *New York Times*.

Nach Lis Tod erforscht General Yang Sen dessen Leben und taoistische Gesundheitspraktiken. Er veröffentlicht die Ergebnisse in *Ein Tatsachenbericht über einen 250-jährigen glücklichen Mann*. Neben beeindruckenden historischen Berichten und der Biographie Li Qingyuns liefert es Einblicke in außergewöhnliche Gesundheitstherapien, die heute medizinisches Qi Gong genannt werden. Diese vorbeugenden Gesundheitsmaßnahmen werden heute als Medizin der Zukunft betrachtet. Das Buch enthält viele Informationen über den Taoismus: Meditations-, Atem- und Qi-Gong-Übungen sowie Lehren zu Philosophie, Essen und Sex.

Yang Sens Buch wurde aus dem Chinesischen übersetzt von Meister Stuart Alve Olson, der es aus den Händen seines Meisters T. T. Lang empfing. Der wiederum bekam es persönlich von seinem Meister General Yang Sen übergeben. Ein kurzer Rückblick, der direkt zur Quelle führt.

Doch war der 250-Jährige wirklich 250 Jahre alt? Diejenigen, die das Buch gelesen haben und lesen werden, können selbst entscheiden.

Diejenigen, die TCM praktizieren, erkennen eine extrem konsequente TCM-Gesundheitspraxis sowohl auf körperlicher und geistiger als auch auf spiritueller Ebene. Die Tatsache, dass Li Kräuterkundler war, sollte nicht unterschätzt werden. Es geht nicht um das genaue Alter, sondern um den wissenschaftlichen Nachweis, das Qi Gong einen Langlebigkeitseffekt hat.

Ich habe das Buch mit großen Augen gelesen. Auf meinem Qi-Gong-Visionboard steht nur ein Wort: UNSTERBLICH!

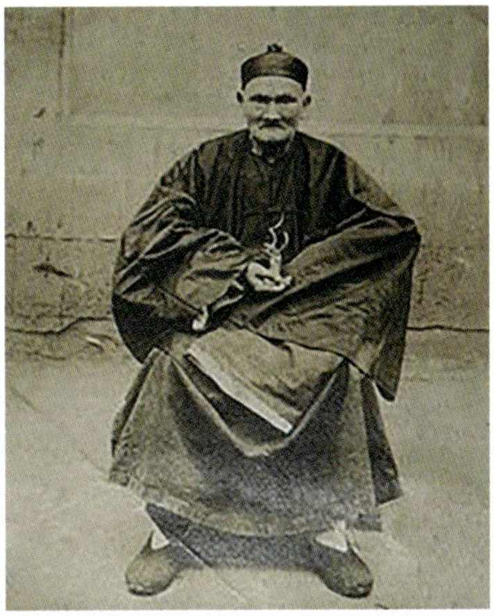

Li Qingyun, der 250-Jährige (1678–1933): Das einzige existierende Foto wurde 1927 in der Residenz der Nationalen Revolutionären Armee in Wanxian Sichuan auf Befehl von General Yang Sen aufgenommen.

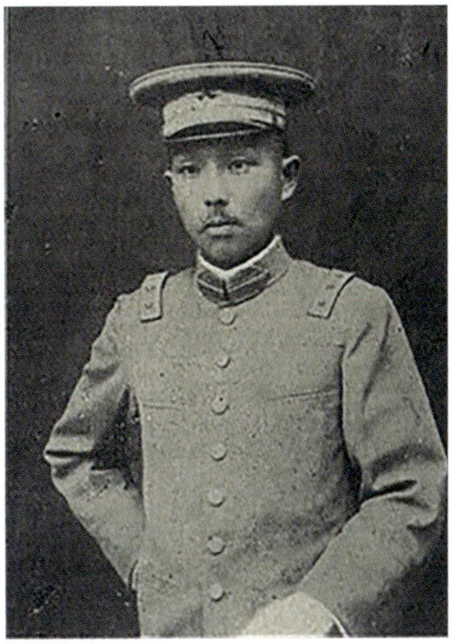

General Yang Sen (1884–1977) im Who is who in China *(1925)*

QI GONG IN DER PRAXIS

»Sie brauchen keinen lustigen Anzug. Sie brauchen kein Fitnessstudio. Sie bauen keine Muskeln auf. Sie bekommen einfach eine gute Energie, eine gute Beweglichkeit und eine gute Durchblutung.«

Iggy Pop

QI GONG: WO – WANN – WIE – WIE LANGE – MIT WEM?

- **ÜBERALL:** auf einem halben Quadratmeter Raum, eine Matte ist nicht nötig. Oder innerlich. »Echter Frieden ist: Chaos ist um dich herum, aber völliger Frieden ist in dir. Falscher Frieden ist: An Orte mit vollkommener Ruhe zu gehen, aber das eigene Innere versinkt im Chaos« (Meister Joey Yap).
- **IMMER**: jederzeit, aktive (Yang-)Übungen am Morgen, beruhigende (Yin-)Übungen am Abend
- **ZWISCHENDURCH**: stehend, sitzend, liegend; fit, übel, müde, schwer krank, bettlägerig. Dank der Macht des Geistes gibt es keine Grenze.
- **SO OFT WIE MÖGLICH:** Untersuchungen beweisen, dass eine anderthalbstündige Sitzung pro Woche sich deutlich auf die Gesundheit auswirkt. Nach zehn Wochen ist eine körperliche und emotionale Harmonisierung festzustellen. Eine halbe Stunde oder mehr pro Tag ist ideal. Bei schweren Erkrankungen werden drei bis fünf Stunden pro Tag empfohlen, je nach Möglichkeiten und unter Aufsicht. Je weniger Sie sich aktiv um spirituelle Entwicklung bemühen, desto unerwarteter erscheint sie. Ein »100-Tage-Gong« bedeutet, dass man 100 Tage dieselbe(n) Übung(en) mit einer bestimmten Absicht ausführt. Laut Untersuchungen dauert es mindestens 90 Tage, um eine Veränderung herbeizuführen, und 100 Tage, bis sich alle Zellen erneuert haben. So stellt sich ein tieferer Effekt ein, der zu mehr Gleichgewicht, Harmonie und innerem Frieden führt.
- **MIT LEHRERN UND MEISTERN**: Einige Meister ermutigen dazu, Qi Gong mit anderen Qi-Gong-Meistern zu üben. Dieses Buches folgt auch ihren weitergehenden Empfehlungen.

IM BANN DES QI GONG – MÖGLICHE REAKTIONEN

Qi Gong stimuliert das parasympathische Nervensystem, der Körper schaltet auf Entspannung. Die Energie stellt das Gleichgewicht zwischen Yin und Yang wieder her, löst Blockaden auf, verlagert sich in andere Zonen und sorgt für Entgiftung. Während oder nach dem Praktizieren können folgende gutartige Reaktionen auftreten:

- Gähnen, Aufstoßen, Flatulenzen
- Kribbeln in Händen, Gliedmaßen oder Beinen
- Gefühle von Hitze, Kälte, Dampf
- Gefühl von Leichtigkeit oder Schwere
- Glücksgefühle oder versteckte emotionale Spannung, die sich manifestiert
- Außergewöhnlicher Geruchswahrnehmung, zum Beispiel Blütenduft

Druck in der Brust oder Kurzatmigkeit sind Anzeichen für die starke Konzentration auf die Atmung. Unter anderem mit den Übungen »Den Himmel sinken lassen« und der Bauchatmung können Sie die Energie zurück in Ihr energetisches Zentrum bringen.

Bei einer Schwangerschaft ist es ratsam, sich in Absprache mit Ihrem Qi-Gong-Praktiker auf bestimmte Übungen zu beschränken. Bei medizinischen Beschwerden konsultieren Sie einen westlich ausgebildeten Arzt oder Spezialisten. Ein medizinischer Qi-Gong-Praktiker kann Ihnen sagen, inwieweit Qi Gong eine unterstützende Wirkung haben kann. Qi Gong, TCM und westliche Medizin ergänzen sich.

QI-GONG-MANTRAS

Ich lasse los. Ich konzentriere mich.

Ich mache Qi Gong und nichts als Qi Gong.

Ich lächle. Ich bin verbunden.

Das Universum lächelt
Liebe in meine Zellen.

Ich gebe mich hin.

Völlig leer bin ich,
offen für alles.

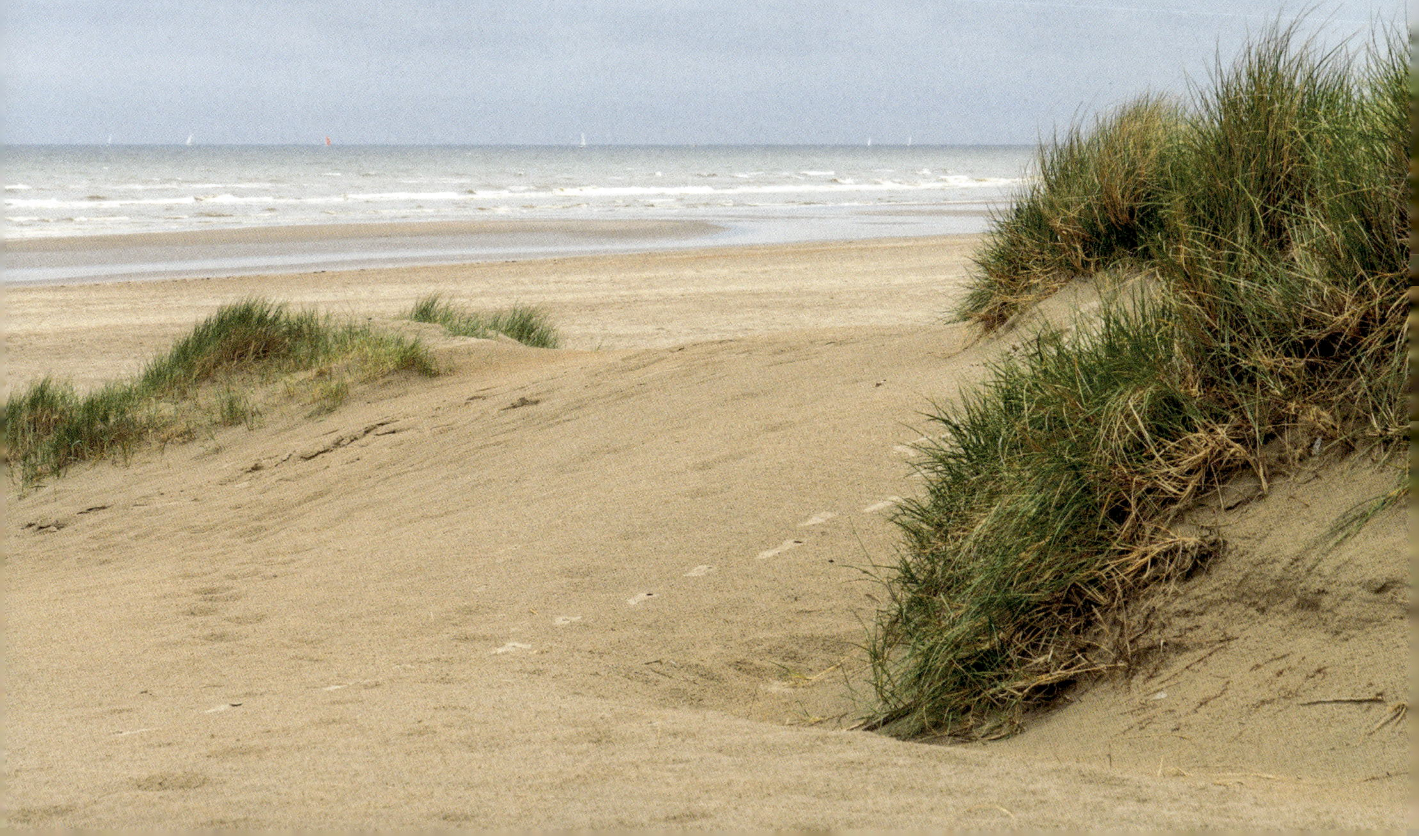

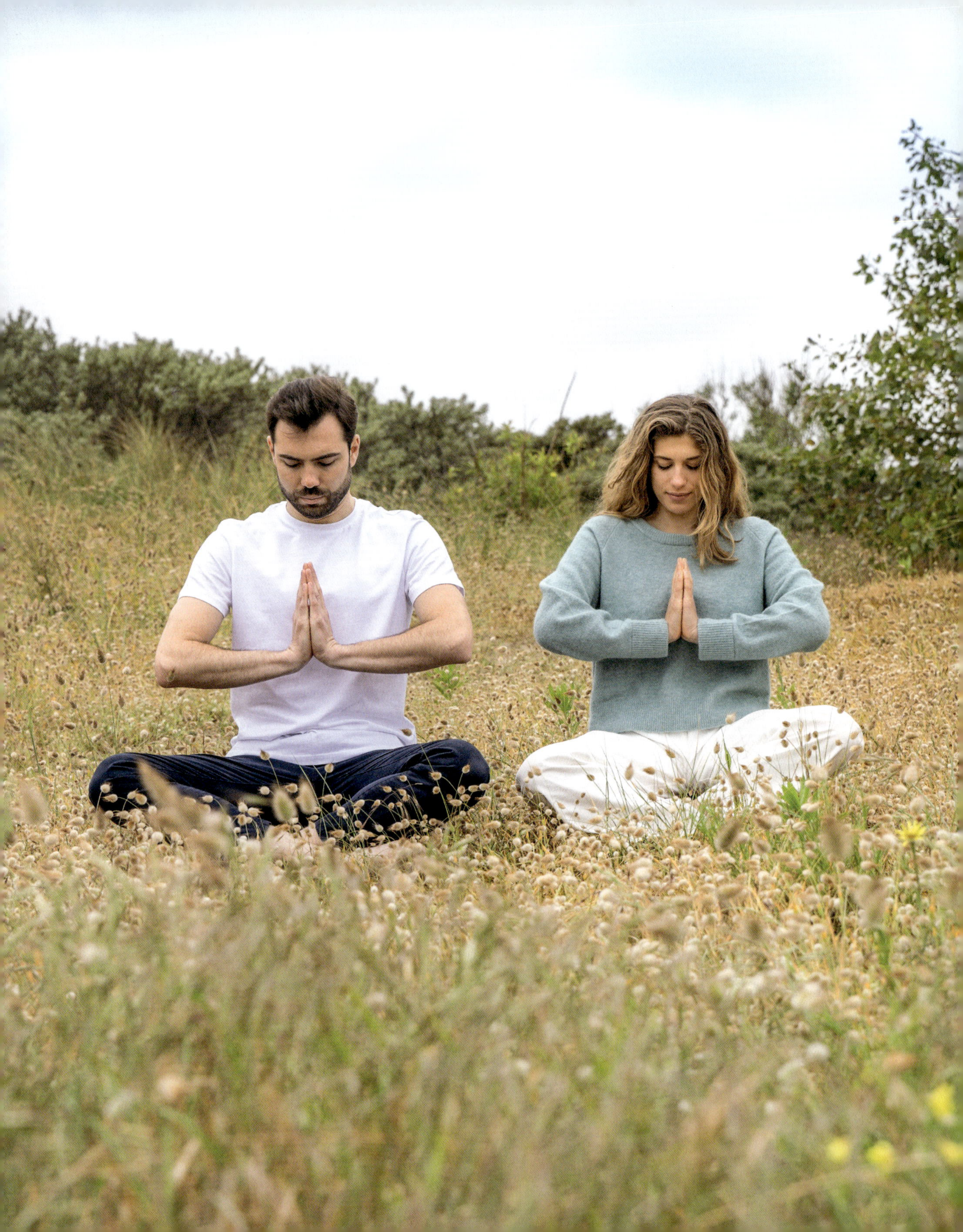

2

WIE SIE QI GONG PRAKTIZIEREN

Fühlen

»Das Geheimnis meines langen Lebens?
Jeden Tag meine Übungen zu machen –
mit Regelmäßigkeit, Präzision und Ehrfurcht.«

LI QINGYUN,
DER MANN VON 250 JAHREN

BEGINNEN

IN FRUCHTBARER LEERE

Meine Füße sind in der Erde verwurzelt.
Meine Krone wächst in den Himmel.

Ich bin völlig leer,
offen für alles.

Wuji (sprich: »wu-dzji«) ist die Grundhaltung, mit der Sie eine Qi-Gong-Sitzung beginnen: eine stehende Meditation, die zu Konzentration und Stille, einem leeren, offenen Geist und einer natürlichen Körperhaltung führt.

In der chinesischen Kosmologie ist Wuji der undifferenzierte Zustand – der Zustand, bevor die Dinge wurden, bevor Yin und Yang sich voneinander unterscheiden ließen. Genauso lassen Sie Gedanken und Emotionen in Ihrem Bewusstsein verschwinden und kommen so zu Ihrem Kernzustand, bevor Sie Dinge denken, fühlen oder tun. Hier spüren Sie Ihr *Yuan Qi*: Ihre ursprüngliche Energie. Das chinesische Wort *Wuji* bedeutet wortwörtlich »keine Grenze«. Es wird oft als »fruchtbare Leere« übersetzt. Eine Leere voller Möglichkeiten. Sie heben Ihre eigenen Grenzen auf und gehen in die Energie von allem ein, was Sie umgibt. In die des Tao.

Wuji sorgt für Konzentration und Klarheit. Spannungen in Körper und Geist lösen sich auf. Ihre körperliche Kraft nimmt zu, weil die Energie frei fließen kann. Ihre Atmung beruhigt das Nervensystem, regt den Blutkreislauf an, liefert mehr Nährstoffe für die Organe, stärkt das Bewusstsein und verbessert die Lungen- und Herzfunktion. Langes Stehen im Wuji führt zu einer dreimal höheren Knochendichte – ebenso wie langsames Bewegen. So beugen Sie Sport- und Sturzverletzungen vor.

STEHEN

- Stellen Sie sich hin, die Füße stehen schulterbreit auseinander. Kippen Sie das Becken, als würden Sie auf einem Hocker sitzen. Gleichen Sie Ihre Haltung aus, indem Sie sich leicht nach vorn auf die Fußballen stützen.
- Spannen Sie den unteren Teil des Oberkörpers leicht an. Entspannen Sie den unteren Rücken und lassen Sie ihn locker hängen. Ziehen Sie den Unterleib leicht an.
- Richten Sie den Rücken auf. Lassen Sie die Schultern entspannt hängen.
- Ziehen Sie das Kinn waagerecht leicht nach hinten. So bewegt sich der Kopf nach oben – als hebe ihn jemand an einer Schnur an.

- Entspannen Sie den Nacken. Mit halb geöffneten Augen schauen Sie sanft.
- Legen Sie die Zunge entspannt an den Gaumen.
- Ihre Arme hängen leicht entspannt mit freien Achselhöhlen herab.
- Lassen Sie die Energie aus der Brust zum Bauch hin absteigen. Spüren Sie, wie sich der Bauch nach außen wölbt. Entspannen Sie sich.

VORSTELLEN

- Stellen Sie sich vor, wie ein Baum zu stehen. Das heißt: unten stabil und voll, oben leicht, leer und flexibel.

LOSLASSEN

- Lassen Sie sämtliche Gedanken, Gefühle und Wünsche des Tages los.
- Mantra: »Alles, was nicht zu mir gehört, lasse ich los. Alles, was ich verliere, behalte ich.«

ATMEN

- Lassen Sie Ihren Atem fließen. Spüren Sie, wie er Ihre Gedanken zur Ruhe bringt.

KONZENTRIEREN – QI-GONG-GEISTESZUSTAND

- Versetzen Sie sich in den Qi-Gong-Geisteszustand: »Ich mache Qi Gong und nichts als Qi Gong.«
- Spüren Sie, wie sich die Energie zwischen den Augenbrauen (im dritten Auge) verdichtet. Wie dort ein angenehmer Druck, Wärme, ein Reiz oder ein Bild entsteht. Wie die Energie die Gedanken beruhigt und die Gefühle harmonisiert.

DEN GEIST IN DEN BAUCH BRINGEN

- Schließen Sie die Augen. Richten Sie den Blick nach unten und den Fokus auf Ihren Bauch.
- Schauen Sie mit geschlossenen Augen nacheinander nach rechts, links, oben, unten. Spüren Sie, wie Ihr Geist in Ihrem Bauch nach rechts, links, oben, unten schaut.

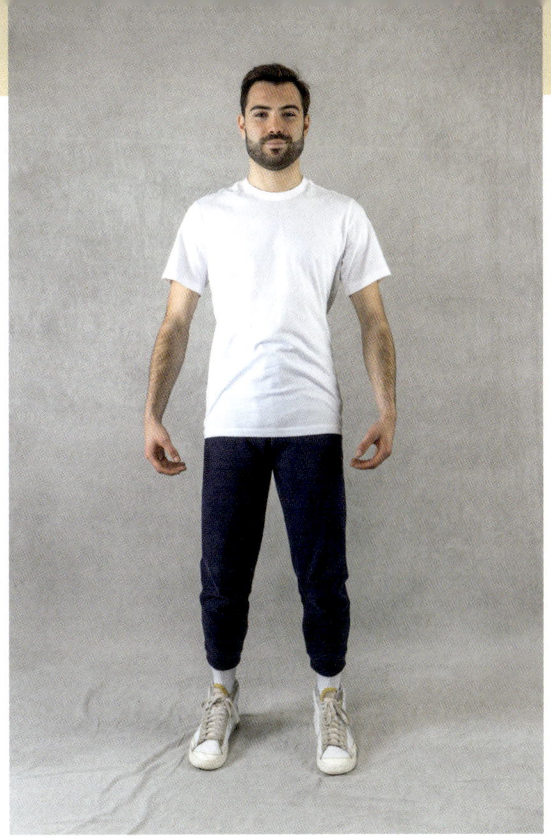

EINS SEIN – WUJI

- Spannungen im Körper lösen sich auf. Der Atem beruhigt das Nervensystem. Blut und Energie fließen frei, die Knochen werden stärker.
- Ihr Fokus schärft sich und Ihr Geist wird klarer.
- Es gibt keinen Unterschied mehr zum Außen. Die Grenzen verschwimmen und Sie verschmelzen mit dem, was Sie umgibt.
- Sie spüren totale Offenheit. Erleben das unendliche Jetzt und das Tao.

»Die grundlegende Praxis des Tao besteht darin, die Leerheit (Wuji) zu bewahren.«

LI QINGYUN, DER MANN VON 250 JAHREN

LÄCHELN

IN UNIVERSELLER LIEBE

Mitten in mir
leuchtet das Universum.

Das Universum lächelt
Liebe in meine Zellen.

Das Innere Lächeln ist eine kraftvolle, heilende Entspannungstechnik, die ein Gefühl von Glück in Ihrem ganzen Qi-Körper auslöst. Aus Ihrem Herzen lächeln Sie liebevolle Energie hin zu Ihren Organen und Zellen. Das sorgt für gute Stimmung, produziert Glückshormone, stimuliert das Immunsystem und wirkt schmerzlindernd. Liebe hat eine stärkende Kraft und verjüngt. Ihr inneres Lächeln beginnt in Ihren Augen, die mit dem autonomen Nervensystem verbunden sind. Wenn Sie Ihre Augen entspannen können, entspannen Sie Ihren ganzen Körper.

Diese Meditationstechnik ist die Basis jeder taoistischen Qi-Gong-Methode. Qi Gong ohne inneres Lächeln zu praktizieren, ist so, als würde ein Computer ohne Betriebssystem an den Start gehen. Wenden Sie es auch im Alltag an, ein ständiges inneres Lächeln fördert Gesundheit, Glück und ein langes Leben. Es gibt Ihnen ein anhaltendes grundloses Gefühl der Glückseligkeit und bedingungslose universelle Liebe – gegenüber anderen und sich selbst.

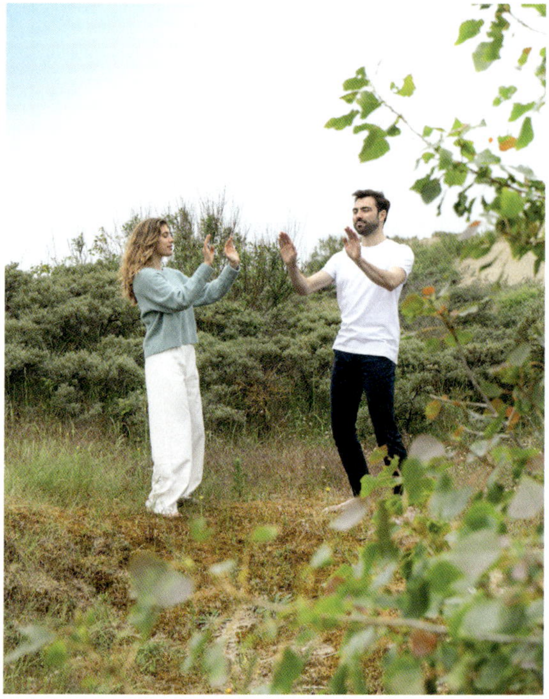

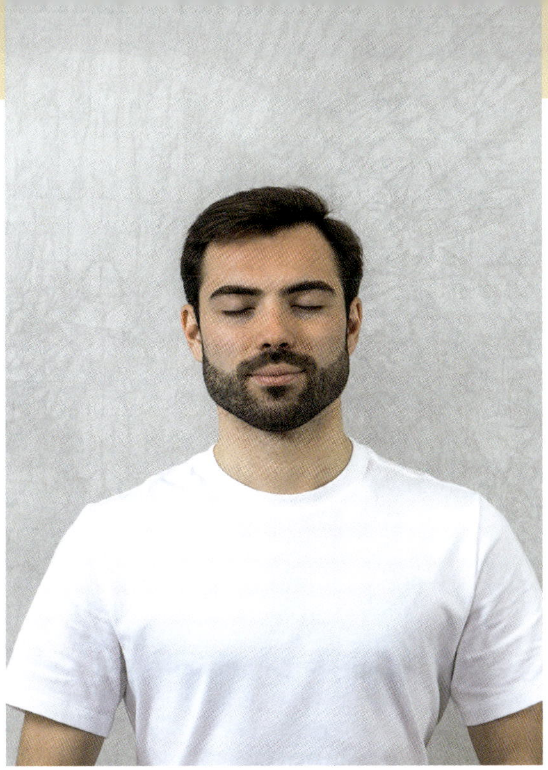

- Setzen Sie sich mit geradem Rücken auf die Kante eines Stuhls. Ihre Hände liegen auf den Oberschenkeln oder in der Leistengegend. Das Kinn geht waagerecht leicht nach hinten. Richten Sie sich auf, als ziehe jemand Ihren Scheitel mit einer Schnur nach oben. Lassen Sie die Energie vom Brustkorb in den Bauch sacken. Wippen Sie, bis Sie Ihre Sitzbeinhöcker spüren und Ihre Wirbel sich lockern. Entspannen Sie sich.
- Stellen Sie sich die Sonne vor, die ihre Wärme auf Ihr drittes Auge zwischen den Augenbrauen strahlen lässt. Spüren Sie, wie angenehmer Druck, Wärme oder Kribbeln entstehen.
- Lassen Sie die Energie des Lächelns von Ihrem dritten Auge über Augen, Mundwinkel, Hals, Herz und Sonnengeflecht zum Bauch fließen.
- Spüren Sie Entspannung in den Augen, Freude in den nach oben gebogenen Mundwinkeln, die Offenheit im Hals, die universelle Liebe im Herzen, die Entwirrung emotionaler Knoten im Sonnengeflecht, Stärke im Bauch.

EINE REISE UM DIE WELT, QI GONG UND DIE OPERATION

»Ich habe das alles so satt, daher habe ich begonnen mich zu bewerben.«
»Oh, nein. Bei welchem Krankenhaus?«
»Bitte, keine Krankenhäuser mehr, verschone mich damit. Ich habe den Gesundheitssektor so satt, dass ich es hier nicht mehr lange aushalten werde.«

Dieser Dialog findet nicht etwa diskret in einem Café oder in der Kantine zwischen zwei befreundeten Krankenpflegern statt, sondern über meinen Körper hinweg im Operationssaal, wo mich zwei Männer auf einen chirurgischen Eingriff vorbereiten.

Bei anderen Operationen, bei denen ich die Vorbereitungen mitbekam, hatte ich das Glück, auf besonders warmherzige und einfühlsame Menschen zu treffen. Ich zweifle nicht daran, dass dies auch jetzt der Fall ist.

Als der aktuell arbeitssuchende Krankenpfleger im Verlauf des Gesprächs dann plötzlich eine Weltreise erwähnt, die er bald unternehmen wird, lasse ich mein inneres Lächeln wirken. Erfüllt mit universeller Liebe richte ich mich in meinem grünen OP-Kittel halb auf und unterbreche seine überschwängliche Beschreibung exotischer Orte mit der Frage, ob er sich noch – bevor es losgeht – eventuell auf einige kleine, aber notwendige Operationen konzentrieren könnte.

In einem sehr fruchtbaren Schweigen legen die beiden Kollegen mit viel Liebe und Hingabe das Skalpell und alles andere bereit.

Ich weiß nicht mehr, welche Operation das war. Was ich aber weiß, ist, dass sie sehr gut verlief und ich mich Jahre später noch fragte, ob der Traum des Krankenpflegers von der Weltreise in Erfüllung ging.

SCHÜTTELN

DIE ZELLEN WECKEN

Ich schüttle die Unruhe aus meinem Becken –
Ich bin hier überall.

Ich schüttle die Eile aus meinem Herzen –
Ich reise durch das Jetzt.

Ich schüttle das Denken aus meinem Kopf –
Ich fühle, was ich wissen muss.

Das Schütteln gehört zu den ältesten Formen des Qi Gong. Dieser Tanz der drei Dantians – der Energiezentren in Kopf, Brust und Bauch – kommt aus dem Schamanischen.

Diese Übung öffnet Poren, Energietore und Meridiane. Sie weckt Energie und das Bewusstsein in Ihren Zellen. Anspannung, Stress und sogar Traumata werden abgeschüttelt. Herz und Geist (Shen) machen sich bereit, Heilung und Erleuchtung zu empfangen.

Mantras sorgen dafür, dass Ihre Zellen in der harmonischen Frequenz des kosmischen Qi-Felds schwingen. Sie kehren zu Ihrem Grundzustand zurück, Ihrem ursprünglichen Wesen.

Machen Sie die Übung 5 Minuten lang zum Aufwärmen. Sie wollen mehr? Nach einer halben Stunde Schütteln entwickelt sich starke innere Heilenergie. Nach einer Stunde scheinen Ihre Zellen vollständig erneuert. Kleine Übung – große Wirkung.

STEHEN

- Nehmen Sie die Wuji-Haltung (Seite 36) ein. Bewegen Sie die Knie auf und ab und schütteln Sie den ganzen Körper. Lassen Sie Ihre Arme wie Seile herabbaumeln und den Bauch wie einen Beutel hängen. Schütteln Sie Muskeln, Sehnen, Gelenke und Knochen. Spüren Sie, wie die Energie frei fließen kann.
- Schütteln Sie Ihre Hände vorwärts, rückwärts, seitwärts, nach oben und nach unten. Spüren Sie in Ihren Körper hinein, während Sie sich schütteln: Knöchel, Schienbeine, Waden, Knie, Oberschenkel, Hüfte, Bauch, Sonnengeflecht, Brust, Brustbein, Schlüsselbeine, Schulterblätter, Rippen, Leber, Herz, Milz, Bauchspeicheldrüse, Lunge, Nieren, Speiseröhre, Magen, Dünndarm, Dickdarm, Steißbein, Lendenwirbel, Brustwirbel, Halswirbel, Hinterkopf, Scheitel.

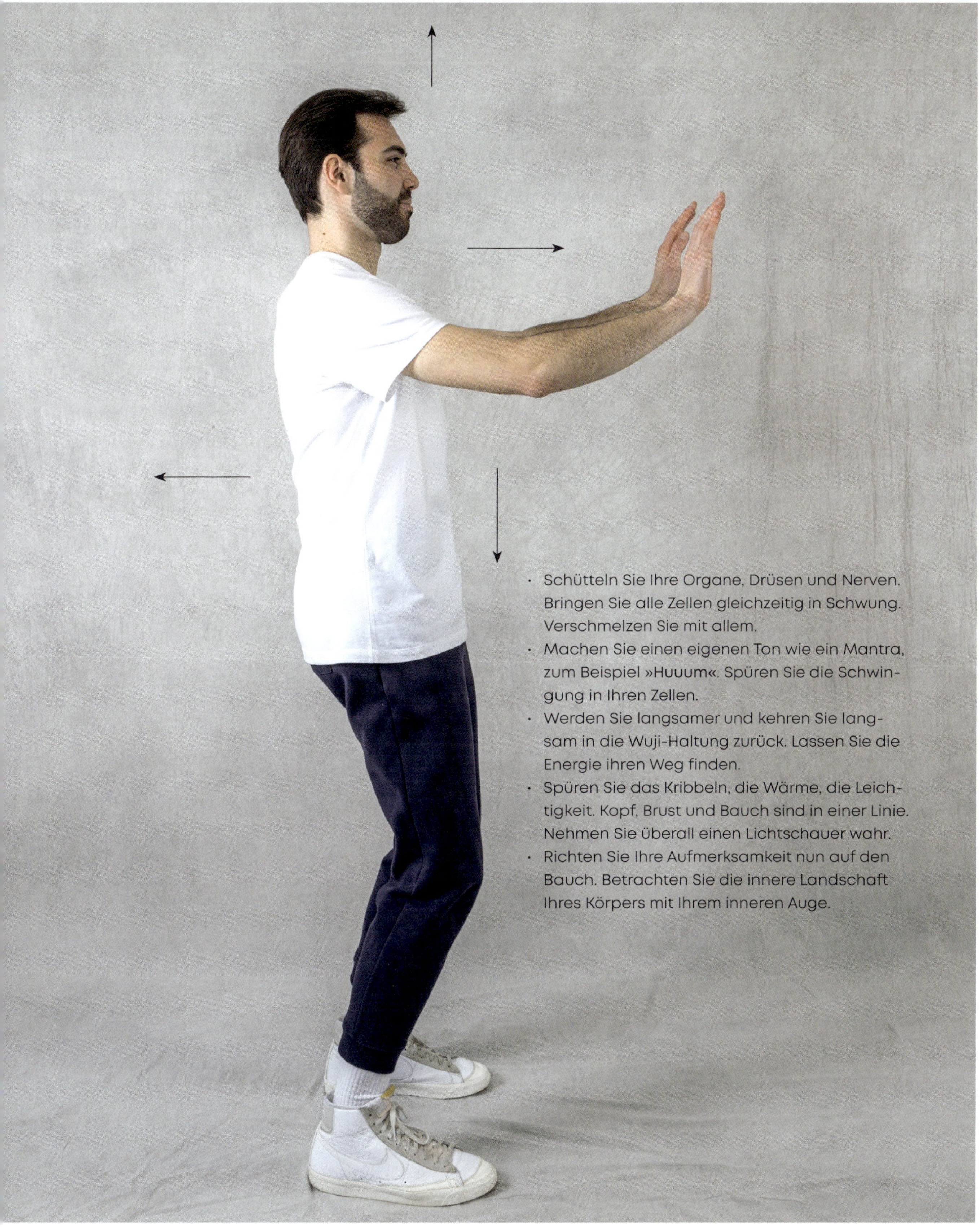

- Schütteln Sie Ihre Organe, Drüsen und Nerven. Bringen Sie alle Zellen gleichzeitig in Schwung. Verschmelzen Sie mit allem.
- Machen Sie einen eigenen Ton wie ein Mantra, zum Beispiel »**Huuum**«. Spüren Sie die Schwingung in Ihren Zellen.
- Werden Sie langsamer und kehren Sie langsam in die Wuji-Haltung zurück. Lassen Sie die Energie ihren Weg finden.
- Spüren Sie das Kribbeln, die Wärme, die Leichtigkeit. Kopf, Brust und Bauch sind in einer Linie. Nehmen Sie überall einen Lichtschauer wahr.
- Richten Sie Ihre Aufmerksamkeit nun auf den Bauch. Betrachten Sie die innere Landschaft Ihres Körpers mit Ihrem inneren Auge.

ÜBER EINEN MANN, DER DURCH DIE QI-GONG-HYPNOSE EINE ANDERE FRAU FAND

Nach der ersten Meditation des inneren Lächelns möchte die Teilnehmerin Renske wissen, ob Qi Gong manchmal eine Form der Hypnose sei.

»Wir waren vorhin alle wie in Trance.«

Ich erkläre ihr, dass eine geführte Meditation keine Hypnose sei. »Wir lassen die Energie des Lächelns in unser Herz, senden sie in verschiedene Bereiche unseres Körpers und regen so Frieden und Heilung an. Aber unser Geist bleibt im Bewusstsein und aufmerksam.«

Meine Erklärung entspricht offensichtlich nicht Renskes Erwartungen.

Da ich keine Qi-Gong-Hypnose anbiete, möchte sie von mir wissen, ob sie nicht besser »einen echten Hypnotiseur« aufsuchen sollte.

Renske spricht schneller, als sie denkt, ihre Augen schießen hin und her, ihr Herz kommt mir gequält vor. Wegen einer chronischen Kieferfunktionsstörung mit Schmerzen in Kiefer, Gesicht und Hals, Schlaflosigkeit und Schwindelgefühl lässt sie sich von einem Physiotherapeuten und von einem Professor und Kieferspezialisten an einer führenden Universität behandeln. Seit sechs Monaten. Allerdings ohne jegliche Verbesserung.

Ich höre ihr zu, spiegele, was ich wahrnehme, und beende das Gespräch mit der Aussage, dass ich nichts über Hypnose weiß und nur aus meiner Qi-Gong-Praxis sprechen kann.

Meine Entscheidung entspricht wieder nicht Renskes Erwartungen.

Sie verabschiedet sich höflich und enttäuscht.

In den folgenden Sitzungen baue ich während der Schüttelpraxis versteckte Meditationen für den Kiefer ein. Normalerweise dauert diese Übung 15 bis 20 Sekunden. Dieses Mal dehne ich sie aus: Erst nach 30 Sekunden, dann ein paar Minuten und fast einer ganzen Meditationsrunde bitte ich die Teilnehmer, die Spannung in ihren Kiefern loszulassen. Sich nicht mehr mit den Zähnen ins Leben zu verbeißen. Den Stress des Tages aus den Kiefermuskeln zu schütteln. Die Frustrationen aus den Kiefergelenken frei zu lassen. Den Ärger zu besänftigen. Die Härte abzuschmelzen. Aufgestauten Frust loszulassen. Ihn durch die Energiekanäle in die Erde geben.

Renske ist die Erste, die gähnt. Ihr parasympathisches Nervensystem, das für Entspannung sorgt, wird aktiviert. Sie spürt, wie das Qi, weicher Seide gleich, zwischen ihren Fingern und an ihren Armen schwebt. Ihre Energiesensitivität steigt.

Renske ist auch die Erste, die bemerkt, dass man Qi riechen kann. Ihre übersinnliche Wahrnehmung verstärkt sich. Als ich mich nach neun Sitzungen beiläufig nach ihren Kieferproblemen erkundige, runzelt sie die Stirn. Als würde ich sie an etwas aus längst vergessener Vergangenheit erinnern.

»Ach, das! Vorbei! Vollkommen verschwunden!« Es folgt eine Geschichte, wie überrascht ihr Professor darüber war.

Eine Geschichte über ihren Physiotherapeuten. Eine Geschichte über ihren Mann, der meinte, er hätte eine ganz andere Frau, seit sie wöchentlich Qi Gong praktiziert.

Renske spricht immer noch sehr schnell, aber ihre Augen strahlen. Und morgens, noch bevor sie die Augen aufschlägt – so schließt sie ihre Erzählung ab –, sei ihr Herz bereits von einem inneren Lächeln erfüllt.

Vielleicht – so frage ich mich, während ich meine Sachen packe – ist Qi Gong doch eine Art Hypnose?

ERDUNG

DEN HIMMEL SINKEN LASSEN

Ich schmecke Himmelstau.
Ich koste das Goldene Elixier.

Mein Speichel bringt
meine Energie auf den richtigen Weg.

Der herabsinkende Himmel reinigt, beseitigt negative Energie, verwurzelt Sie in der Erdenergie und erlaubt Ihnen, Energie von außen aufzunehmen. Sie entwickeln zusätzlichen Speichel, der süß schmeckt. Dieser »Himmelstau« oder dieses »Goldene Elixier« hat laut Taoisten heilende Kraft. Wann genau ist diese Übung gut? Nach dem Schütteln. Zu Beginn oder am Ende einer Qi-Gong-Sitzung. Oder zwischendurch, um die Energie in den Bauch zu leiten und sich zu erden.

»Ein Tag ohne Sorgen ist wie ein Tag Unsterblichkeit.«

LI QINGYUN,
DER MANN VON 250 JAHREN

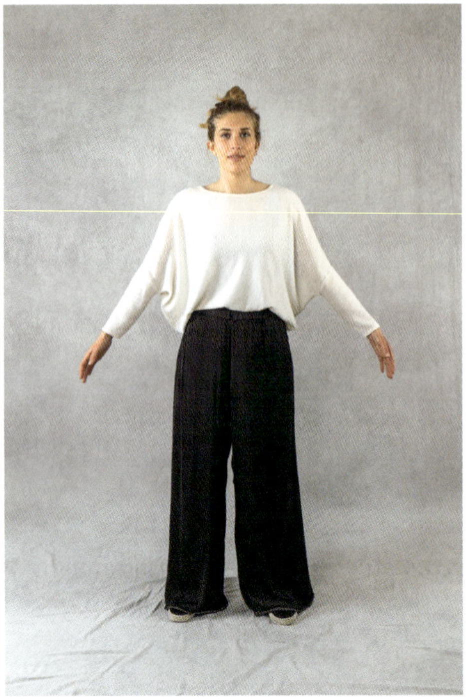

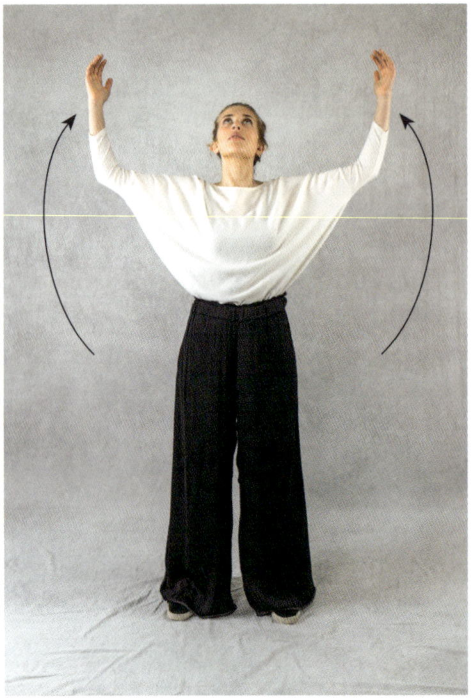

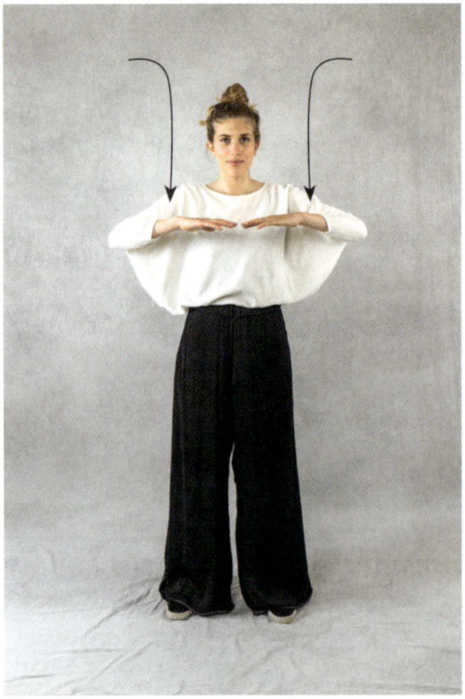

- Nehmen Sie die Grundposition ein. Die Arme an die Seiten. Atmen Sie ein, drehen Sie die Handflächen nach oben und bewegen Sie die Arme über den Kopf. Atmen Sie aus, führen Sie die Hände vor dem Gesicht und der Brust nach unten, Handflächen nach unten gerichtet.
- Die himmlische Energie nimmt alles, was nicht zu Ihnen gehört, mit sich und versenkt es in der Erde.
- Machen Sie diese Übung dreimal. Beim dritten Mal sammeln Sie die himmlische Energie im Bauch und legen die Hände unter dem Nabel auf den Bauch.
- Sammeln Sie Speichel. Spülen Sie damit kräftig den Mund aus, schlucken Sie ihn hinunter, sodass er im Bauch ankommt. Spüren Sie den heilenden, leichten Himmelstau im Bauch.
- Schlucken Sie den Speichel zu jedem Organ oder Ort in Ihrem Körper. Das Qi geht dorthin, wohin die Absicht es führt.

LOCKERN DER GELENKE

SHAOLIN-KREISE

Aufwärmen zum Aufwärmen.
Das Loslassen loslassen.

In fünf Kreisen öffne ich
meine Gelenke.

Sie lassen Blut und Qi zirkulieren, indem Sie Nacken, Schultern, Handgelenke, Ellbogen, Becken, Knie und Knöchel kreisen lassen. Jeweils neunmal in beide Richtungen. Bewegen Sie sich sehr langsam, sanft und konzentriert. Entspannen Sie sich in der Anspannung. Eine bekannte Aufwärmsequenz im Shaolin-Qi-Gong.

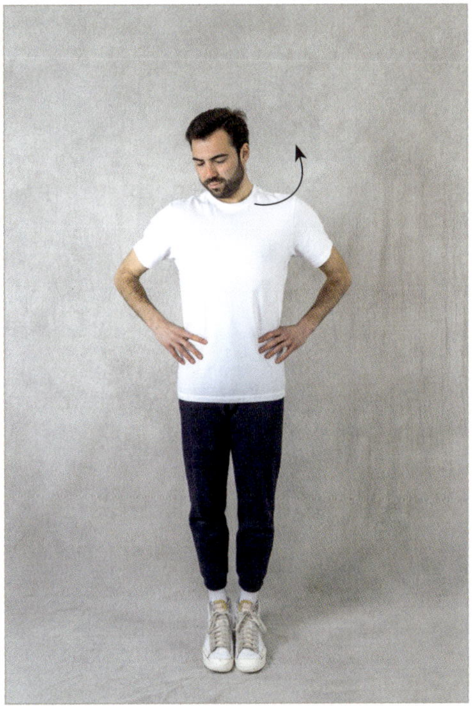

NACKENKREISEN

- Stellen Sie sich hin, die Füße direkt nebeneinander. Zähne zusammen, Schultern nach unten.
- Atmen Sie ein und senken Sie den Kopf zur Brust. Kreisen Sie mit dem Hals langsam nach links. Lassen Sie den Kopf in den Nacken fallen. Atmen Sie aus.
- Kreisen Sie weiter nach rechts und nach unten.

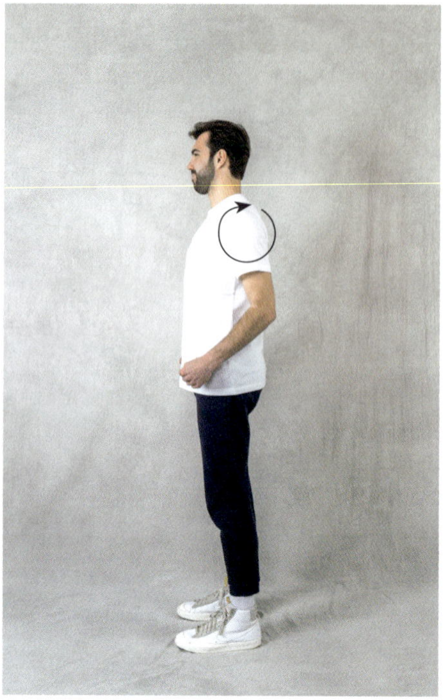

SCHULTERKREISEN

- Stellen Sie sich hin, die Füße zusammen. Drücken Sie die zu Fäusten geballten Hände seitlich an den Körper.
- Atmen Sie ein, lassen Sie die Schultern nach oben kreisen. Atmen Sie aus und lassen Sie die Schulter nach hinten, nach unten und nach vorn kreisen.

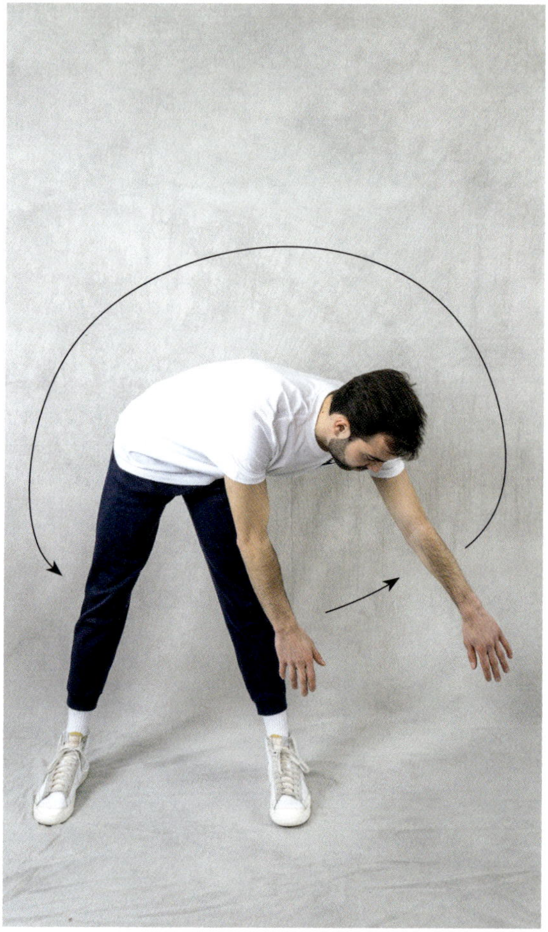

HÜFTKREISEN

- Stellen Sie sich hin, die Füße breit auseinander. Öffnen Sie Ihre Arme, atmen Sie aus und beugen Sie sich nach rechts unten.
- Lassen Sie Ihren Oberkörper von rechts unten nach links unten kreisen.
- Atmen Sie ein, kreisen Sie weiter nach links oben bis über den Kopf und beginnen Sie von vorn.

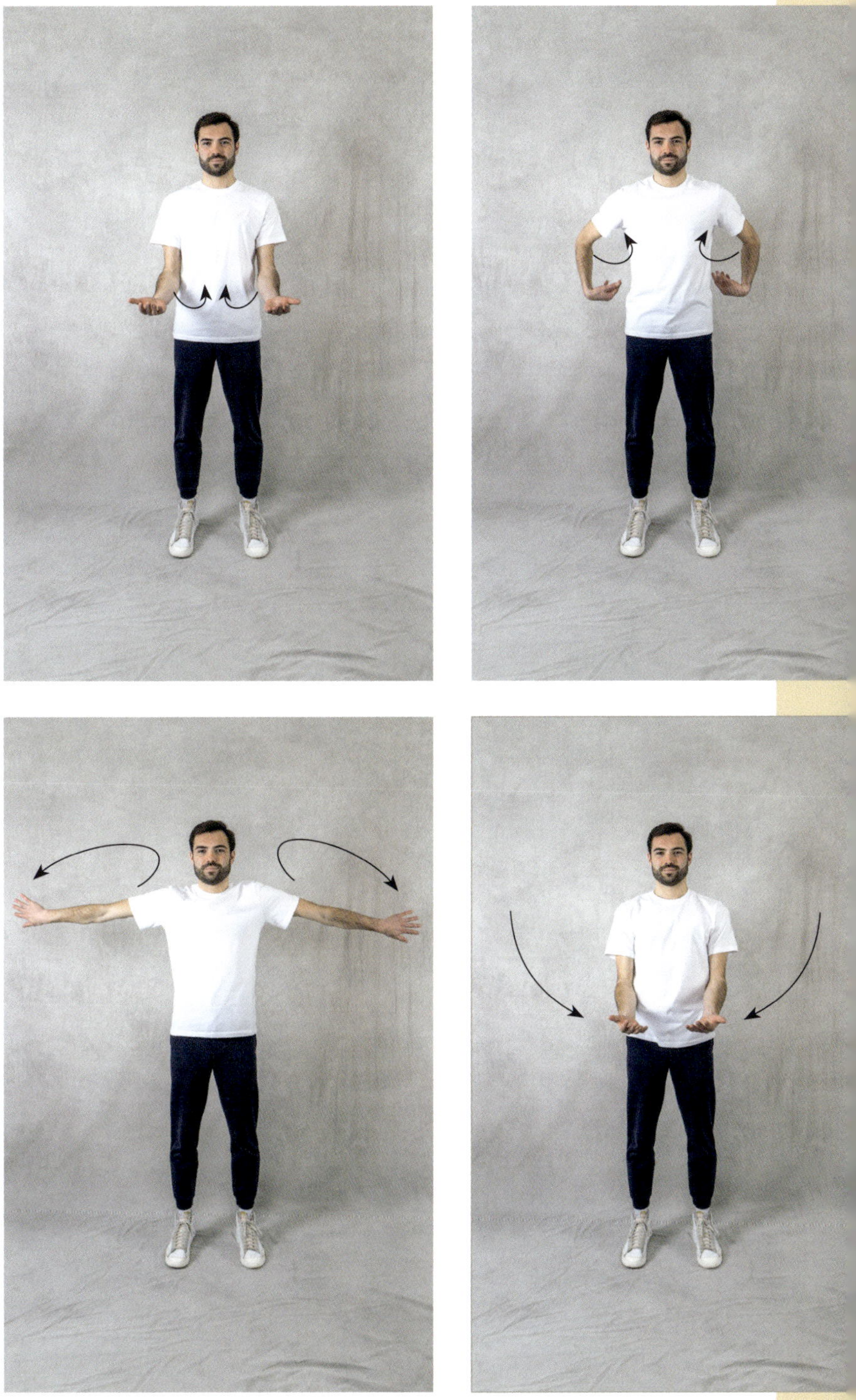

KREISEN DER HANDGELENKE UND DER ELLBOGEN

- Halten Sie die Hände vor den Bauch, Handflächen nach oben.
- Atmen Sie ein. Drehen Sie Ihre Hände unterhalb der Achselhöhlen ein, der Daumen zeigt nach vorn.
- Strecken Sie die Arme zur Seite aus, Handflächen nach hinten.
- Atmen Sie aus. Drehen Sie die Handflächen nach oben, führen Sie die Arme nach vorn, bis die Hände vor dem Bauch landen.
- Entspannen Sie sich im leeren Raum des Atmens.
- Wiederholen Sie die Übung.

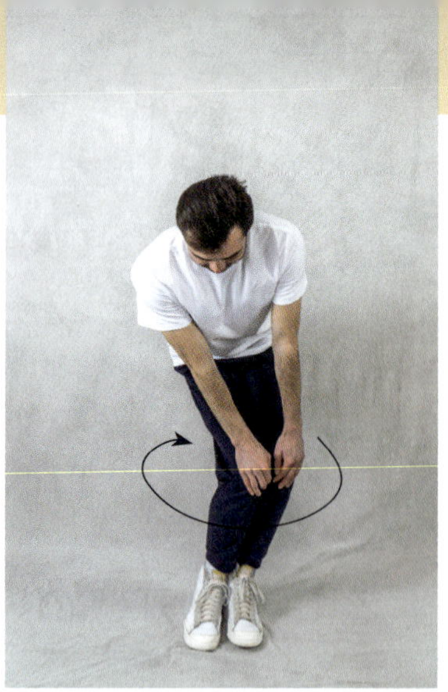

KNIEKREISEN

- Stellen Sie sich hin, die Füße geschlossen. Beugen Sie Ihre Knie.
- Legen Sie die Hände auf die Knie. Nun lassen Sie die Knie von links nach rechts kreisen.
- Und von rechts nach links.

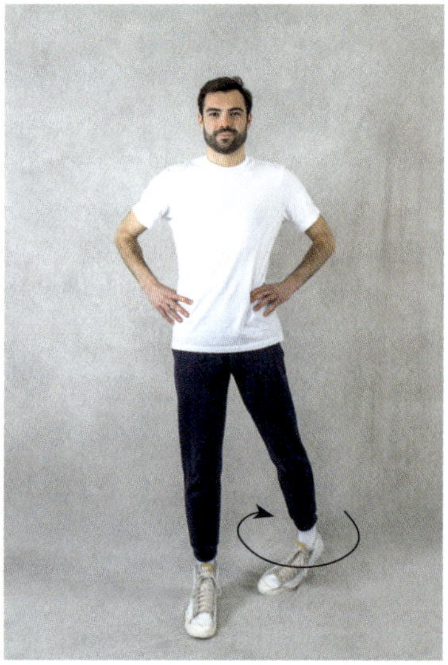

FUSSGELENKKREISEN

- Sie stehen sicher auf dem linken Fuß, den rechten Fuß setzen Sie rechts hinter sich.
- Kreisen Sie mit dem rechten Fuß im Uhrzeigersinn. Spüren Sie die Massage rund um den kleinen Zeh. Nun gegen den Uhrzeigersinn kreisen.
- Wiederholen Sie die Übung mit dem linken Fuß.

WENN SICH WEST UND OST VERBINDEN – QI GONG UND NACKENHERNIE

»Nackenhernie. Behandlung mit zwei zervikalen epiduralen Infiltrationen, also Injektionen in den Nacken. Angesichts des strukturellen Problems vielleicht eine Operation. Melden Sie sich in der Schmerzklinik an. Es ist dringend.« Die Orthopädin weiß, was zu tun ist – sehr praktisch im strengen Lockdown des ersten Coronajahrs. Sie vereinbart einen Termin für eine MRT-Untersuchung in einem der überlasteten Krankenhäuser für mich.

Seit einer Woche nehme ich Medikamente ein, die den Schmerz in meinem Nacken und den ausstrahlenden Schmerz in meinem linken Arm nicht besser werden lassen. Langsam wird es unerträglich.

»Ich unterrichte Qi Gong online. Sollte ich eine Zeit lang damit aufhören?« Zu meiner großen Freude kennt die Orthopädin Qi Gong als Teil der TCM. »Ganz im Gegenteil. Passen Sie Ihre Bewegungen daran an, was aktuell möglich ist.«

Wegen meiner Krebserkrankung möchte ich Operationen und Injektionen möglichst vermeiden. In meinen Online-Qi-Gong-Kursen konzentriere ich mich daher auf Übungen für Nacken und Schultern. Ich baue ein Gruppen-Qi-Feld mit den Teilnehmern auf, verlangsame meine Bewegungen, atme Energie in schmerzhafte Bereiche und führe Schmerzmeditationen durch. Schon 15 Minuten vor den Sitzungen fließt heilendes Qi zu mir. In den Sitzungen und eine halbe Stunde danach bin ich völlig schmerzfrei. Meine tägliche Akupunktur und die chinesischen Kräuter meines niederländischen Phytotherapeuten bringen noch mehr Erleichterung. Dann wird der Lockdown gelockert. Es folgen weitere Behandlungen – zuerst Akupunktur, dann Osteopathie – und vier Wochen später bin ich beschwerdefrei.

Hat wirklich Qi Gong meine Nackenhernie beseitigt? Ja und nein. Das Zusammenwirken aller beteiligten medizinischen Fachkräfte und Methoden, das Vertrauen als Patient in die eigene Gesundheit und die anschließenden präventiven Behandlungen haben mich schmerzfrei gemacht – bis zum heutigen Tag. Oder: Ost und West begegneten sich in der Medizin und sorgten gemeinsam für Heilung.

STIMULIEREN DER MERIDIANE

KLOPFEN, HARMONISIEREN, ZITTERNDES PFERD

Vogelschnabel. Zitterndes Pferd.
Klopfen, zittern, drehen, massieren.

Das Universum füllt
meine Meridiane.

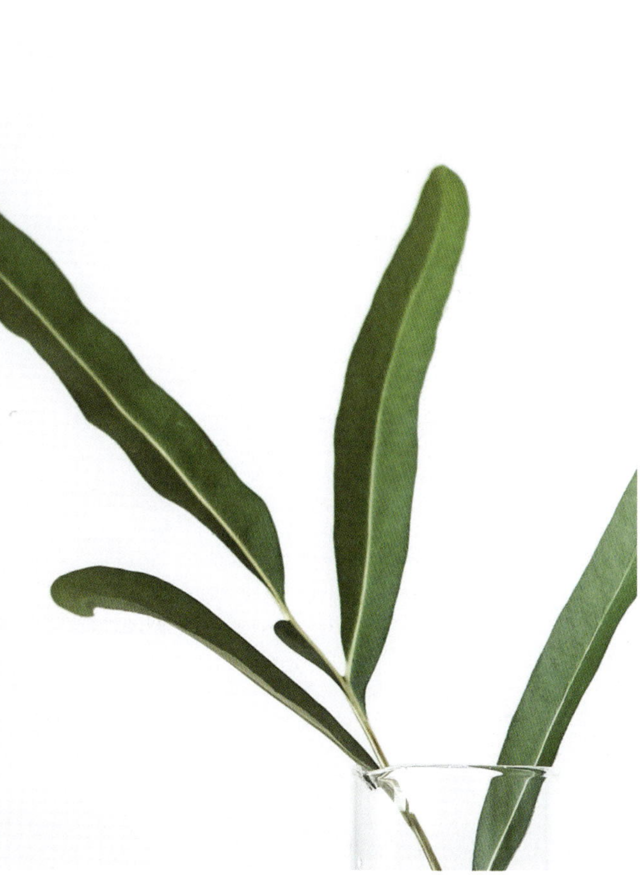

KLOPFEN – STÄRKEN DER MERIDIANE

Das Klopfen auf bestimmte Druckpunkte öffnet die Meridiane und lässt Energie von außen einfließen. So fühlen Sie sich schnell frischer. Drehen dehnt die Meridiane und befördert negative Energie aus den Organen. »Vogelschnabel« bedeutet, dass die Spitzen von Daumen, Zeige- und Mittelfinger aneinandergelegt werden. Machen Sie 10–15 Sekunden Pause zwischen den einzelnen Übungen, damit die Energie ihren Weg finden und Ihr energetisches System harmonisieren kann. Wiederholen Sie diese Übung zehn- bis zwanzigmal, gerne auch öfter.

LUNGEN – ATMEN!

- Klopfen Sie mit den Vogelschnabelfingern auf die Kuhlen unterhalb der Schlüsselbeine (Lungenmeridian).
- Die Armen schwingen seitlich nach hinten, die Knie gebeugt.
- Die Arme nach vorn oben schwingen, die Beine strecken.
- Klopfen Sie nochmals auf die Lungenpunkte, diesen Ablauf wiederholen.
- Die Arme schwingen wie von selbst – ohne Muskelkraft.
- Spüren Sie, wie sich Ihr Brustkorb öffnet. Atmen Sie!

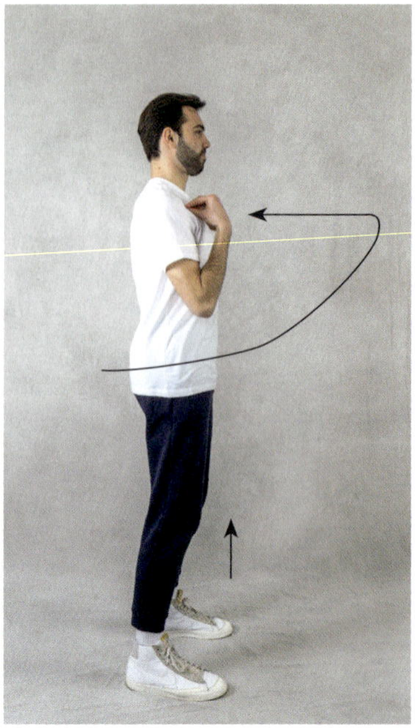

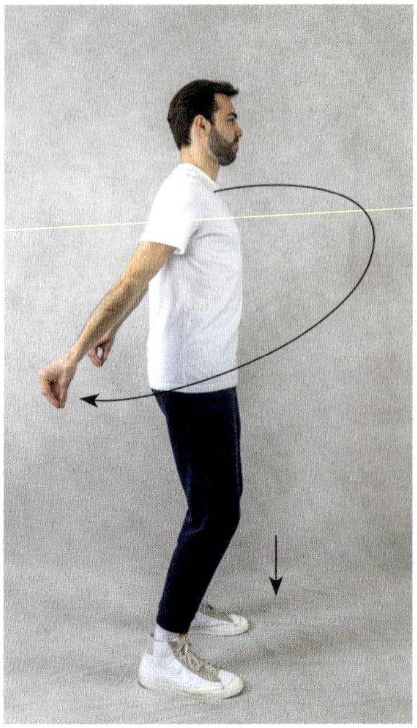

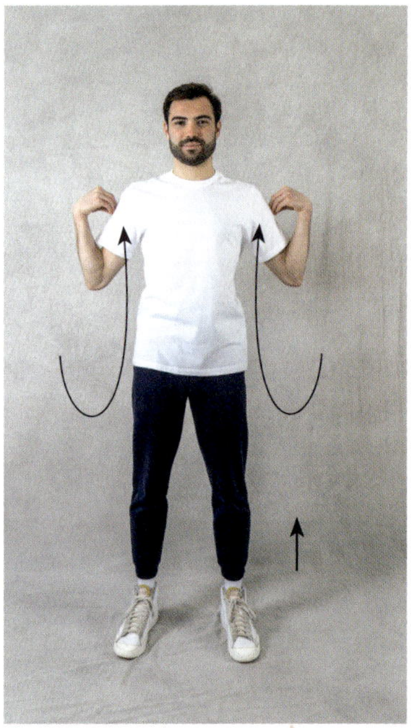

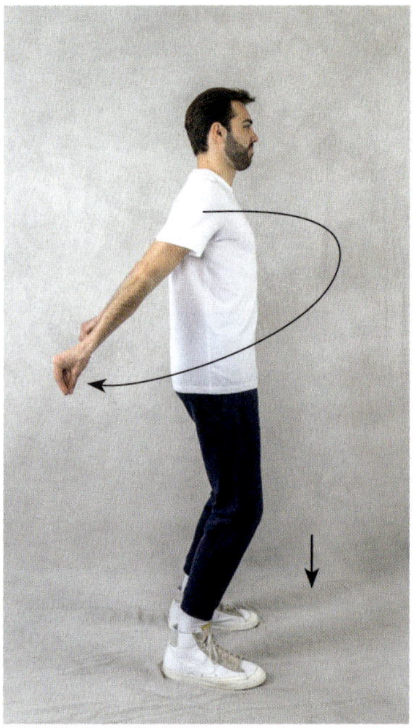

DICKDARM – LOSLASSEN!

- Klopfen Sie mit den Vogelschnabelfingern seitlich auf Ihre Oberarme (Dickdarmmeridian). Machen Sie weiter wie bei der Übung für die Lungen.
- Spüren Sie, wie sich dadurch Ihre Schultergelenke öffnen, lassen Sie los.

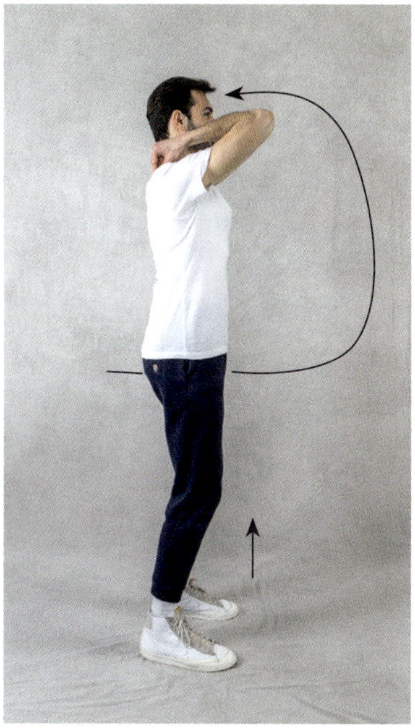

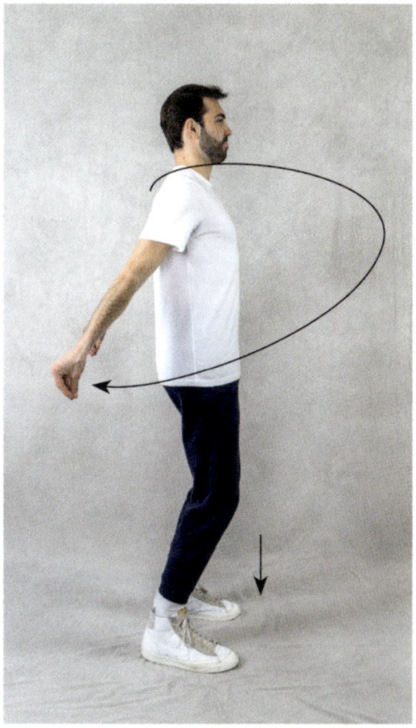

GALLENBLASE – ENTSPANNEN SIE SICH!

- Klopfen Sie mit den Vogelschnabelfingern oben auf die Schultern (Gallenblasenmeridian). Machen Sie weiter wie bei der Übung für Lungen und Dickdarm.
- Spüren Sie, wie sich Spannungen in den Schultern und im Nacken lösen. Lassen Sie los!

HERZ – GÖNNEN SIE SICH EINE PAUSE!

- Halten Sie die Arme mit entspannten Schultern seitlich gestreckt. Der rechte Daumen zeigt nach oben, der linke nach unten. Spüren Sie die Spannung in beiden Armen bis zu den kleinen Fingern und das Dehnen des Herzmeridians.
- Wechseln Sie die Seiten: Der rechte Daumen zeigt nach unten, der linke nach oben.
- Spüren Sie, wie sich Ihr Herz entspannt. Gönnen Sie sich eine Pause!

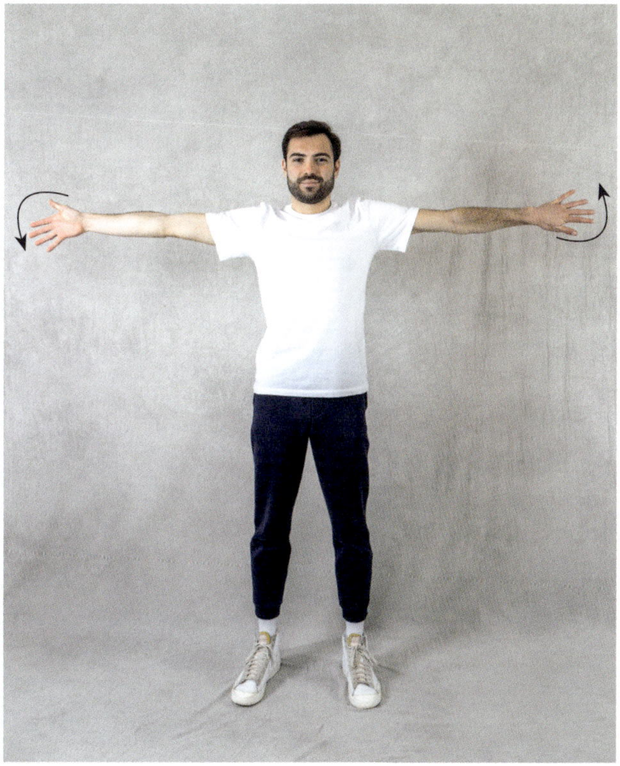

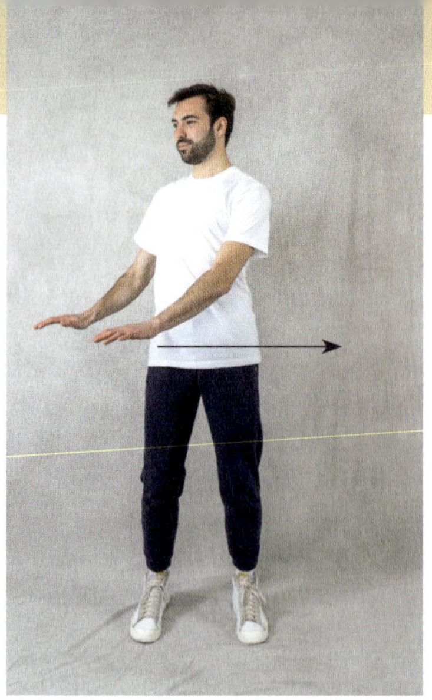

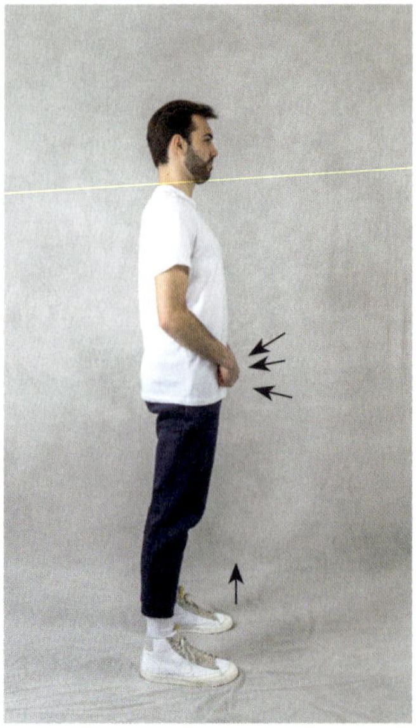

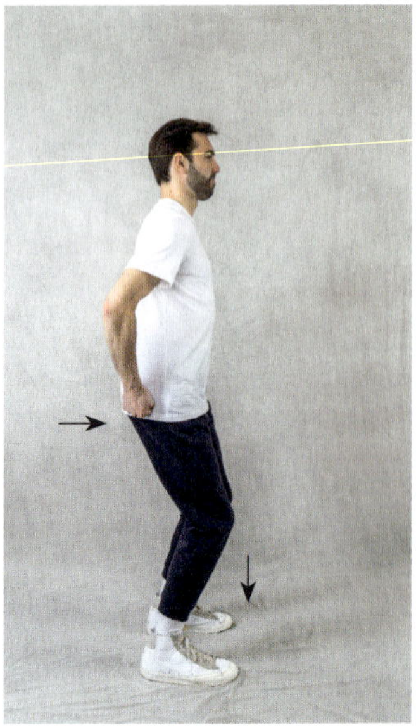

NIEREN – STÄRKEN!

- Hände auf Bauchhöhe, die Handflächen zeigen nach unten. Drehen Sie den Oberkörper nach rechts und nach links, halten Sie dabei das Becken ruhig. Der Rücken bleibt gerade, drehen Sie leicht und vorsichtig die Wirbelsäule.
- Spüren Sie die Wärme in Ihrem unteren Rücken. Stärken Sie auf diese Weise Nieren und Rückenmark.

MAGEN – VERDAUEN!

- Klopfen Sie mit lockeren Fäusten dreimal auf die Leiste (Magenmeridian). Gehen Sie leicht in die Knie und klopfen Sie auf die Vertiefung in den Pobacken (Gallenblasenmeridian).
- Spüren Sie, wie sich Spannungen, Irritationen und Frustrationen lösen. Fühlen Sie, wie Leichtigkeit die negativen Emotionen in den Seiten und im Magenbereich ersetzt.

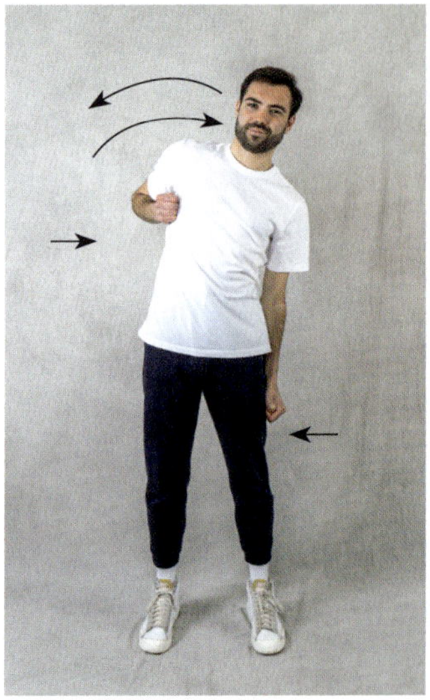

MILZ – VERTRAUEN!

- Legen Sie die rechte Faust locker an die rechte Brustseite (Milzmeridian), die linke Faust an die linke Oberschenkelseite (Gallenblasenmeridian).
- Beugen Sie Kopf und Oberkörper nach rechts. Klopfen Sie mit der linken Faust auf die linke Brustseite und mit der rechten auf die rechte Oberschenkelseite.
- Beugen Sie Kopf und Oberkörper nach links, wechseln Sie die Fäuste wieder und klopfen Sie. Mehrmals wiederholen.
- Spüren Sie, wie das Qi in den Milz- und Gallenblasenmeridian fließt.
- Vertrauen Sie der Energie, Ihren Gefühlen und sich selbst.

MASSIEREN – MERIDIANE HARMONISIEREN

Bei dieser Übung massieren Sie mit den Handflächen die Innen- und Außenseiten der Beine und Arme (Yin- und Yang-Seite) und schütteln schlechte Energien ab. Blockaden werden gelöst, Giftstoffe entfernt. Das funktioniert auch rein energetisch: ohne Berührung, mit einigen Zentimetern Abstand von der Haut.

- Nehmen Sie die Wuji-Haltung ein. Beugen Sie sich nach vorne, legen Sie Ihre Hände innen an die Fußknöchel.
- **Bewegung 1:** Atmen Sie ein und massieren Sie entlang der Beininnenseiten aufwärts über die Brust weiter bis zu den Achseln, dann über die Arminnenseiten bis zu den Handgelenken. Hände auseinanderziehen und ausschütteln.
- Legen Sie Ihre Handflächen an die Außenseiten der Handgelenke.

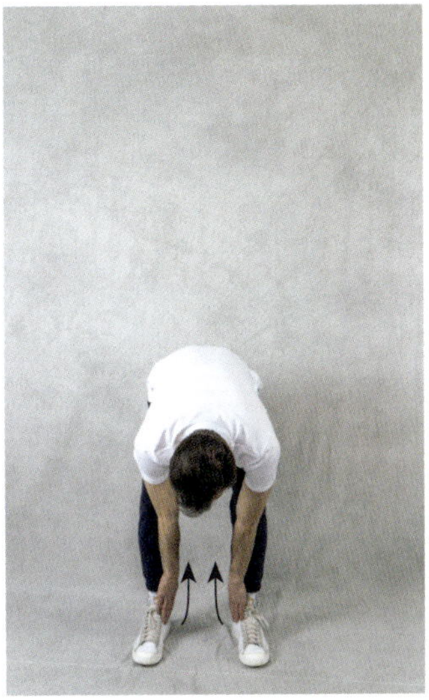

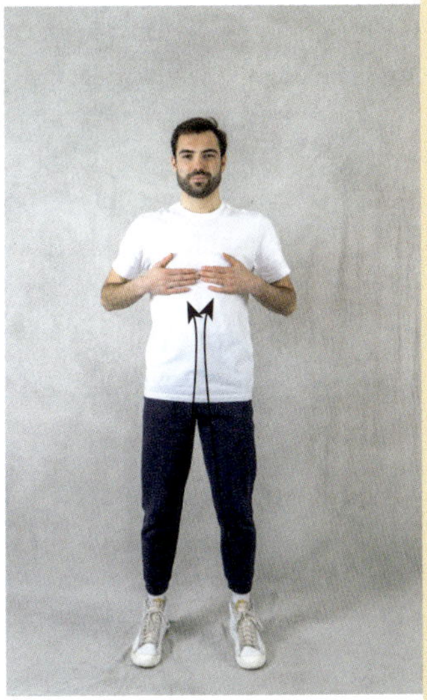

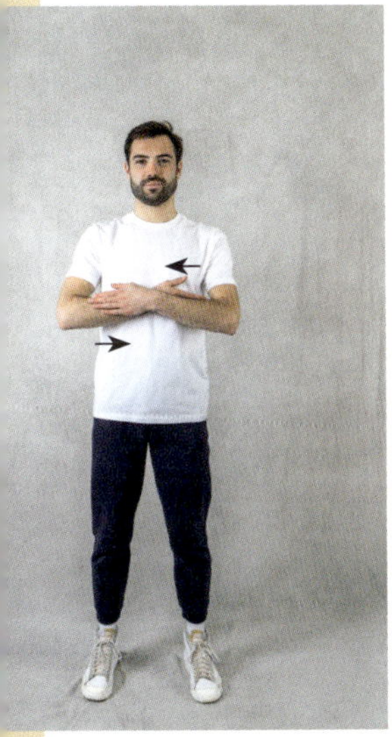

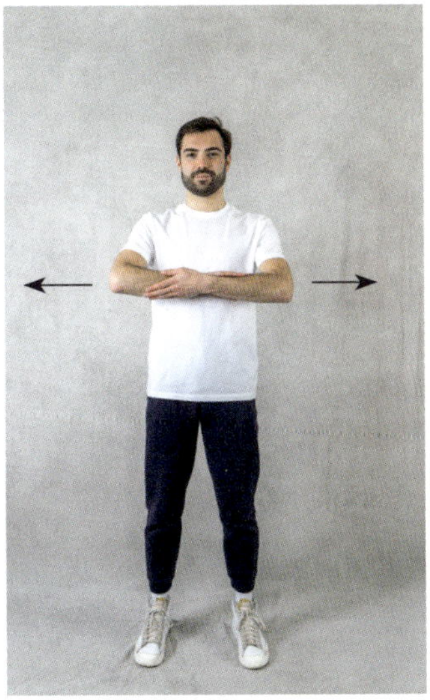

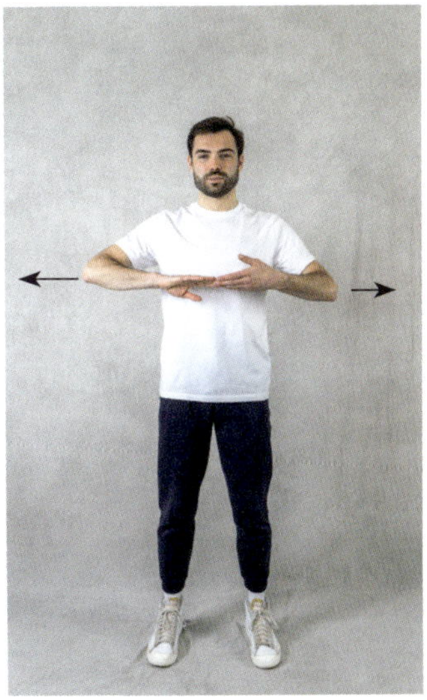

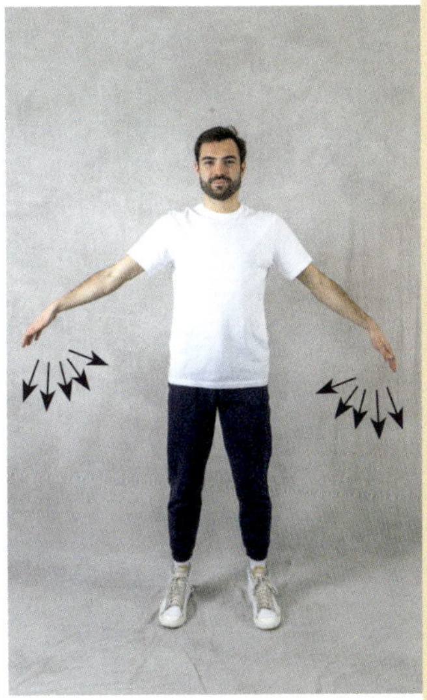

- **Bewegung 2:** Atmen Sie aus und massieren Sie Ihre Handgelenke, dann die Außenseiten der Arme bis hinauf zu den Schultern, an den Seiten des Halses entlang bis zum Kopf. Kreuzen Sie die Hände über dem Kopf. Massieren Sie die Rückseite des Halses, an seiner Vorderseite weiter über die Schultern und außen entlang der Körperseiten hinab bis zu den Füßen. Spüren Sie, wie die Energie Ihrer Finger Blockaden tief in Ihrem Körper löst, negative Energie aufnimmt und ableitet. Schütteln Sie Ihre Hände auf Knöchelhöhe aus.

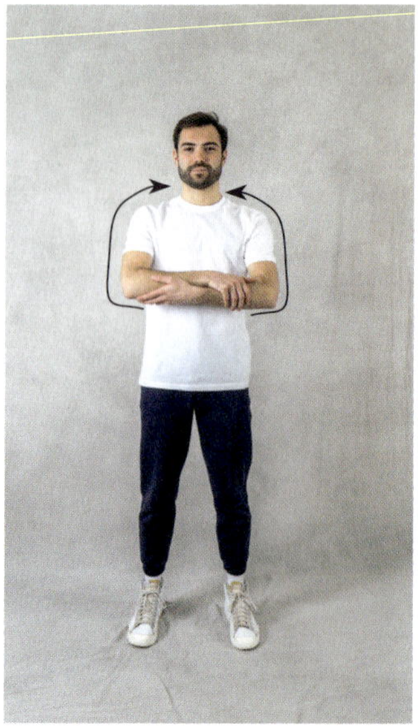

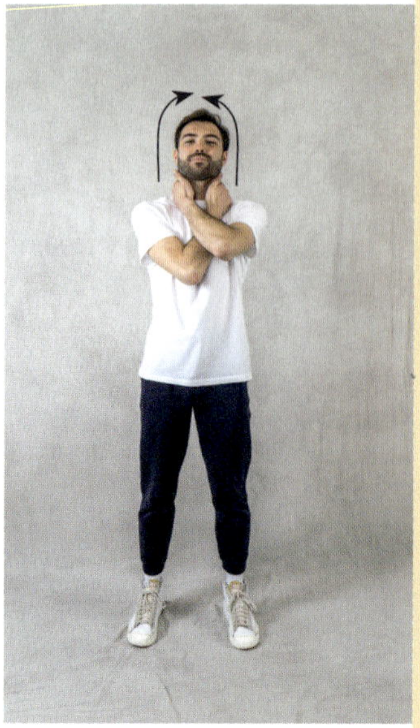

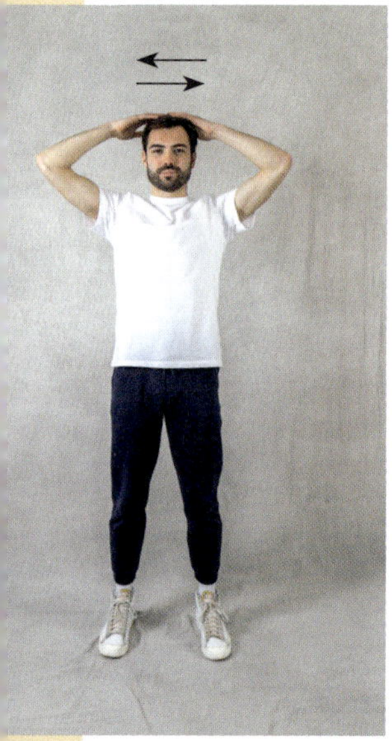

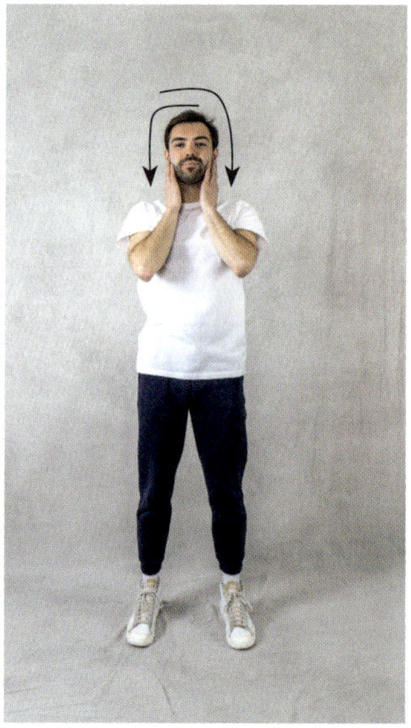

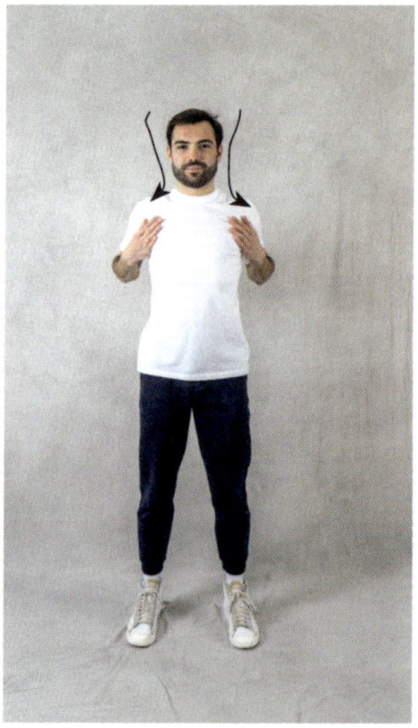

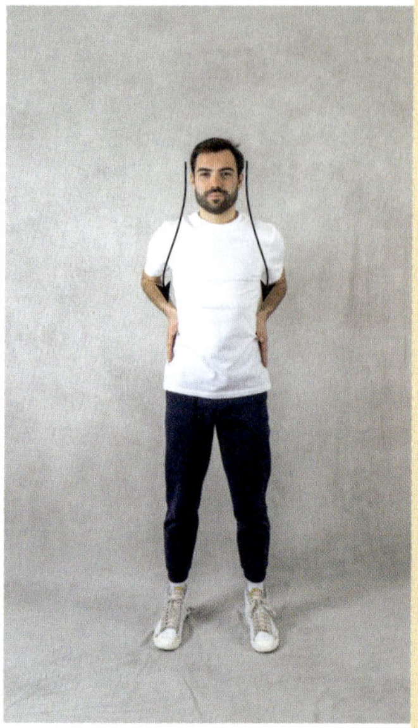

VIBRIEREN – ZITTERNDES PFERD

Wie ein zitterndes Pferd lassen Sie Ihre Energie von den Handgelenken zu den Schultern, dann abwärts am Oberkörper und an den Beinen entlang bis zu den Füßen strömen. Durch die Vibrationen lösen sich Blockaden, schlechte Energie verschwindet. Lassen Sie das Qi seinen Weg finden. 10–15 Sekunden. Schicken Sie ein inneres Lächeln zu Ihren Fußsohlen, um noch mehr schlechte Energie in die Erde abfließen zu lassen. Führen Sie die Übungen dreimal durch.

- Nehmen Sie die Ausgangsposition ein, Hände an den Hüften, Schultern locker lassen.
- Atmen Sie ein und lassen Sie die Energie von Handgelenken und Ellbogen zu den Schultern aufwärts pulsieren.
- Atmen Sie aus und lenken Sie die Energie von den Schultern durch den ganzen Körper nach unten. Machen Sie mit den Lippen Geräusche wie ein schnaubendes Pferd.
- Bleiben Sie in der Atempause, Arme etwa um 45 Grad nach unten abgewinkelt halten.
- Spüren Sie, wie Ihre negative Energie über Rücken, Brust, Arme, Hände und Beine in die Erde fließt. Heben Sie die großen Zehen an. Lächeln Sie über die Vertiefung an der Fußsohle die gesamte negative Energie in die Erde (Niere 1).

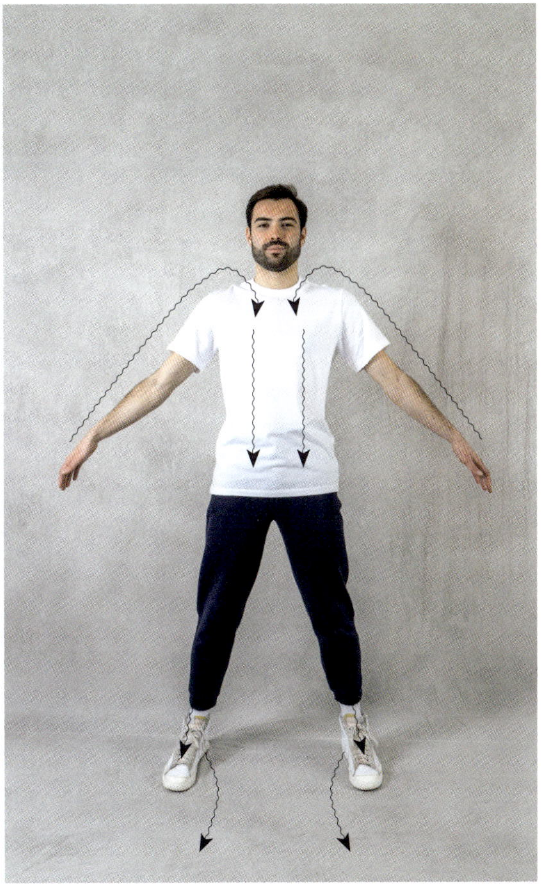

»Es gibt keine Krankheit auf der Welt, die nicht geheilt werden kann, aber es gibt viele unheilbare Menschen.«

LI SHIFU, ABT DES SHAOLIN-TEMPELS OBERHALB VON WUDANG

DEHNEN

ATEM UND FEUER IN DEN SEHNEN

Sanft atmen, sich langsam strecken.
Sich in der Anstrengung entspannen.

Mein ruhiger Geist –
ein See, in dem sich der Mond spiegelt.

Nehmen Sie sich einen Moment Zeit, um eine Katze zu beobachten, die sich streckt. Sie praktiziert *Yi Jin Jing* oder Sehnen-Qi-Gong. Alte Qi-Gong-Meister übernahmen diese und viele andere Techniken von Tieren. Optimale Anspannung wechselt sich mit völliger Entspannung ab. Ein ruhiger Geist – wie ein See, in dem sich der Mond spiegelt – und langsame Bewegungen sorgen dafür, dass Energie und Blut besser fließen. Dehnen, so weit es geht, und Pausen dazwischen wirken optimal. Ihr ganzer Körper wird mit Sauerstoff versorgt. Ihr Stoffwechsel verbessert sich, Ihre Blutgefäße werden reguliert und Ihre Kondition steigt. Ihre Knochen und Ihr Herz werden gestärkt. Zudem wird die Ausschüttung von Endorphinen angeregt.

YI JIN JING MIT BODHIDHARMA UND DARTH VADER

Alle Übungen werden mit dem Feueratem (also mit Reibung in der Kehle wie bei Darth Vader, siehe Seite 70) durchgeführt. Diese Technik verleiht Ihnen eine enorme Kraft. Legen Sie nach jeder Übung die Handflächen vor die Brust und lassen Sie die Energie ihren Weg finden. Machen Sie jede Übung mindestens zehnmal oder beliebig oft.

Laut Legende nutzte Bodhidharma, der Begründer des Shaolin-Qi-Gong, diese Methode, um die Mönche in den Klöstern, die sich eher mit Büchern befassten, in spirituelle Kampfkünstler zu verwandeln. Wenn Sie die Übungsfolge über mehrere Wochen hinweg durchführen, werden Sie einen vollen Wasserkasten wie einen Karton mit leeren Plastikflaschen heben können.

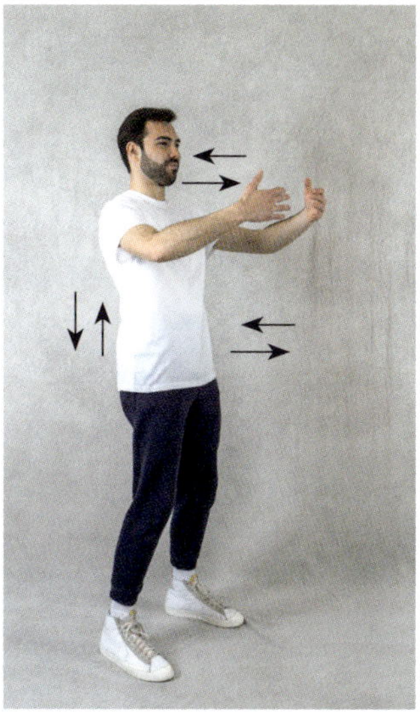

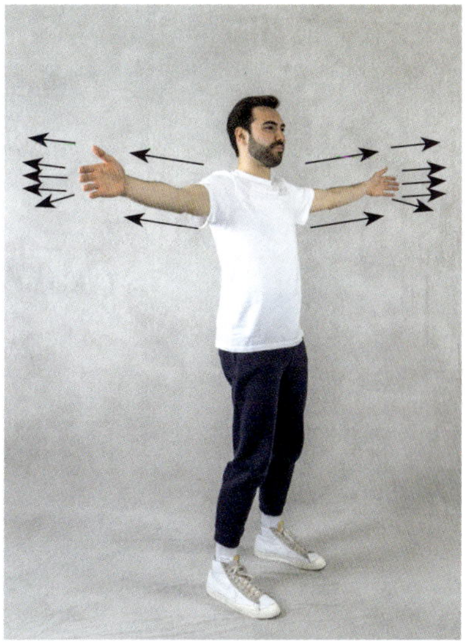

DEN BAUM UMARMEN –
VON KUMMER ZU LEBENSMUT

- Heben Sie die Arme, die Handflächen zeigen zu den Schlüsselbeinen, die Beine sind fast gerade. Atmen Sie ein.
- Atmen Sie aus, beugen Sie die Knie, kippen Sie das Becken, drücken Sie die Arme nach vorn.
- Stärkt die Lungenenergie, löst Kummer und gibt neuen Lebensmut

DEN HORIZONT BERÜHREN –
VOM STAU ZUM FREIEN FLUSS

- Breiten Sie die Arme in Schulterhöhe aus, Handflächen zeigen nach vorn.
- Nutzen Sie den Feueratem, um Ihre Arme immer länger werden zu lassen.
- Stellen Sie sich vor, wie Sie bei jedem Ausatmen Finger, Hände, Unterarme, Oberarme, Schultern und Wirbelsäule ins Unendliche strecken. Lassen Sie in Ihrer Konzentration nicht nach. Wie beim Aufblasen eines Luftballons: Halten Sie den Fokus dort, wo Sie gerade sind.
- Stimuliert Dickdarm und Verdauung; aus emotionaler Starre wird ein freier Fluss der Gefühle.

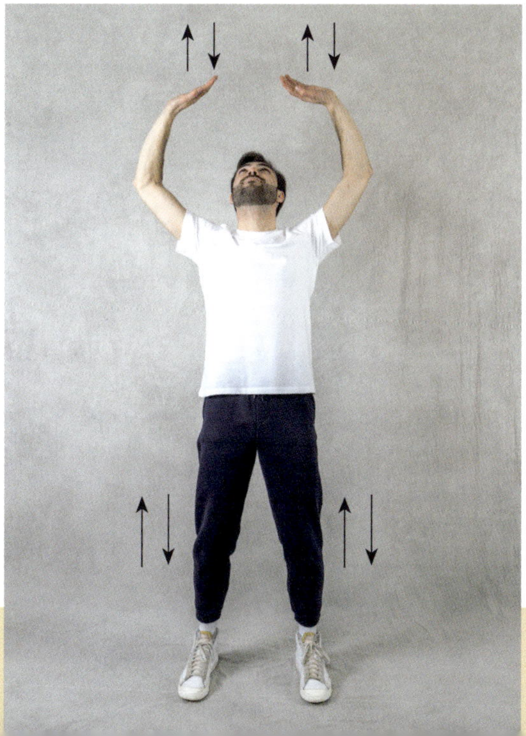

DEN FELSEN HEBEN –
VON IRRITATION ZU ZUFRIEDENHEIT

- Heben Sie die Hände über den Kopf, Handflächen zeigen nach oben.
- Atmen Sie ein, beugen Sie die Knie. Atmen Sie aus, verlagern Sie das Gewicht auf die Zehen, strecken Sie sich. Drücken Sie so fest nach oben, als wollten Sie einen Felsblock hochheben.
- Stärkt Magen und Verdauung; verwandelt Irritation in Zufriedenheit

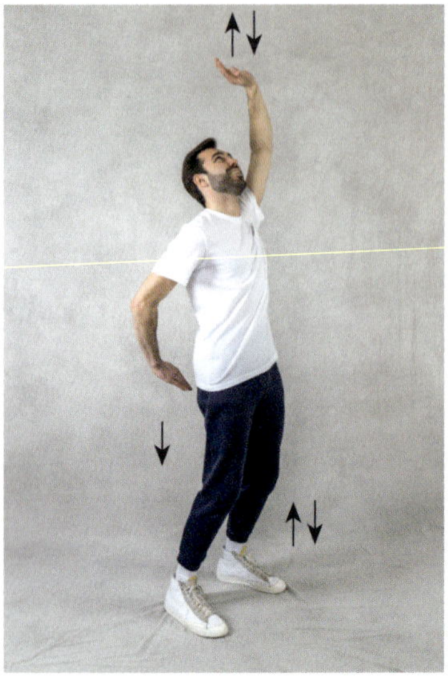

HIMMEL UND ERDE TRENNEN – VON DER SORGE ZUM VERTRAUEN

- Heben Sie den linken Arm über Ihren Kopf nach oben, Handfläche zeigt nach oben. Den rechten Arm hinter dem Rücken nach unten, Handfläche zeigt nach unten.
- Einatmen, leicht in die Knie gehen. Beim Ausatmen Beine gerade, die linke Hand nach oben und die rechte Hand nach unten strecken. Die Wirbelsäule dehnen. Mit der rechten Hand oben und der linken Hand unten wiederholen.
- Sie stimulieren damit Milz, Lymphsystem und endokrines System. Statt sich ständig zu sorgen, vertrauen Sie wieder sich selbst und anderen.

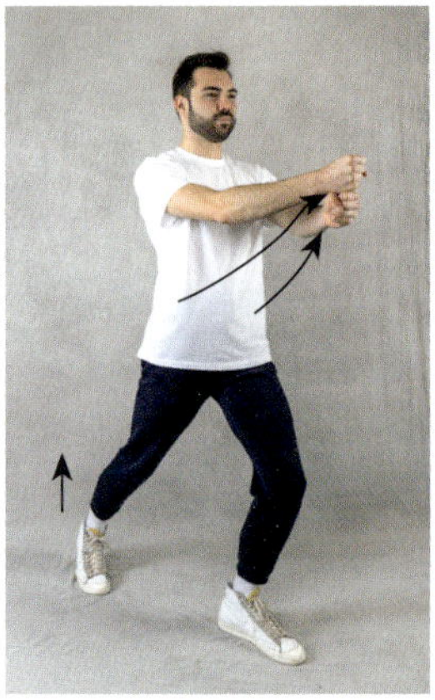

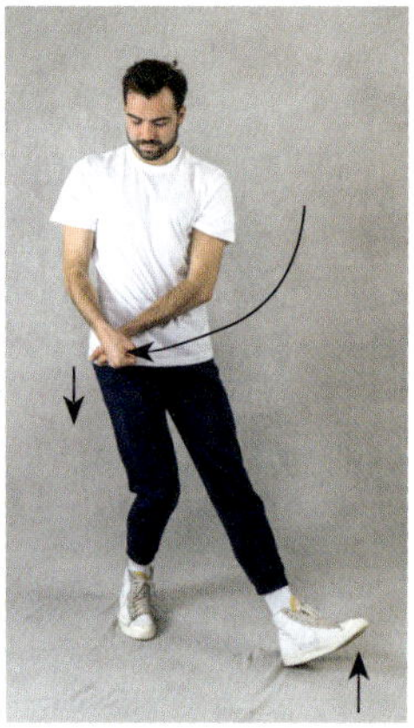

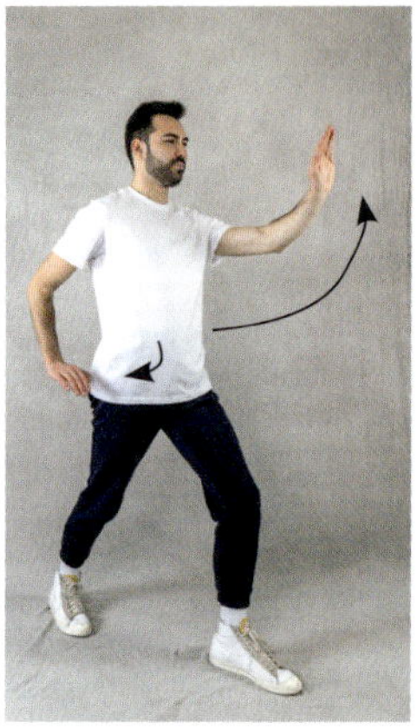

AM OCHSENSCHWANZ ZIEHEN – VON ÜBERSCHWANG ZUM GLÜCK

- Setzen Sie den linken Fuß nach vorn. Senken Sie Ihr Becken. Beugen Sie sich vor, machen Sie eine Greifbewegung mit beiden Händen, heben Sie die rechte Ferse an.
- Ziehen Sie den »Ochsenschwanz« auf der rechten Seite nach unten und heben Sie die linke Fußspitze an, dabei beugt sich das rechte Knie.
- Wiederholen Sie die Übung mit dem rechten Fuß nach vorne.
- Gleicht Herz und Blutgefäße aus. Übermäßige Freude, die dem Herzen schaden kann, verwandelt sich in heilendes Glück.

»Der Fluss von Qi und Blut folgt dem menschlichen Willen. Wo der Wille hinführt, dorthin folgt der Fluss.«

YI JIN JING

AUFNEHMEN DER ENERGIE

VON ERDE, HIMMEL UND KOSMOS

Zehn Finger, zwölf Tore.
Qi der Erde und des Himmels
entzündet ein Feuer in meinem Bauch.

Im Qi Gong arbeiten wir mit unserer eigenen Energie, aber auch mit der unserer Umgebung. Von Erde, Himmel und Kosmos nehmen wir das Qi unter anderem über unsere Fingerspitzen und Handflächen auf, zudem über zwölf Energietore, über die wir auch Energie abgeben. Wirkt schnell bei Müdigkeit, Energieverlust oder chronischen Krankheiten.

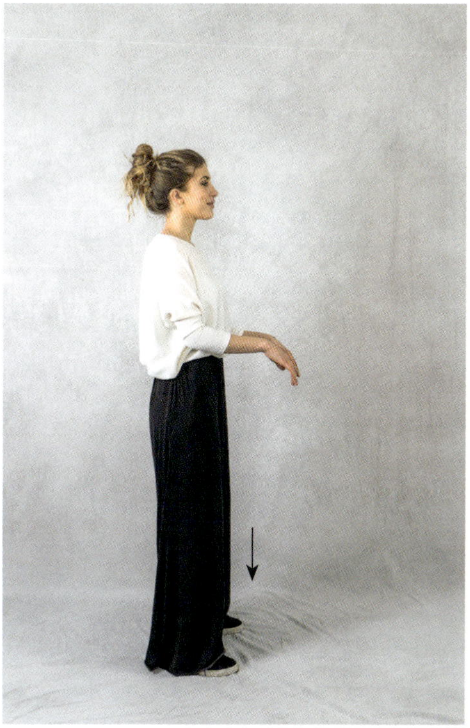

- Heben Sie die Hände auf Bauchhöhe. Lassen Sie sie locker abgeknickt hängen.
- Atmen Sie ein und bringen Sie Ihre Hände auf Schulterhöhe (Seite 60). Stellen Sie Ihre Hände auf, atmen Sie aus und lassen Sie die Hände wieder auf Bauchhöhe sinken.
- Wiederholen Sie die Übung neunmal oder nach Belieben.

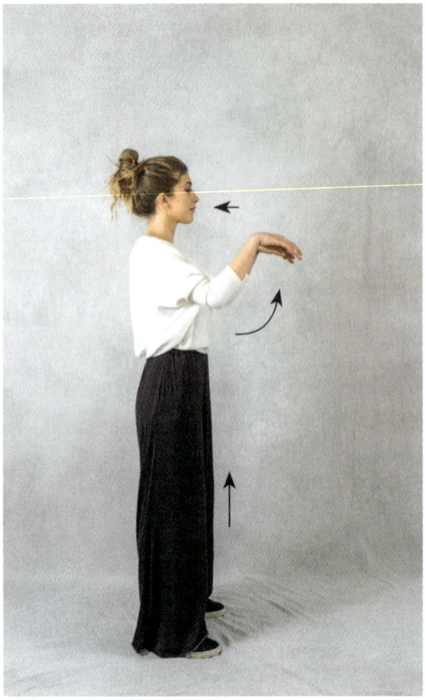

- Stellen Sie sich vor und spüren Sie, wie Ihre Fingerspitzen und Handflächen die Erdenergie nach oben ziehen und wie sich diese in Ihrem Bauch verdichtet.
- Nehmen Sie wahr, wie Ihr Bauch beim Ein- und Ausatmen warm wird. Das »Feuer im Bauch« stärkt Ihr Immunsystem.
- Variante: Mischen Sie Erd- und Himmelsenergie, indem Sie die Hände bei der Übung über den Kopf heben

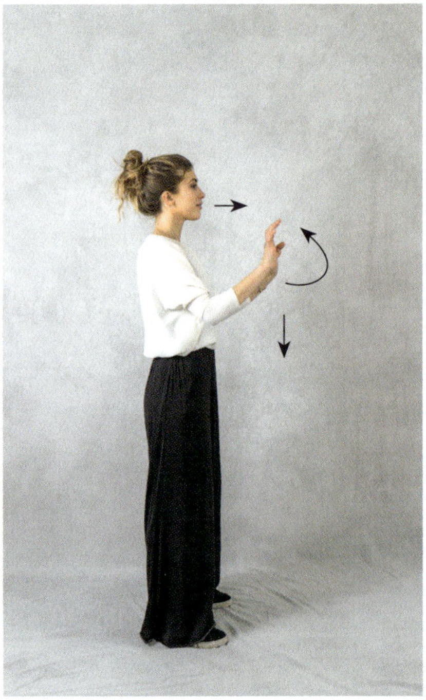

»TUT MIR LEID, ICH BIN RAUS!« – QI GONG UND ERSCHÖPFUNG

»Tut mir leid, ich bin raus!« Wir haben kaum mit dem Aufwärmen angefangen, als Gerard sich hinsetzen muss. Er ist Mitte 70, sein Körper kann mit seiner Begeisterung und Tatkraft nicht mehr Schritt halten. Nach meinen Strahlen- und Chemotherapien und der Stammzellentransplantation kann ich das sehr gut nachvollziehen. Auch ich fühle mich seitdem öfters völlig erschöpft …

Ich lade alle ein, sich zu setzen, und übe zehn Minuten lang das Aufnehmen von Erd- und Himmelsenergie. Der Workshop in Knochenmark-Neigong (Seite 88) wird hauptsächlich auf einem Stuhl sitzend ausgeführt, dabei wird viel äußeres Qi in den Knochen gespeichert. Nach drei Stunden Qi Gong verabschiedet sich Gerard voller Energie, er fährt sogar noch eine Stunde mit dem Auto nach Hause.

KNIEBEUGEN

ENERGETISCHE VERJÜNGUNG

Auf und ab bewegt sich mein Körper.
Er öffnet und schließt sich.
Ich gebe alles schlechte Qi
nach außen ab.

Die Liste der positiven Wirkungen des Hockens ist lang: In der Hockstellung öffnen sich Wirbelsäule, Kreuzbein und Becken. Sie verbindet und harmonisiert Yang- und Yin-Energie. Sie trainiert die Muskeln des Unter- und Oberkörpers. Sie korrigiert die Körperhaltung und beugt Rückenproblemen vor. Sie regt Blutkreislauf, Stoffwechsel und Verdauung an und stärkt die Nieren. So bildet sich mehr Dehydroepiandrosteron (DHEA), ein Hormon, das für für gute Stimmung sorgt und zudem Fettverbrennung, Muskelaufbau und Libido anregt.

Nicht ohne Grund zählt die Hocke zu den wichtigsten Grundübungen im medikamentenfreien Krankenhaus von Dr. Pang Ming. Menschen mit schweren Krankheiten bleiben mehrere Stunden in dieser Stellung. Während der Chemotherapie dokumentierte ich fleißig die mehrere hundert Mal ausgeführte Übung. Eine Praxis, die einmal eine fleißige Krankenschwester etwas verwirrte. Wie? Mit Wand, Tisch oder Partner. Wo? Überall. Wann? Immer.

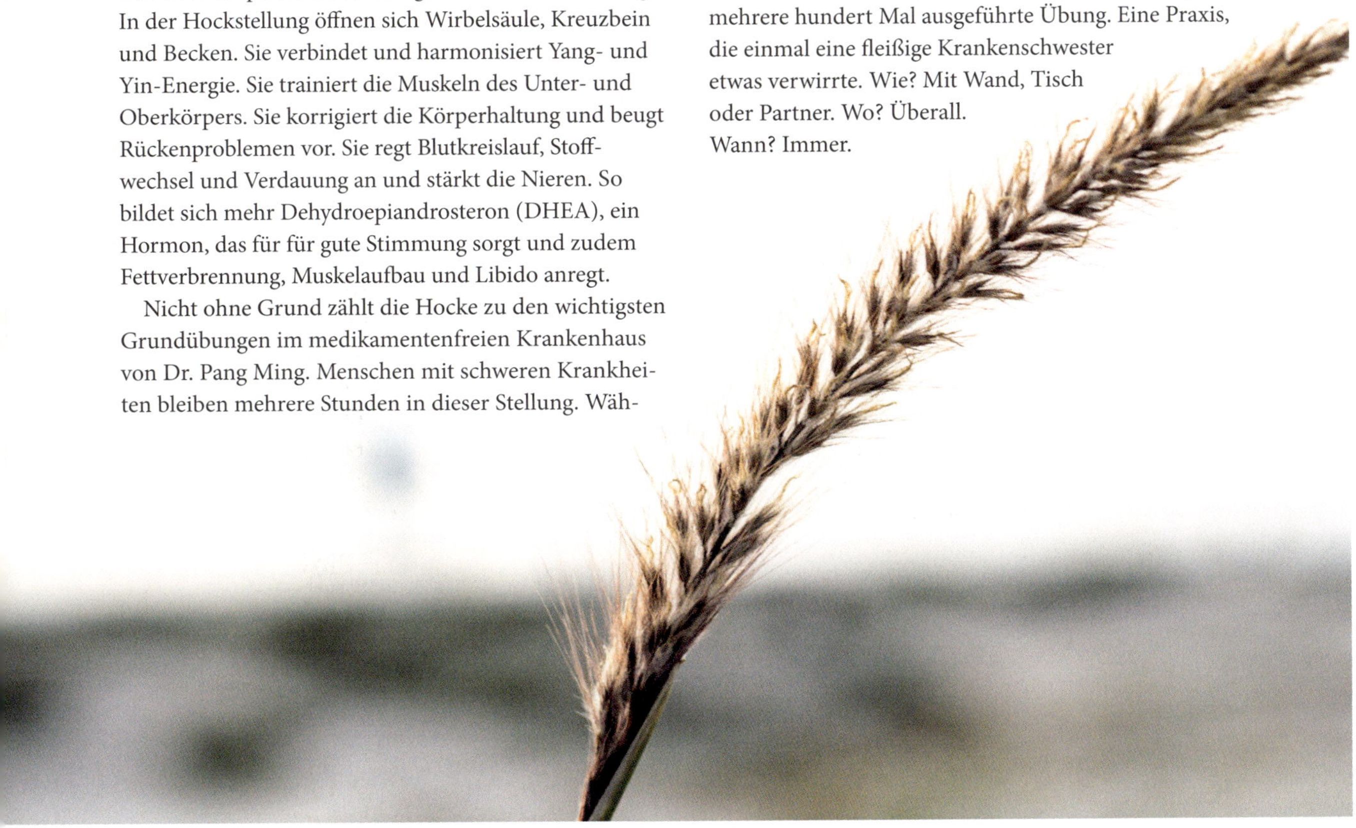

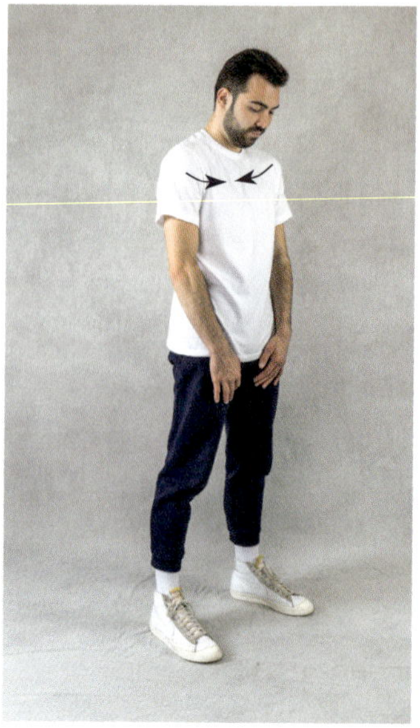

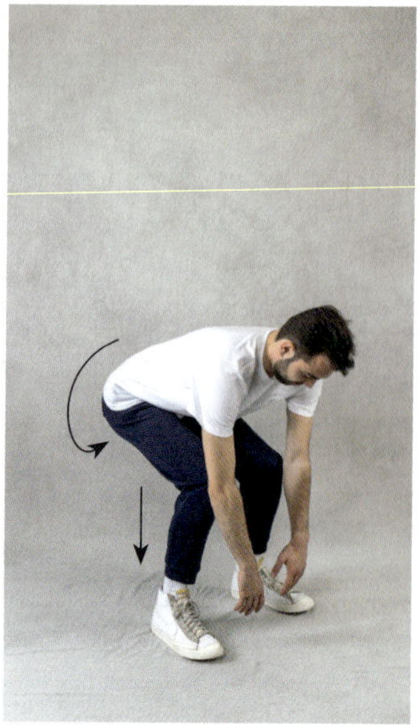

KNIEBEUGEN AN DER WAND

- Stellen Sie sich etwa 20 Zentimeter vor die Wand. Füße schulterbreit geöffnet, Hände neben den Körper, Schwerpunkt im Bauch.
- Nehmen Sie die Schultern nach vorne, senken Sie das Brustbein nach unten. Kippen Sie Ihr Becken, als wollten Sie sich hinsetzen. Bringen Sie Ihren Po möglichst weit nach unten.
- Kippen Sie Ihr Steißbein nach hinten, nehmen Sie dabei die Wirbel einzeln wahr, richten Sie sich sanft wieder auf.
- **Tipp:** Wenn Sie in der Hocke sind, lassen Sie Ihren Unterkörper schwer werden. Wenn Sie stehen, stellen Sie sich vor, wie Sie am Scheitel nach oben gezogen werden.

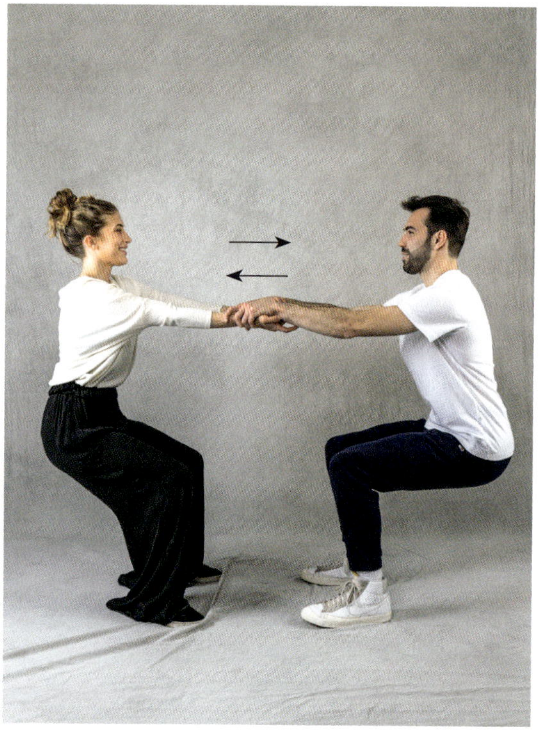

HOCKEN MIT EINEM PARTNER

- Sie und Ihr Gegenüber stellen sich mit schulterbreit geöffneten Beinen voreinander auf und schauen sich dabei an. Strecken Sie dann Ihre Arme aus und umfassen Sie gegenseitig Ihre Handgelenke.
- Gehen Sie so tief wie möglich in die Hocke. Dabei stützen Sie sich gegenseitig und halten sich im Gleichgewicht.

WAS PASSIEREN KANN, WENN EINE KRANKENPFLEGERIN SIE IN EINEM VERLASSENEN KRANKENHAUSKORRIDOR HERUMHOCKEN SIEHT

DIE QI-GONG-KLINIK VON DR. PANG MING

In einem ruhigen Flur im Krankenhaus praktiziere ich Kniebeugen in Hunderterserien. Zwischendurch schreibe ich in der Hocke die Anzahl der Durchgänge in mein Notizbuch, das auf dem Boden liegt. Gerade als ich eine Hunderterserie beginne, geraten die Füße einer Pflegekraft in mein Blickfeld. Sie will wissen, was ich tue, und ob ich meine Medikamente nicht eingenommen hätte.

Ich schaue hoch und erkläre, dass ich Qi Gong mache, um meinen Himmlischen Kreislauf zu stimulieren. »Das ist, was ich meine«, sagt die Krankenpflegerin im freundlichen, sanften Ton. »Vielleicht springen Sie auf und ab und sprechen wirr, weil Sie Ihre Medikamente nicht nehmen.«

»Ich mache das zusätzlich zu den westlichen Medikamenten, die ich hier bekomme, wofür ich dankbar bin«, sage ich. »Qi Gong ist eine andere Medizin. Unter anderem entwickelt in der Praxis von Dr. Pang Ming.«

»Ich arbeite seit 20 Jahren in diesem Krankenhaus«, sagt die Krankenpflegerin und schüttelt den Kopf, »aber von einem Dr. Pang Ming habe ich noch nie gehört.«

Ich stehe auf. »Dr. Pang Ming«, erkläre ich freundlich, »war ein Qi-Gong-Großmeister, ein Arzt der westlichen Medizin und Praktiker der Traditionellen Chinesischen Medizin in Peking, China. In seiner medikamentenfreien Qi-Gong-Klinik ließ er Menschen durch Körperübungen, Liebe und die Kraft des Geistes sich selbst heilen.«

»Ich wiederhole«, sagt die Krankenpflegerin diesmal sanft mahnend, »dass Sie besser Ihre Medikamente nehmen sollten.«

»Es geht darum, an der eigenen Gesundheit zu arbeiten. Sich gemeinsam mit Leidensgenossen auf die Heilung zu konzentrieren.«

»Ich schlage vor, dass Sie jetzt mit mir kommen.«

»Trotz aller positiven Ergebnisse wurde die Qi-Gong-Klinik Ende des Jahres von der chinesischen Regierung aus politischen Gründen geschlossen.«

Letzteres scheint die Krankenpflegerin auf neue Ideen zu bringen. Ihre Hände wollen mich freundlich an den Schultern berühren.

»Mit dem Auf- und Abwärtsfedern können Sie aufhören. Sie werden sich gleich beruhigen.«

Ich mache einen Schritt zurück und kann ihr gerade noch ausweichen. Dann richte ich meine Gedanken auf meinen Magen. Meine Mundwinkel bewegen sich wie von selbst nach oben. In freundlichem, festem Ton nenne ich ihr den Namen und die Station meines Onkologen. Dann frage ich, ob ich mich nach der Chemotherapie, die ich gerade hinter mir habe, jetzt weiter auf meine Strahlentherapie hier um die Ecke vorbereiten darf.

Bevor die Krankenpflegerin auf dem Weg zu ihren vielen verwirrten Patienten aus meinem Blickfeld verschwindet, blickt sie unsicher über ihre Schulter. Und sieht mich, die innerlich lächelnde Person am Ende des Korridors. Inzwischen habe ich eine neue Hunderterserie Kniebeugen begonnen.

STÄRKEN DER ORGANE

DIE WELT ZUM STRAHLEN BRINGEN

Meine Organe glühen vor Energie
und die ganze Welt strahlt.

Die folgenden Übungen dienen der Regulierung und Stärkung der Organe: für die Yang-Verdauungsorgane, über die der Körper Abfallprodukte und verunreinigtes Qi abführt. Und für die Yin-Organe Lunge, Nieren, Leber, Herz, Milz. »Wenn deine Organe vor Energie glühen«, sagt ein Qi-Gong-Sprichwort, »strahlt die ganze Welt.«

YANG-VERDAUUNGSORGANE

- Atmen Sie ein und heben Sie Ihre Hände auf Schulterhöhe. Ziehen Sie sie vor die Schultern, Handflächen nach unten. Lassen Sie den Bauch nach vorne sacken und füllen Sie ihn mit Qi.
- Atmen Sie aus. Dabei gehen Sie in die Knie, bewegen die Arme nach unten bis hinter den Körper und ziehen den Bauch ein. Leiten Sie das Qi zum Nabel.
- Morgens: schnell ausführen, mindestens fünfmal (Yang). Abends: langsam, zehnmal (Yin)
- Massage für die Yang-Verdauungsorgane

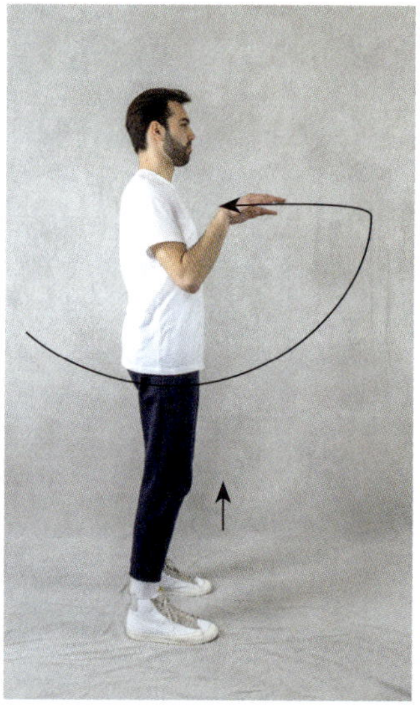

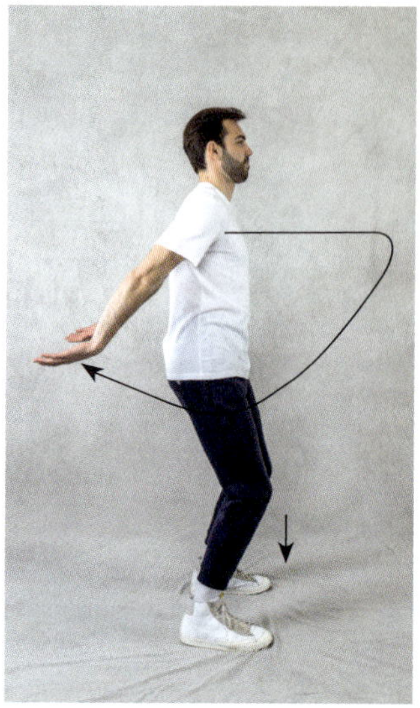

LUNGEN

- Halten Sie mit angewinkelten Armen Ihre Hände in Schulterhöhe, die Handflächen zeigen nach unten.
- Atmen Sie weiße, reine Energie ein. Bewegen Sie dabei die Hände zur Seite. Handflächen dann nach oben drehen. Atmen Sie schwarze Energie aus, während Sie in den Knien nachgeben und die Hände in die Ausgangsposition bringen.
- Wiederholen Sie die Übung neunmal. Stellen Sie sich vor, dass Ihre Arme auf dem Wasser treiben und Ihre Schultern sich entspannen. Spüren Sie, wie Ihre Lunge sich reinigt und langsam mit weißer Energie füllt.

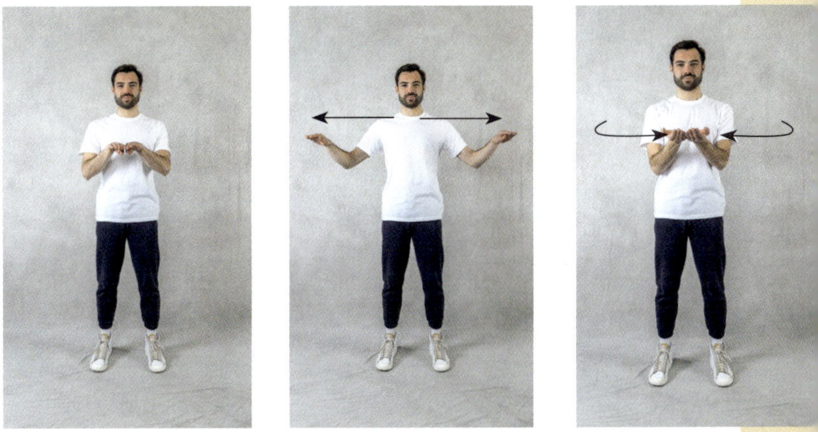

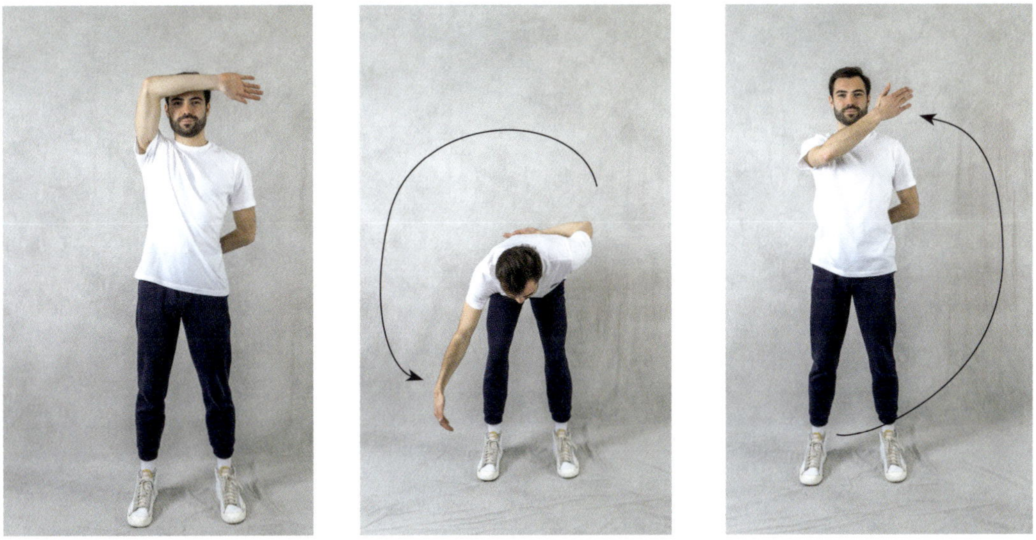

NIEREN

- Legen Sie die linke Hand an Ihrem Rücken auf die rechte Niere. Der rechte Arm befindet sich vor der Stirn, die Hand links neben den Kopf, die Handflächen zeigen nach außen.
- Atmen Sie ein und führen Sie dabei eine kreisförmige Bewegung nach rechts aus. Atmen Sie aus, lassen Sie eine Schöpfbewegung von links unten nach oben folgen und drehen Sie die Handfläche wieder nach vorn. Stellen Sie sich vor, Sie nehmen blaues Wasser auf, das über den rechten Arm zur rechten Niere fließt und perlt.
- Machen Sie die Übung neunmal und wechseln Sie dann die Seiten.

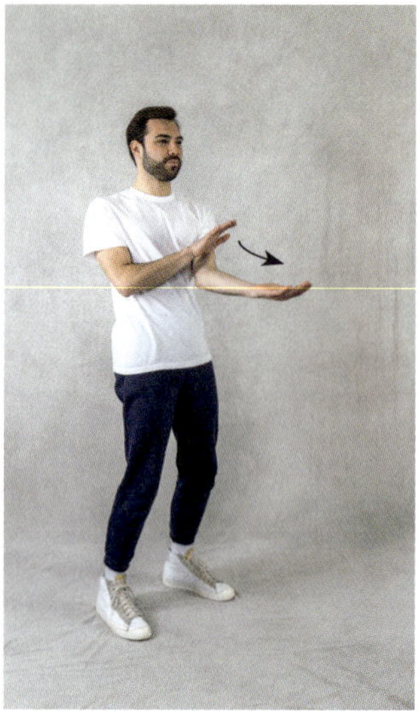

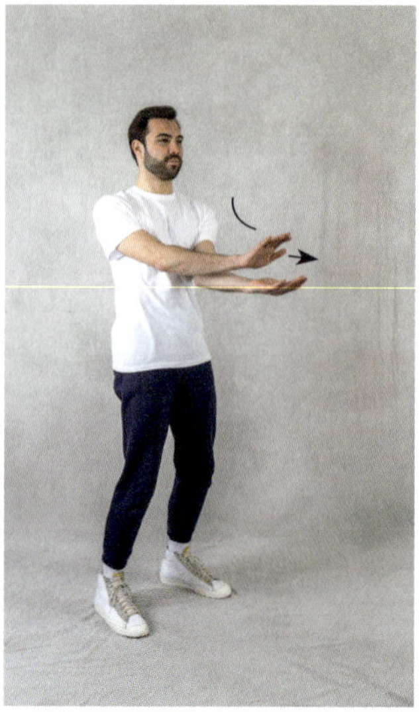

LEBER

- Strecken Sie den linken Arm abgewinkelt vor der Brust nach vorne, Handfläche nach oben.
- Die rechte Hand befindet sich über der linken Ellbeuge.
- Bewegen Sie die rechte Hand nach vorne und gleichzeitig die linke Hand nach hinten. Drehen Sie dabei den Oberkörper nach links.
- Dann wechseln die Hände: Führen Sie nun die Übung mit der rechten Hand unten und der linken Hand oben aus. Drehen Sie den Oberkörper nach rechts.
- Atmen Sie grüne Energie ein und schwarze aus, dabei führen Sie jeweils drei Handbewegungen aus. Wiederholen Sie die Übung 18-mal.

HERZ

- Umfassen Sie einen Qi-Ball vor dem Bauch, die linke Hand oben, die rechte unten. Atmen Sie heilende rote Energie ein.
- Führen Sie die rechte Hand vor dem Körper bis auf Schulterhöhe nach oben, die linke folgt, bleibt aber unterhalb. Beide Handflächen zeigen vom Körper weg, die Hände bilden ein T. Ziehen Sie den rechten kleinen Finger zum Körper und spüren die Dehnung, die im Herzmeridian entsteht. Atmen Sie schlechte Energie über die Handflächen aus.
- Atmen Sie heilende rote Energie ein. Hände vor den Bauch bringen und einen Qi-Ball bilden, rechte Hand oben, linke Hand unten. Führen Sie die Übung zur anderen Seite aus.
- Insgesamt neunmal auf jeder Seite

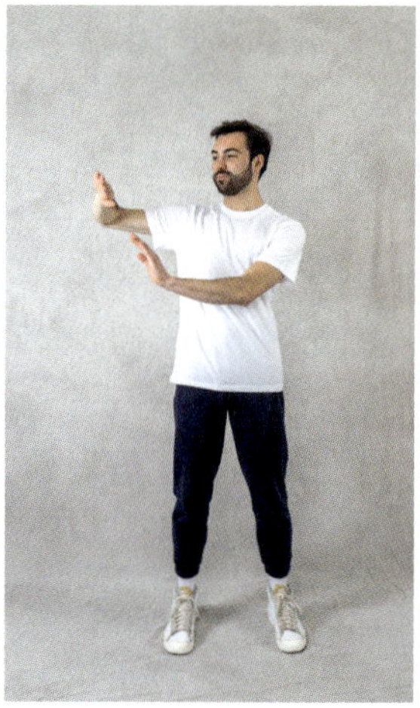

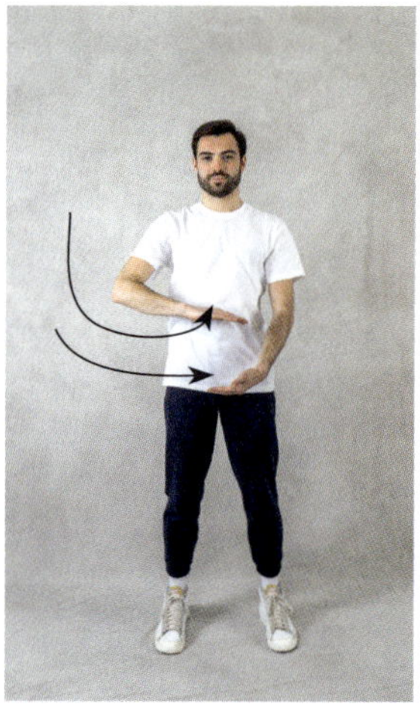

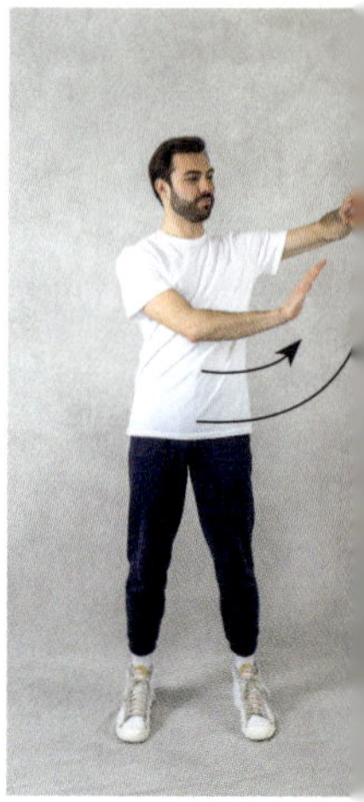

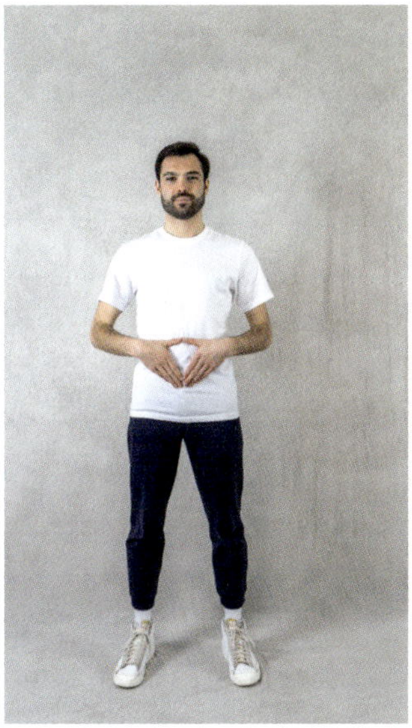

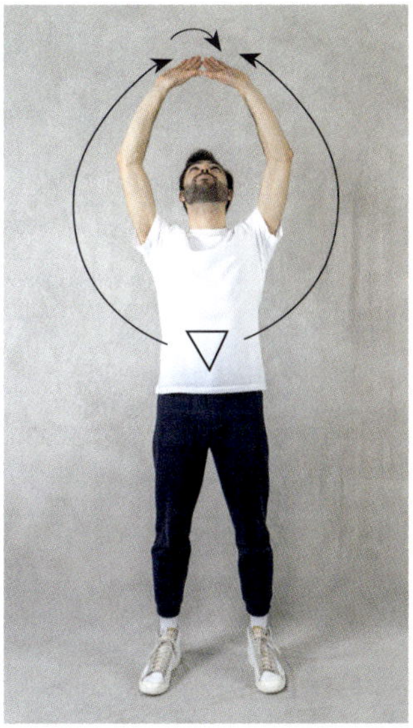

MILZ

- Bilden Sie mit Zeigefingern und Daumen ein nach unten weisendes Dreieck vor Ihrem Bauchnabel. Führen Sie die Arme vor dem Körper über den Kopf, hier zeigen die Handflächen nach außen. Konzentrieren Sie sich während der gesamten Übung auf Ihr Zentrum.
- Drehen Sie die Brust nach links und rechts, ohne die Hüften zu bewegen. So werden die Verdauungsorgane massiert. Atmen Sie gelbe heilende Energie ein, wenn Sie nach vorne schauen, und schlechte schwarze zur Seite aus.
- Führen Sie die Übung neunmal durch.

»ICH WAGE ES WIEDER, AUF EIN SCHMERZFREIES LEBEN ZU HOFFEN.« – QI GONG UND FIBROMYALGIE

»Nach den Sitzungen fühlte ich mich sehr ruhig. Stärker, geerdeter. In meinen Fingerspitzen und Händen spüre ich die Energie viel besser. Ich genieße jeden Tag das Innere Lächeln und die Heilenden Klänge. Anders als früher schlafe ich am Abend schnell ein. Nach den Einführungssitzungen konnte ich wegen der großen Entfernung nicht mit Qi Gong weitermachen. Aber bei den Online-Stunden in der Coronazeit spüre ich die Energie auch aus der Ferne sehr gut. Das ist großartig.«

Karel hat sein ganzes Leben lang intensiv Sport getrieben, aber die Fibromyalgie erschwert das alles sehr. Beiläufig erwähnt er, dass er früher einmal Drüsenfieber hatte. Da dies laut TCM eine Ursache für Fibromyalgie sein kann, empfehle ich ihm eine Akupunkturbehandlung.

»Dank der Akupunktur«, höre ich von ihm ein paar Monate später, »habe ich allgemein weniger Probleme mit Steifheit und Schmerzen. Und mehr Energie. Wunderbarer Tipp, danke! Ich wage es wieder, auf ein schmerzfreies Leben zu hoffen.«

ATMEN

VON BUDDHA BIS DARTH VADER

Wenn ich atme,
ohne zu atmen,
bin ich,
ohne zu sein.

Buddhisten tun es mit nach außen gewölbtem Bauch, Taoisten mit leicht nach innen gezogenem, Darth Vader durch die Kehle. Atmen ist immer anders. Bei energetischen und bei spirituellen Praktiken spielt der Atem stets eine Rolle – auch im Qi Gong.

ATMUNG IM QI GONG

- Einatmen durch die Nase, Ausatmen durch Nase oder Mund
- Nicht mit Kraft oder sportlich, sondern sanft, feinfühlig und unterschwellig. So, dass sich eine Feder nicht vor dem Mund bewegt
- Atmen passiert in vier Phasen: Einatmen, Anhalten des Atems, Ausatmen und »Dazwischen«.
- Die Atempause zwischen Ausatmen und Einatmen ist ein magischer Raum. Kosmische Energie fließt Ihnen zu, ohne dass Sie etwas tun. Wie ein Blasebalg saugt der Körper das Qi ein, auch wenn der Atem eine Pause macht.
- Der Atem kann das Qi transportieren, aber der Geist leitet das Qi.
- Atem ist nicht dasselbe wie Qi. So können Sie nach dem Einatmen Luft ausatmen – und das Qi gleichzeitig mit Ihrem Geist in einem Bereich des Körpers verdichten.

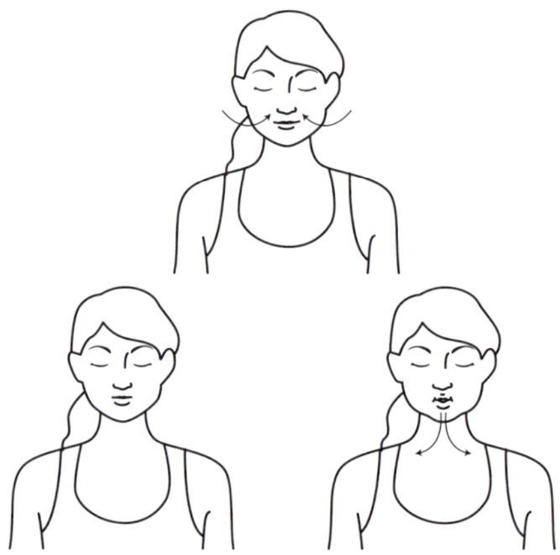

ANFANG

- Setzen Sie sich entspannt auf die Kante eines Stuhls, spüren Sie Ihre Sitzbeinhöcker.
- Richten Sie den Rücken auf, das Kinn waagerecht, sodass der Scheitel nach oben weist.
- Lassen Sie alle Energie von der Brust zum Bauch fließen.
- Entspannen Sie sich. Lächeln Sie. Spüren Sie die universelle Liebe in Ihrem Herzen.

ENDE

- Kehren Sie zur normalen Bauchatmung zurück.
- Kreuzen Sie die Hände vor dem Bauch.
- Bringen Sie Geist, Auge und Herz in Einklang. (»Mind, Eye, Heart in one«).
- Spüren Sie, wie das Qi zu Ihrem Dantian fließt und Sie auflädt.
- Lassen Sie das Qi in Zellen, Knochen, Knochenmark, DNA eindringen … Speichern Sie dort das Qi. Lächeln Sie. Genießen Sie den Moment.

BAUCHATMUNG – BUDDHISTISCH

DEN GEIST BERUHIGEN

Kurzatmig? Überlastet? Gestresst? Die Bauchatmung ist die perfekte Technik, um den gequälten Geist zu beruhigen. Diese stammt aus dem Buddhismus. Sie kommt der spontanen Atmung am nächsten.

- Atmen Sie ein – lassen Sie den Bauch entspannt und spüren Sie, wie sich der Rumpf ausdehnt.
- Atmen Sie aus – die Bauchdecke senkt sich wieder und Sie spüren, wie sich der Rumpf zusammenzieht.

UMGEKEHRTE ATMUNG – TAOISTISCH

DAS IMMUNSYSTEM STÄRKEN

Möchten Sie Ihr Immunsystem stärken? Dazu eignet sich die Umkehratmung, eine taoistische Technik. Sie erhöht Ihr Wei-Qi, die schützende Energie oder Widerstandskraft. Sie ist nicht natürlich, sondern setzt spontan ein, zum Beispiel wenn wir eine schwere Last heben.

- Atmen Sie ein – ziehen Sie den Bauch ein und spannen Sie den unteren Rumpf (Damm) leicht an. Spüren Sie, wie sich der Brustkorb ausdehnt.
- Atmen Sie aus – entspannen Sie Brust, Bauch und Damm.
- Halten Sie zwischen Ein- und Ausatmen inne. Entspannen Sie. Lächeln Sie.

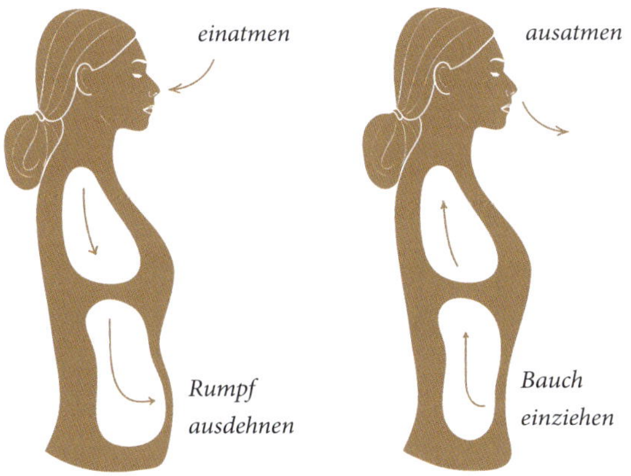

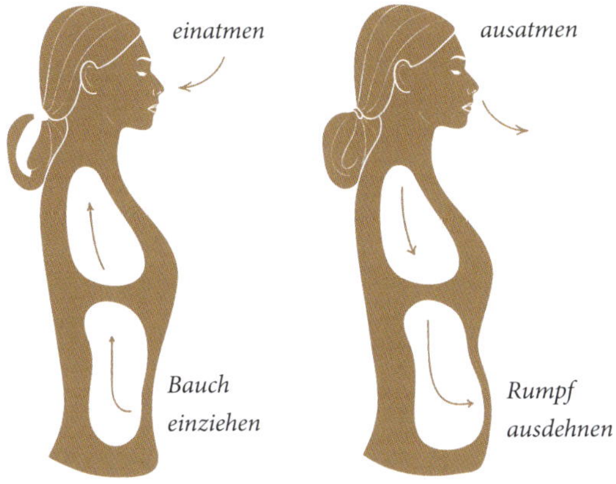

FEUERATMUNG – DARTH VADER

DAS UNIVERSUM EINATMEN

Die Reibung in der Kehle bei der Feueratmung sorgt dafür, dass Sie sich anhören wie Darth Vader. Diese Technik wirkt reinigend und stärkend. Sie kann auch mit umgekehrter Atmung kombiniert werden.

- Atmen Sie durch die Nase ein und aus, erzeugen Sie dabei Reibung in der Kehle.
- Erhöhen oder verringern Sie die Reibung nach Belieben.

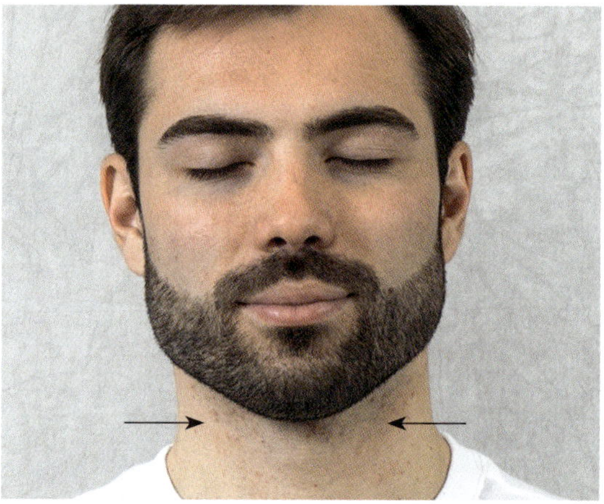

EIN-EIN-AUS-AUS-ATMUNG – TAOISTISCH

SELBSTHEILUNG

Bis zum Ende des 20. Jahrhunderts galt diese Atemtechnik als besonders spirituell. Durch das dynamische Atemmuster ein-ein-aus-aus wecken Sie Ihre innere Kraft und Ihr Bewusstsein in Hinblick auf Stärkung und Heilung Ihrer Energiezentren und Organe. Sie hilft, Körper, Geist und Emotionen zu harmonisieren und sich mehr als ganzes Wesen zu fühlen. Zudem vertieft sie Ihre Meditation. Mehrmals am Tag ausführen.

- Atmen Sie durch die Nase ein: zuerst leicht, dann kräftiger. Dann atmen Sie durch den Mund aus, begleitet vom Laut »u«: erst leicht, am Ende kraftvoll mit extra Atem.
- Nach anderthalb Minuten holen Sie zweimal entspannt Luft. Beim zweiten Ausatmen lassen Sie 90 Prozent der vorhandenen Luft langsam entweichen. Warten Sie 30 Sekunden, bevor Sie einatmen, oder solange Sie sich wohlfühlen.
- Konzentrieren Sie sich auf den Körperbereich, in dem die Energie wirken soll. Dabei öffnen Sie Ihr Bewusstsein für Leichtigkeit und Offenheit. Sie bestimmen, wie lange Sie nicht atmen müssen.

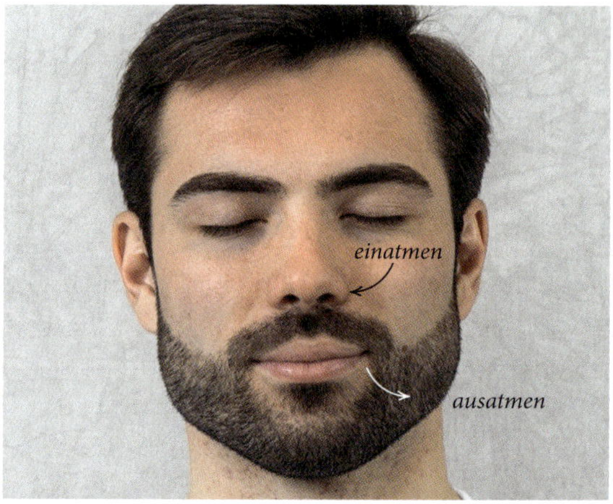

SEINS-ATMUNG – KOSMISCH

EINS SEIN MIT DEM UNIVERSUM

Bei dieser Atemtechnik versinken Sie völlig in das Tao und das Tao in Ihnen atmet. Da Yin und Yang komplett ins Gleichgewicht kommen, kann Heilung stattfinden. Diese Technik wird auch »wahrer Atem«, »Atmen ohne zu atmen« oder »Atem des toten Mannes« genannt. Laut Literatur kann sie erst nach jahrelanger Übung gemeistert werden. Ich habe festgestellt, dass diese Atmung oft spontan in Anfängergruppen passiert. Die Wirkung: Glückseligkeit stellt sich ein, Sie balancieren am Rande des Seins.

- Atmen Sie entspannt ein und aus (eventuell ein-ein-aus-aus). Lassen Sie Ihren Atem los und vertrauen Sie der Energie.
- Spüren Sie, wie das Qi durch alle Poren, in allen Zellen pulsiert. Wie Sie angeatmet werden.
- Spüren Sie Leichtigkeit und Festigkeit überall. Erfahren Sie das Einssein mit allem.

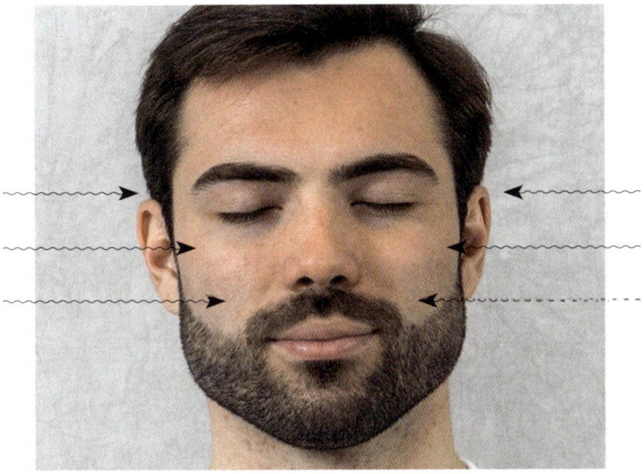

PRAXIS UND ATMEN IM PARK – QI GONG UND KREBS

Ihre Gebärmutter und die halbe Blase werden entfernt, sie unterzieht sich vier weiteren Operationen und es finden sich wiederholt Metastasen eines Gebärmutterkrebses. Die Ärzte geben die chinesische Künstlerin Guo Lin auf. Ein wissenschaftlicher Artikel über die krebshemmende Wirkung von Sauerstoff gibt ihr wieder Hoffnung. Ebenso die alten chinesischen Qi-Gong-Texte, die ihr Großvater, ein taoistischer Priester, ihr vererbt hat und die sie zufällig wiederfindet.

Guo Lin kombiniert die Übungen darin mit einer Sauerstofftherapie (Ein-ein-aus-aus-Atmung) und heilt sich selbst. Ab 1970 praktiziert sie ihre neue Qi-Gong-Therapie in den Parks von Peking. Zehn Jahre später ist sie eine nationale Berühmtheit und unterrichtet täglich 400 Schüler. Chinesische Bürger im ganzen Land nutzen ihre Therapie auf öffentlichen Plätzen. Mehr als eine Million Chinesen mit chronischen Krankheiten haben Guolin-Qi-Gong ausgeübt. Krankenhäuser empfehlen es als ergänzende Therapie bei Krebs.

Guo Lin stirbt im Alter von 78 Jahren – 34 Jahre nachdem die Ärzte sie aufgegeben haben.

MEDITIEREN

ZWISCHEN LAMA-LAND UND EGO-LAND

In einer Sekunde von meiner linken
zu meiner rechten Gehirnhälfte.

In einer Sekunde von meinem Ego
zu meinem Herz.

Ich entscheide mich bewusst für
Liebe und Mitgefühl.

Schon in jungen Jahren erlebe ich die Wunder der Meditation. Als ich kaum vier Jahre alt bin, will mich jemand am Waldrand in einem Graben ertränken. Ich spüre, wie sich mein Bewusstsein über meinen zappelnden Körper erhebt. In einem friedlichen, körperlosen Zustand frage ich mich, bereits schwebend, warum mein Leben jetzt schon enden muss. Als Kind beobachte ich aus dem Wald wie aus einem grünen Kokon heraus regelmäßig die Stelle, an der das geschah. Als Erwachsener sehne ich mich seltsamerweise nach einer Rückkehr – nicht zu dem Moment der Rettung, sondern zu dem Moment ultimativer Stille. Und als Qi-Gong-Praktizierender glaube ich, bei tiefen Meditationen etwas davon wiederzufinden.

ALLUMFASSENDES LICHT

Als ich ein halbes Jahrhundert später höre, wie die Neurowissenschaftlerin Jill Bolte Taylor auf YouTube erklärt, wie das Gehirn funktioniert, sehe ich plötzlich alles in einem allumfassenden Licht. Als Gehirnspezialistin hatte sie ihren eigenen Schlaganfall beobachtet und überlebt. »Unsere rechte Gehirnhälfte konzentriert sich auf das Hier und Jetzt. Unsere linke Gehirnhälfte beschäftigt sich mit unserer Beziehung zu Vergangenheit und Zukunft. Wenn nur unsere rechte Gehirnhälfte funktioniert, erfahren wir die glückselige Energie des Universums, Mitgefühl, Dankbarkeit und universelle Liebe. Wenn nur unsere linke Gehirnhälfte arbeitet, landen wir in den süchtig machenden Gedankenspielen unseres eigenen Egos, dann dreht sich alles um ›Ich bin‹ und ›Ich habe‹. Wir können stets wählen, welchen Teil unseres Gehirns wir aktivieren«, betont Jill Bolte

Taylor, die ihre persönlichen Erfahrungen als heilsame Botschaften weitergibt. Von der linken zur rechten Gehirnhälfte, von Ich und Ego zu Liebe und Mitgefühl, dieser Umschwung dauert nur eine Sekunde.

MEDITIEREN = FREI SEIN

Auch wenn wir meditieren, betreten wir über unsere rechte Gehirnhälfte das, was Jill Bolte Taylor »Lama-Land« nennt. Sie müssen keinen Schlaganfall erleiden und auch nicht ertränkt werden. Zu jeder Zeit in Ihrem Alltag – mitten im schlimmsten Stress, in lähmender Angst, rasender Wut, aber auch beim Abräumen des Tischs oder beim Einkaufen in der Bäckerei – können Sie sich für den Zustand des Seins entscheiden, der das Ziel jeder Meditationsform ist: Erleuchtung.

Erleuchtet zu sein, klingt schwammig, aber in der Praxis bedeutet es: frei sein. Frei von Gedanken, Emotionen, Begierden und dem Ego. Frei von Angst vor Krankheit und Tod. Freiheit ist kein alltägliches, überlegenes »Ich-tue-was-ich-will«, sondern etwas Höheres, Demütiges. Ein Zustand, in dem Sie sich allem völlig hingeben und mit der Energie des Universums verschmelzen.

ZWISCHEN LAMA-LAND UND EGO-LAND

Die bekannteste Form der Meditation ist die Entspannung. Das Wellnessgefühl, das oft in der Werbung eine Rolle spielt und manchmal »Fluchtinsel-Erleuchtung« genannt wird: Sie holen kurz Luft, um sich dann wieder im Chaos des Alltags zu verlieren.

Wahre Erleuchtung lässt sich nicht an Rückzugsorten in fernen, exotischen Qi-Gong-Klöstern finden. Sondern mitten im Alltag. Hier praktiziert man echtes Qi Gong. In einem gesunden Gleichgewicht zwischen Lama-Land und Ego-Land. Wo Sie kein Sklave, sondern Herr Ihres Egos und Ihrer Begierden sind.

MEDITIEREN IM QI GONG – DIE TECHNIKEN

- Die **ATMUNG** (Seite 68) ist die Qi-Autobahn.
- Das **INNERE LÄCHELN** (Seite 38) ist eine heilende Entspannungstechnik. Sie senden Liebe an Ihre Organe und Zellen. Das gibt Ihnen ein gutes Gefühl, sorgt für Glückshormone, stimuliert die Immunität und lindert den Schmerz.
- Der **KLEINE HIMMLISCHE KREISLAUF** (Seite 76) lässt Energien strömen und wird seit Tausenden von Jahren praktiziert. Der Fluss führt den Rücken hinauf bis zum Scheitel über die Brust hinab zum Bauch. Beseitigt Verstopfungen, beugt Krankheiten vor und heilt sie.
- Mit **HEILENDEN KLÄNGEN** (Seite 80) transportieren wir negative Energie aus den Organen ab.
- Das **DRITTE AUGE:** »Das Geheimnis der Geheimnisse, die Öffnung der Öffnungen, der Weg, der innen und außen verbindet«, so beschreibt es Lu, ein früher Verfechter des Drachentor-Qi-Gong. »Die Weisen öffnen es, die Narren schließen es. Die, die es öffnen, leben lang; die, die es schließen, leben ein Leben, das ein frühzeitiges Ende findet.«

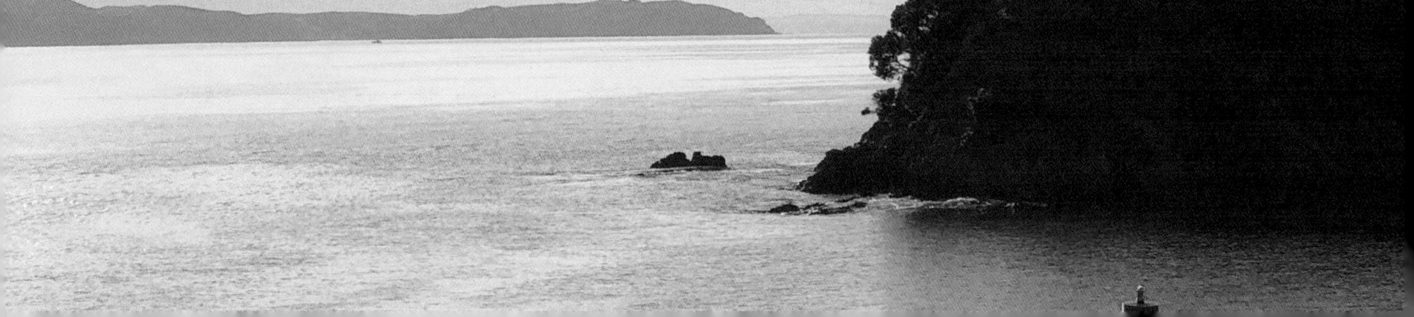

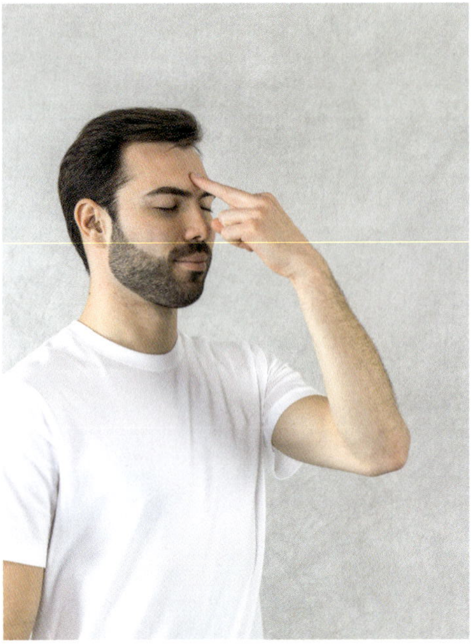

DAS DRITTE AUGE ÖFFNEN

- Reiben Sie Ihre Hände, bis sie warm sind. Bewegen Sie sie spiralförmig neben den Hüften, die Handflächen zeigen nach unten. Nehmen Sie Erdenergie auf.
- Bilden Sie mit beiden Händen Schwertfinger: Zeige- und Mittelfinger ausgestreckt, Daumen an Ring- und kleinen Finger. Legen Sie die Fingerspitzen von Zeige- und Mittelfinger nebeneinander zwischen die Augenbrauen auf Ihr drittes Auge.
- Öffnen Sie Ihr drittes Auge und senden Sie Energie zu Ihrer Kristallkammer in der Mitte des Kopfs.
- Drücken Sie Ihre Schwertfinger wie ein Siegel neunmal auf.

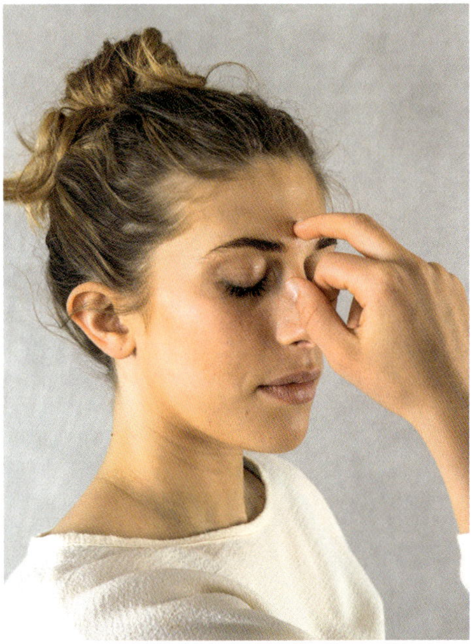

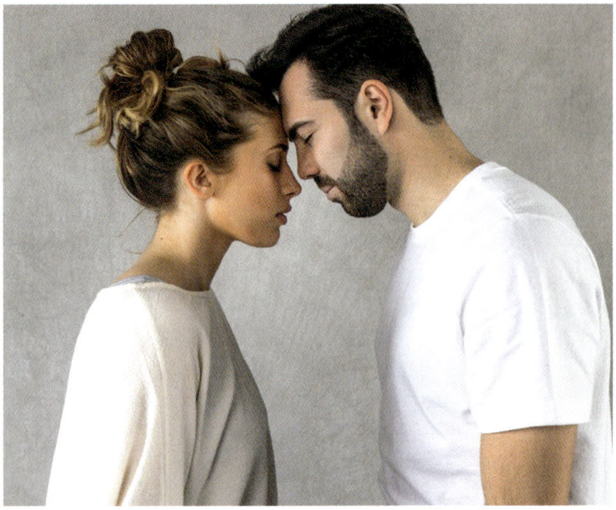

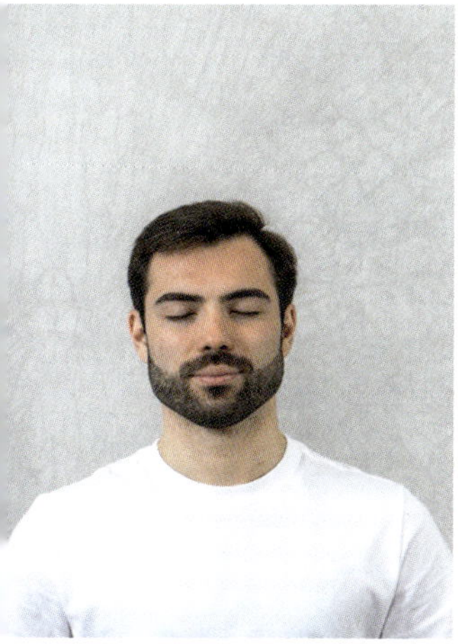

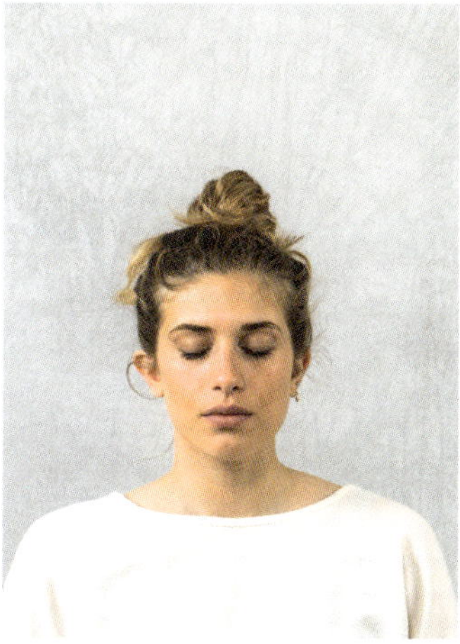

MEDITATION DES REINEN BEWUSSTSEINS

- Nehmen Sie die Ausgangsposition ein und entspannen Sie sich. Lassen Sie die Energie des inneren Lächelns in sich entstehen. Spüren Sie die universelle Liebe in Ihrem Herzen.
- Wenn Gedanken, Gefühle oder Wünsche aufkommen, lassen Sie sie zu. Beobachten Sie sich dabei selbst und sagen Sie sich: »Ich bin nicht meine Gedanken, Gefühle, Wünsche.«
- Wenn Sie Schmerzen oder Angst vor dem Tod spüren, lassen Sie sie zu. Beobachten Sie sich dabei selbst und und sagen Sie sich: »Ich bin nicht mein Schmerz oder meine Angst vor dem Tod.« Gehen Sie über den Schmerz hinaus. Über den Tod hinaus.
- Werden Sie reines Bewusstsein. Verschmelzen Sie mit dem Qi des Universums. Spüren Sie Leichtigkeit, universelle Liebe, Mitgefühl und Dankbarkeit in all Ihren Zellen. Sagen und fühlen Sie: »Ich bin frei.«

»DARF ICH FRAGEN, WAS SIE GETAN HABEN?« – JENSEITS DES SCHMERZES

»Darf ich erfahren, was Sie getan haben?« Wie immer fragt mein Hämatologe herzlich und interessiert nach. Reflexartig fühle ich mich schuldig. Die Liste meiner Beschwerden, die das Pflegepersonal im Voraus mit viel Achtsamkeit ausarbeitet, ist in der Regel übermäßig lang. In den letzten zehn Monaten kam ich wegen meiner Knochenschmerzen ohne eine Viertelstunde Qi-Selbstmassage nicht aus dem Bett. Mein VAS-Wert auf der Selbsteinschätzungsskala für Schmerzen lag zehn Monate lang bei acht von zehn. Das bedeutet, dass ich verdammt starke Schmerzen hatte.

»Darf ich erfahren, was Sie gemacht haben?«, fragt mein Hämatologe erneut. Denn mein VAS-Score ist deutlich auf zwei von zehn gesunken. Ich möchte sagen: Oh, den Schmerz denke ich mir einfach weg. Ich möchte ihm antworten, dass ich einen achtmonatigen Online-Kurs in Qi-Gong-Meditation bei Meister Wei Qifeng mache, der im Krankenhaus von Dr. Pang Ming ausgebildet wurde. Ich will ihm erklären, dass Meister Wei in der Meditation »Jenseits des Schmerzes« darlegte, wie man mit dem eigenen Körper über seine Krankheit hinausgehen kann. Und dass sich mein größter Schmerz ganz plötzlich aus meinen Zellen löste, als hätte ich eine schwere Rüstung abgelegt. Ich möchte erklären, dass das Gruppen-Qi-Feld der rund 200 Qi-Gong-Praktizierenden online so stark ist, dass mein Schmerz auch ohne die spezielle Meditation für mehrere Tage verschwindet. Ich möchte erzählen, wie wir mit dem Qi des Universums verschmelzen.

»Darf ich fragen, was Sie getan haben?«

Ich zögere einen Moment und schaue statt in die erwartungsvollen Augen meines Hämatologen auf den Fliesenboden. »Ich habe mehr Qi Gong und so gemacht.«

Wie lässt sich das Unsagbare aussprechen? Wie lässt sich dieses Gefühl in Worte fassen?

DER KLEINE HIMMLISCHE KREISLAUF

EIN GROSSES HIMMELSGESCHENK

Meine Zunge aktiviert
den Kreislauf von Yin und Yang.

Qi strömt am Rücken aufwärts und über den Scheitel.
Qi strömt an meiner Brust abwärts und über den Bauch.

Zehntausend Krankheiten lösen sich auf.

Den Kleinen himmlischen Kreislauf kann man sich wie eine Energieautobahn vorstellen. Entdeckt wurde er vor einigen tausend Jahren von Qi-Gong-Meistern. Er umfasst einen Yang-Energiekanal, der am Rücken hinauf zum Scheitel (Gouverneursgefäß) verläuft, und einen Yin-Energiekanal, der über die Brust hinunter zum Bauch führt (Konzeptionsgefäß). Indem Sie Ihre Zunge an Ihren Gaumen drücken, verbinden Sie die beiden Kanäle und das Qi kann ungehindert fließen. So lassen sich laut Überlieferung »zehntausend Krankheiten« vermeiden und heilen.

Der Kleine himmlische Kreislauf kann im Sitzen, Stehen oder Liegen ausgeführt werden, unterstützt durch eine Bewegung oder allein mit der Kraft Ihres Geistes. In Qi-Gong-Sitzungen oder zwischendurch im Alltag. Wo und wie auch immer Sie wollen. Abschließend konzentrieren Sie sich auf das Energiezentrum in Ihrem Bauch.

Der Große himmlische Kreislauf umfasst eine Energieschleife in Form einer Acht, die vom Scheitel bis zu den Füßen ausgeführt wird. Sie können ihn mit Kniebeugen (Seite 61) kombinieren.

Beim Kleinen irdischen Kreislauf wird die Energieschleife durch Erde, Beine und Bauch geführt. Diese Variante wirkt angeblich gut gegen Symptome der Multiplen Sklerose.

KLEINER HIMMLISCHER KREISLAUF

- Reiben Sie den großen Knochen über Ihrem Steißbein (Kreuzbein) drei Minuten lang warm. Erwecken Sie das Qi.
- Formen Sie Schwertfinger: Zeige- und Mittelfinger gestreckt, Daumen auf Ring- und kleinen Finger. Bringen Sie sie neben Ihre Hüften auf Höhe des Kreuzbeins, wie im Bild gezeigt.
- Bewegen Sie die Energie aus dem Kreuzbein über den Rücken hinauf zum Scheitel und über die Brust bis zum Bauch und Sexualzentrum.
- Wenn sich die Energie nach unten bewegt, gehen Sie leicht in die Knie, wenn sie aufsteigt, kommen Sie wieder hoch.

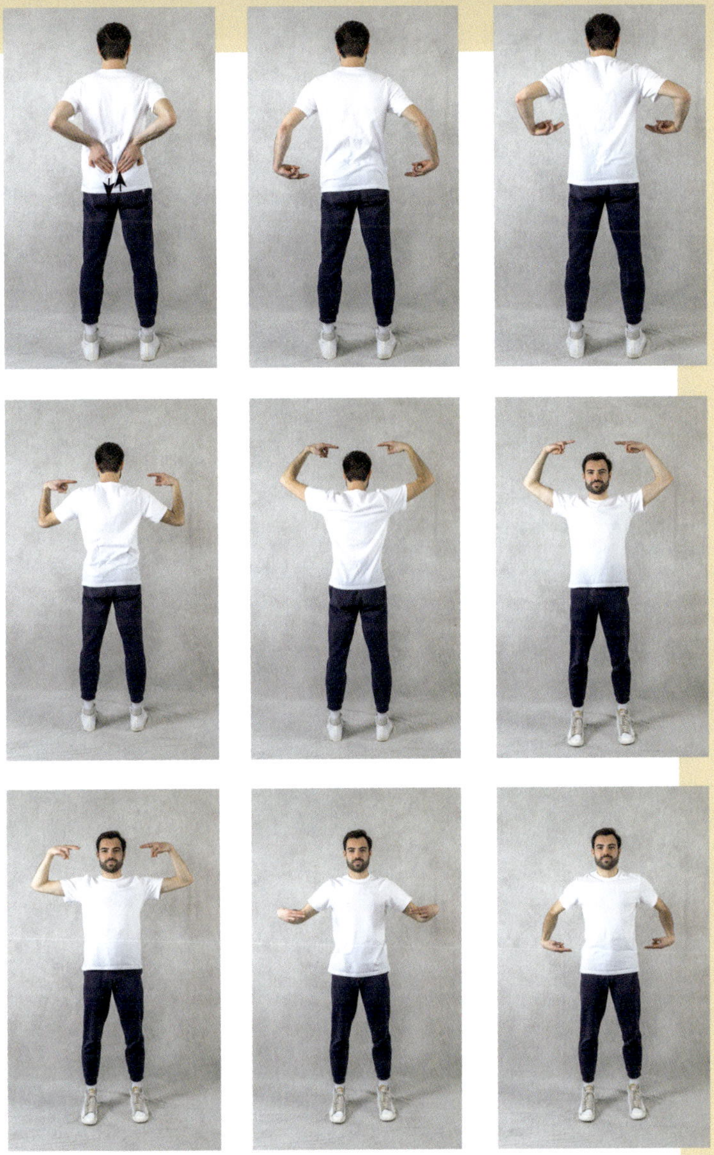

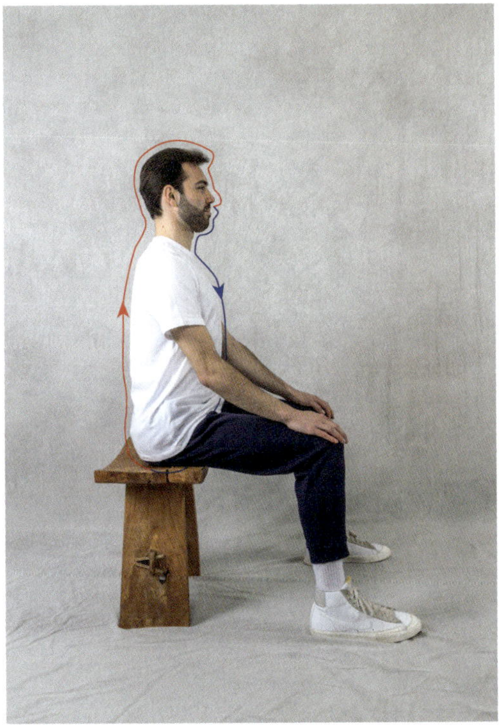

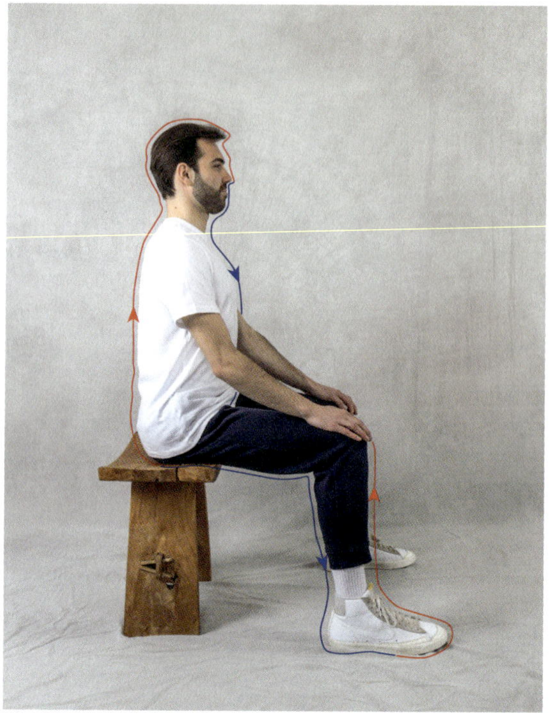

GROSSER HIMMLISCHER KREISLAUF

- Sie können den Kleinen himmlischen Kreislauf mit Kniebeugen (Seite 61) kombinieren.
- Bewegen Sie die Energie mit den Schwertfingern in Form einer liegenden Acht (Lemniskate) vom Kreuzbein (oberhalb des Steißbeins) den Rücken aufwärts über den Scheitel – an der Brust entlang hinunter zum Bauch und Sexualzentrum – nach hinten zum Gesäß – an der Rückseite der Beine entlang zu den Fersen – über die Vorderseite nach oben zum Bauch.

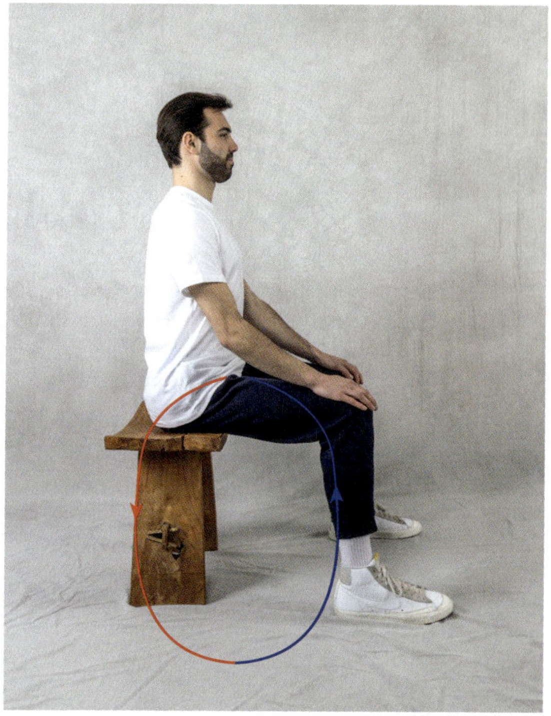

KLEINER IRDISCHER KREISLAUF

- Setzen Sie sich mit geradem Rücken auf einen Hocker oder Stuhl. Das Kinn etwas nach hinten, Kopf aufrecht, Zunge am Gaumen.
- Atmen Sie heilendes Licht in Ihren Bauch. Beim Ausatmen lassen Sie es nach außen strahlen. Wiederholen Sie dies einige Minuten lang, bis Ihr Bauch ein Energieball ist, gefüllt mit Feuer und Licht.
- Atmen Sie kühle Erdenergie durch Ihre Fußsohlen und Beine ein. Atmen Sie den heißen Energieball durch das Steißbein in die Erde aus. Wiederholen Sie diese Übung 20 Minuten lang. Zum Abschluss legen Sie die Hände auf den Bauch und konzentrieren dort die Energie.

KLEINER IRDISCHER KREISLAUF, GROSSES HIMMELSGESCHENK – QI GONG UND MULTIPLE SKLEROSE

»Nach der Sitzung hatte ich jede Menge Energie. Nachts war das Kribbeln so gut wie verschwunden. Die Wirkung hielt einige Tage.« Die Nachricht von Rinus war besser, als ich zu hoffen gewagt hatte. Nach einer anderthalbstündigen gemeinsamen Qi-Gong-Praxis waren seine MS-Symptome für zwei Tage und Nächte fast verschwunden. Wegen der langen Anfahrt – ich war in der Zeit vor Corona nicht online aktiv – konnte er leider nicht wöchentlich zur Qi-Gong-Sitzung kommen.

Als sich wenig später Djamila für zehn Sitzungen anmeldet, versuche ich, nicht zu hohe Erwartungen zu haben. Sie hat ebenfalls MS, ist auf den Rollstuhl angewiesen und halbseitig gelähmt. Vielleicht können wir bei ihr eine ähnliche Wirkung erzielen wie bei Rinus.

Nach der ersten Sitzung erfüllt sich diese Hoffnung teilweise. Djamila beschreibt Wahrnehmungen, die eindeutig auf einen Energiefluss hinweisen. Auch ihre Qi-Sensibilität lässt sich schnell wecken. Dass sie Qi-Gong zusammen mit zehn Teilnehmern ohne MS macht, stellt kein Hindernis dar. Das ist kein Einzelfall: Auf YouTube erzählt ein Brite mit Parkinson, wie nach nur vier normalen Gruppenstunden mit Qi-Gong-Übungen das Zittern in seiner Hand verschwunden ist.

Vor der zweiten Sitzung mit Djamila lese ich spezielle Fachliteratur über das medizinische Qi Gong. Und zur Übungsreihe füge ich noch die Meditation des Kleinen irdischen Kreislaufs hinzu, die bei MS-Symptomen empfohlen wird.

Die ruhige Phase am Ende einer Sitzung, die normalerweise etwa 15–30 Minuten dauert, wird dieses Mal nach meinen Schlussworten abrupt unterbrochen.

»Meine rechte Seite! Meine rechte Seite!« Djamila ist extrem aufgeregt. Das Qi fließt durch ihren Körper. Sie nimmt heiß, kalt, etwas wie Dampf und ein Kribbeln wahr. Keine Symptome von MS, sondern Hinweise auf heilende Energie, die sich überall ausbreiten und Hemnisse beseitigen will. Zu ihrer großen Freude kann Djamila ihre zuvor gelähmte Körperseite nun spüren. Sie bewegt sich so hektisch, dass ich Angst habe, sie könnte vor Freude aus dem Rollstuhl stürzen. Die heilende Wirkung der Irdischen-Kreislauf-Meditation und der anderen Übungen hält in den nächsten neun Wochen unvermindert an: Jede Sekunde am Tag, jede Sekunde in der Nacht – durch eine Sitzung von 75 Minuten pro Woche. Bei MS bleiben die Heilungseffekte meist so lange bestehen, wie Qi Gong ausgeübt wird. Ohne Praxis kehren die Symptome früher oder später zurück. Von meiner eigener Krebserkrankung weiß ich, dass ich jeden Tag Qi Gong üben muss, um Heilung zu erfahren. Aber: Das empfinde ich nicht als höllische Arbeit, sondern als ein Geschenk des Himmels.

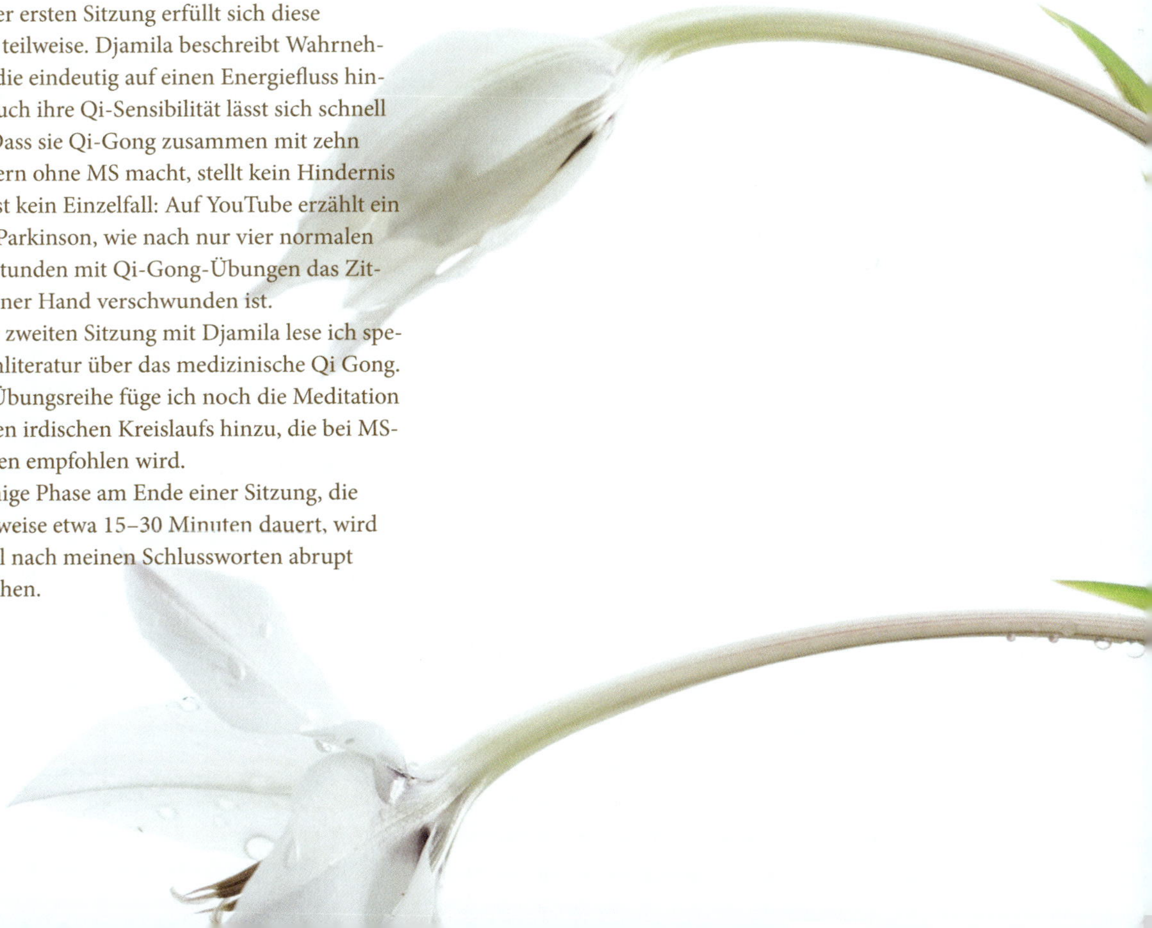

HEILENDE KLÄNGE

DIE WEISHEIT DER GEFÜHLE

Himmlische Leichtigkeit und
irdische Festigkeit,
meine Organe und Gefühle
in perfekter Harmonie.

»Ein Jedi weiß, dass Wut, Angst und Aggression zur dunklen Seite führen«, das sagt Meister Yoda in Star Wars. Die Erkenntnis dieses grünen Weisen stammt unter anderem von alten Qi-Gong-Legenden. Sie schufen Heilende Klänge, eine Technik, um Organe von Giftstoffen, Spannungen und belastenden Gefühlen zu reinigen. Eine Variante mit Augenbewegungen weist Ähnlichkeiten mit der EMDR-Methode (Eye Movement Desensitization and Reprocessing = Desensibilisierung und Aufarbeitung durch Augenbewegungen) auf.

DIE WEISHEIT DER GEFÜHLE NACH QI GONG UND TCM

- Gefühle sind Formen von Energie und finden sich in den Organen. Bringen wir diese Energien ins Gleichgewicht, harmonisieren wir die Organe und Gefühle.
- Emotionen sind neutral. Sie werden negativ, wenn wir zu viel oder zu wenig davon zulassen. Steigern wir mit ihnen unser Wohlbefinden, sind sie positiv. Angst kann lähmen. Doch wer keine Angst empfindet, wird unverantwortlich und leichtsinnig.
- Gefühle können süchtig machen. Statt uns zu ihrem Sklaven zu machen, können wir sie mit der im Folgenden beschriebenen Technik beherrschen.

BEWEGEN, VIBRIEREN, DREHEN

Legen Sie Ihre Hände auf ein Organ. Konzentrieren Sie sich auf das innere Gefühl im Allgemeinen oder im Konkreten: zum Beispiel auf die Wut oder auf die Person oder Situation, die Sie wütend macht (die Zuordnung der Emotion zu den Organen siehe rechts). Atmen Sie ein. Nehmen Sie die dargestellte Körperhaltung ein, auf diese Weise stimulieren Sie die Energiekanäle. Lassen Sie den Klang ertönen, legen Sie Ihre Hände wieder auf das Organ und spüren Sie nach, wie die Energie ihren Weg findet. Wiederholen Sie dies neun- bis achtzehnmal. Integrieren Sie die »Tugenden«, indem Sie sie gedanklich im Uhrzeigersinn in das Organ einbringen, zum Beispiel Freundlichkeit in die Leber.

• LEBER

Konzentrieren Sie sich auf Emotionen wie Irritation, Frustration und/oder Ärger. Atmen Sie ein, führen Sie die Hände über dem Kopf zusammen. Verschränken Sie Ihre Finger, Handflächen nach außen, beugen Sie sich nach links und tönen Sie sanft die Silbe SCHÜÜÜ.

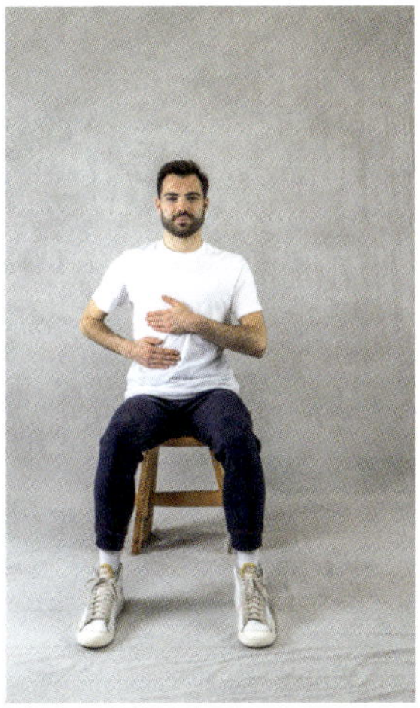

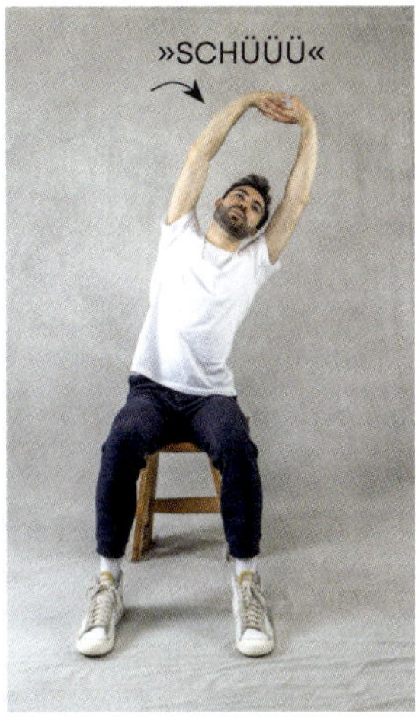

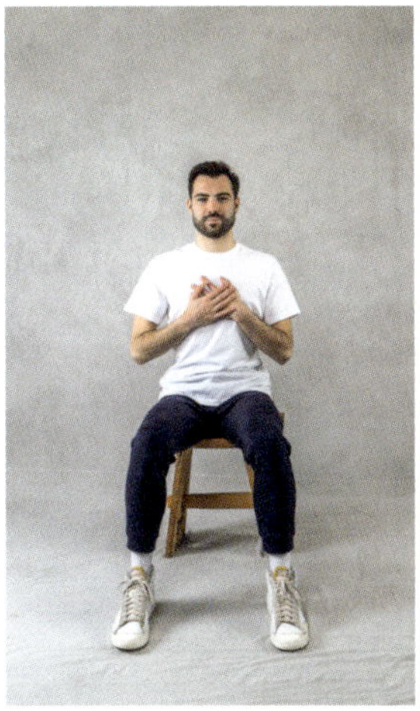

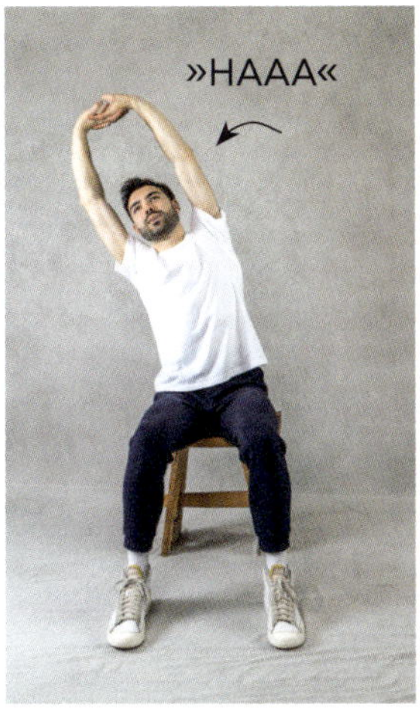

• HERZ

Konzentrieren Sie sich auf Unruhe, Ungeduld und Zynismus, Geringschätzung und/oder (Selbst-)Hass. Atmen Sie ein, führen Sie die Hände über dem Kopf zusammen. Verschränken Sie Ihre Finger, beugen Sie sich nach rechts und tönen Sie HAAA.

• MILZ

Konzentrieren Sie sich auf Ärger, Müdigkeit und/oder Unehrlichkeit. Atmen Sie ein, legen Sie die Hände übereinander unter die linke Brust. Beugen Sie sich zur Seite und tönen Sie mit geöffneten Augen CHUUU.

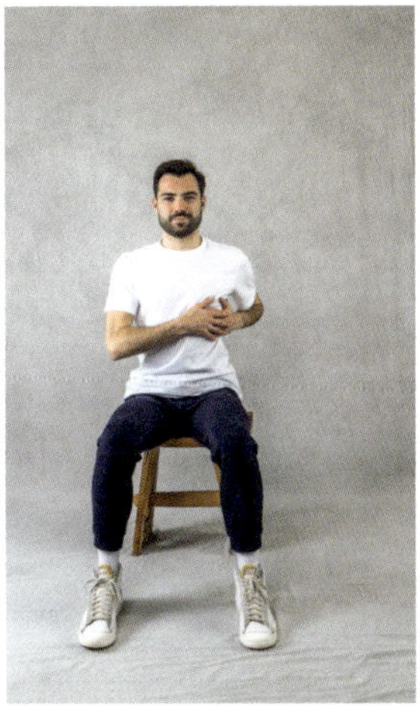

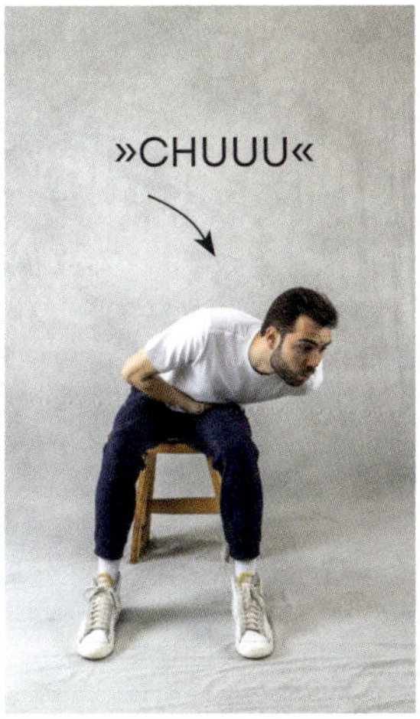

• LUNGEN
Konzentrieren Sie sich auf Traurigkeit, Bedauern, Depression und/oder die Unfähigkeit, loszulassen. Atmen Sie ein, führen Sie die Hände über dem Kopf nach oben, schauen Sie mit geöffneten Arme nach oben und tönen SSS.

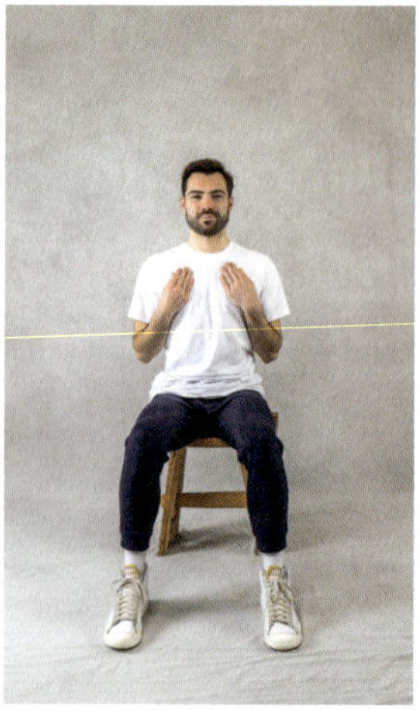

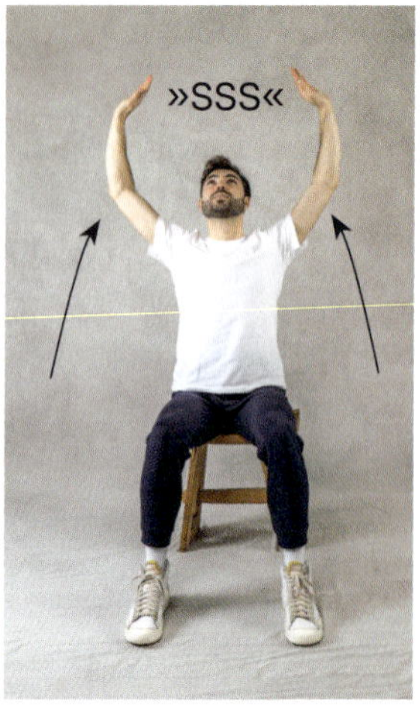

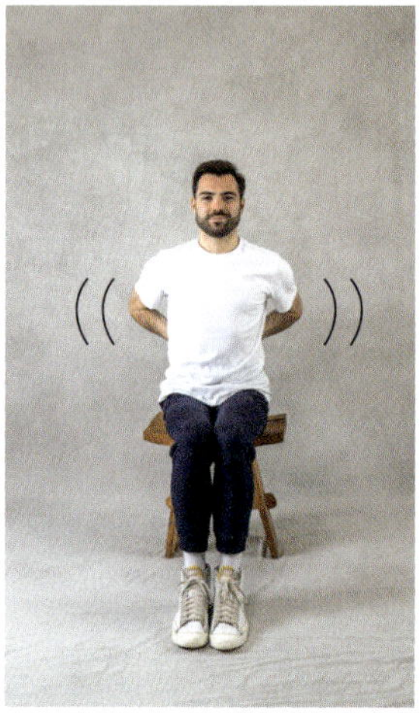

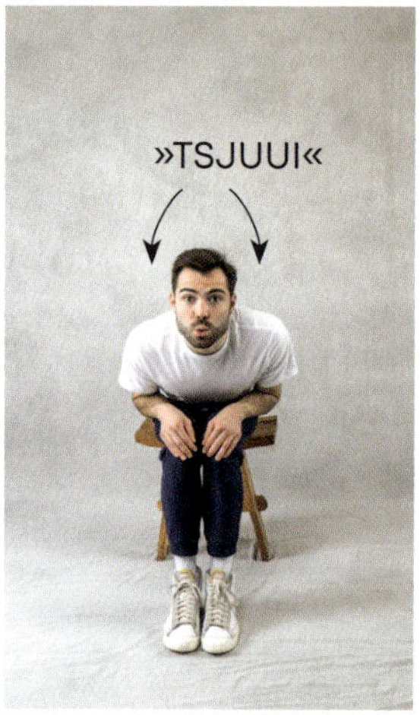

• NIEREN
Drücken Sie Füße und Knie zusammen und reiben Sie Ihren unteren Rücken warm. Konzentrieren Sie sich auf die Emotion Angst. Atmen Sie ein, legen Sie die Hände auf die Knie, beugen Sie sich nach vorne und tönen Sie mit offenen Augen TSJUUI.

• DREIFACHER ERWÄRMER
Legen Sie sich auf den Rücken und bringen Sie Ihre Hände über dem Kopf zusammen. Die Fingerspitzen berühren sich. Bewegen Sie die Hände vom Kopf in Richtung Füße, Handflächen zeigen nach unten, und tönen Sie CHIII. Diese Übung bringt Yang-Energie vom Kopf zu den Füßen und Yin-Energie von den Füßen zum Kopf.

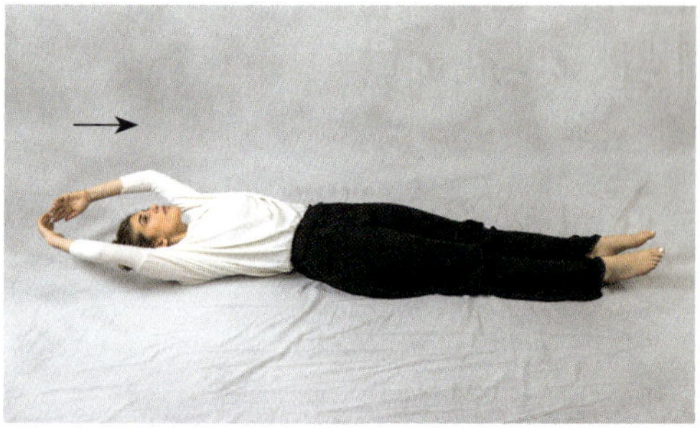

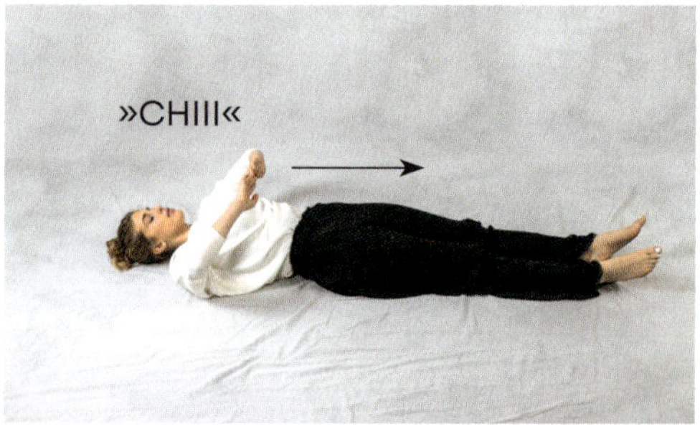

- **TUGENDEN**
Integrieren Sie spiralförmig Freundlichkeit in die Leber, Freude ins Herz, Vertrauen in die Milz, das Loslassen in die Lungen und Ruhe in die Nieren.

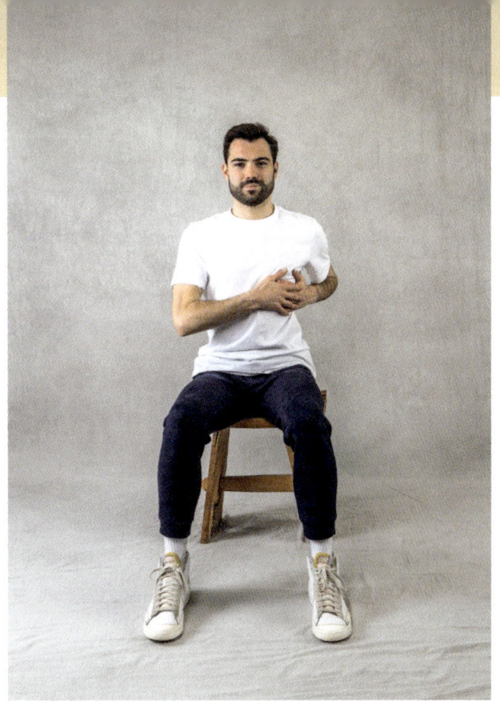

HEILENDE KLÄNGE MIT AUGENBEWEGUNGEN

Durch Augenbewegungen lässt sich ein negatives Gefühl aus einem Organ löschen. Dies ist sowohl bei Traumata als auch bei alltäglichen Gefühlen, die aus dem Gleichgewicht geraten sind, möglich. Sie können sich auch einzelne Teilaspekte getrennt voneinander vornehmen. Die Wirkung ist dann besonders stark.

- Bewegen Sie Ihre geschlossenen Augen im betreffenden Organ 21-mal nach links und rechts: Löschen Sie die negativen Gefühle.
- Lassen Sie Ihre geschlossenen Augen 21-mal zwischen Ihrer linken und rechten Gehirnhälfte wechseln: Löschen Sie die Verbindung zu den negativen Gefühlen.
- Machen Sie dann mit den Heilenden Klängen wie beschrieben weiter. Wenn Sie eine EMDR-Behandlung wollen, wenden Sie sich am besten an einen zertifizierten EMDR-Therapeuten.

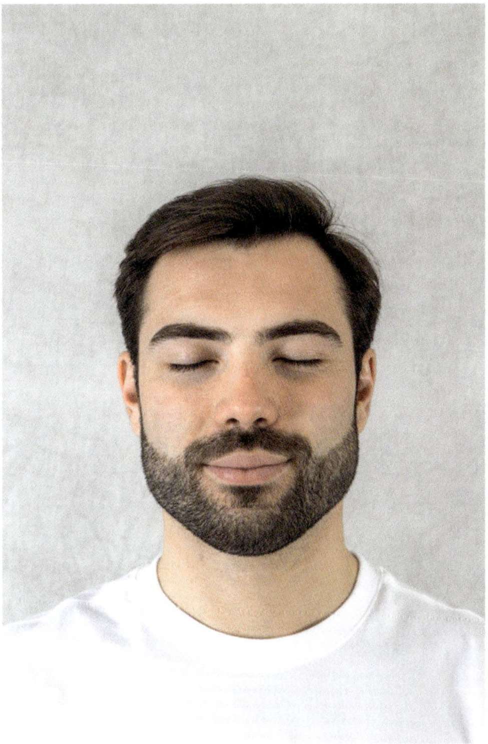

»MEIN WARMES HERZ«, »MEIN GLÜCKLICHES DRITTES AUGE« – HEILENDE KLÄNGE MIT AUGENBEWEGUNGEN NACH EINEM HORRORTRIP

»Ich habe das Gefühl, nichts mehr zu spüren. Ich habe meinen Körper verloren. Ich denke, dass ich denke zu denken – und kann dann nicht mehr damit aufhören. Ich bin so müde, dass ich am liebsten jahrelang schlafen würde. Ich bin voller Angst und kurz davor, einen völlig Fremden zu bitten, mich zu umarmen. Kann Qi Gong mir helfen?«

Anja, Anfang 30, ist auf der Suche nach ihrem goldenen Pfad und hatte Pech. Sie feierte den Vertrag für eine neue Arbeitsstelle mit dem ersten Joint ihres Lebens – und erlebte gleich einen Horrortrip mit Symptomen der Depersonalisation, Panikattacken und übermäßiger Angst.

Sie ignoriert meinen Rat, sich professionelle Hilfe zu suchen. Eine Woche später stellt ihr Hausarzt die Diagnose PTBS, er empfiehlt EMDR zur Behandlung. Auch jetzt läuft es nicht rund für Anja. Ein Psychiater kann erst in vier Monaten eine Sitzung anbieten. Ein Psychologe führt ein Beratungsgespräch, hat aber erst in drei Wochen einen Termin. Anja hat noch zwei Wochen Urlaub, dann muss sie den neuen Job antreten, der mit vielen sozialen Kontakten verbunden ist. Inzwischen sind ihre psychotischen Symptome besorgniserregend. Ihr Verstand rast. Sie spürt ihren Körper nicht und kann keine normale Unterhaltung führen.

»Ich bin kein Psychiater, sondern Qi-Gong-Lehrer«, sage ich, als sie mich ihre letzte Rettung nennt. »Qi Gong ist das Einzige, was ich Ihnen anbieten kann.«

Auf ihren ausdrücklichen Wunsch hin machen wir die Meditationen Inneres Lächeln und Heilende Klänge, kombiniert mit Augenbewegungen. Das Protokoll der Augenbewegungstechnik hatte ich in einem meiner Seminare durchgeführt. Bei mehreren Teilnehmenden, einschließlich denen mit postnataler Depression, hatte ich starke Heilwirkungen erkennen können. Und ein Suchtmediziner hatte mir nicht nur ein ermutigendes Feedback zu meinem Vorgehen geschickt, sondern auch ein goldenes Mantra: »Alles wird wieder gut!«

Nach drei halbstündigen Sitzungen an einem Wochenende sind Anjas Ängste vollständig weg. Zurück bleibt nur eine minimale Depersonalisation, eine Woche später ist auch diese verschwunden. Anja erlebt ein Gefühl der Wärme und tiefe Freude in ihrem Herzen, als sie die Augenbewegungen mit heilenden Klängen ausführt. Während der Meditation des Inneren Lächelns spürt sie Glück in ihrem dritten Auge.

Der EMDR-Psychologe findet diese Entwicklung »bemerkenswert«. Gegen meinen Rat bricht Anja die Therapie ab. Sie praktiziert weiterhin Qi Gong und hat, soweit ich das weiß, keinen Joint mehr angerührt.

QI-SELBSTMASSAGE

DAS LICHT DES SHEN (GEIST)

Ohrsiegel.
Himmlische Trommel.

Ich tippe, zupfe und klopfe
meinen Geist in meinen Körper zurück.

Es ist gut, nach einer Meditation den Geist in den Körper zurückkehren zu lassen. Die Qi-Selbstmassage hilft Ihnen, sich wieder zu fühlen. Durch Tippen oder Klopfen öffnen sich die Meridiane, das Qi fließt wieder durch Ihre Zellen. Das Gesicht zu massieren wirkt auf den gesamten Körper, alle Organe spiegeln sich darin. Eine Organ-Gesicht-Karte finden Sie im Kapitel »Schön sein – Chinesisches Facelifting« (Seite 154).

OHRMASSAGE

SCHMERZ UND WOHLBEFINDEN IN EINEM

Nach der TCM sind die Ohren mit den Nieren verbunden. Deshalb ist eine Ohrmassage direkt in den Nieren, im unteren Rücken und in den Knien zu spüren. Sie massieren, kneten, kneifen, bis die Ohren rot werden, etwas schmerzen und sich heiß anfühlen. Das stärkt das Knorpelgewebe, verbessert die Blutzirkulation und stimuliert die Endorphinausschüttung, sodass Qi fließt. Eine solche Massage öffnet die Energiekanäle und massiert die Organe mit Qi. Im Gehirn reguliert sie den Hormonhaushalt und fördert die Durchblutung. Das wiederum verbessert das Gedächtnis und regt das Denken und Argumentieren an – auch gut bei Vergesslichkeit und Demenz. Die Ohrmassage stärkt zudem Ihr Wei-Qi, Ihre Verteidigungsenergie oder Abwehrkräfte. Sie wirkt daher vorbeugend gegen Erkältungen, Grippe, Muskel- und Gelenkschmerzen.

- **ANFANGEN**

Spannen Sie den unteren Teil Ihres Oberkörpers leicht an, damit keine Energie entweichen kann. Die Zunge liegt sanft am Gaumen. Reiben Sie die Hände aneinander und spüren Sie die Energie.

- **KOPF**
Klopfen Sie leicht auf Ihren Kopf, reiben Sie sanft am Haaransatz entlang. Massieren Sie Kopfhaut und Nacken. Klopfen Sie leicht auf die Stirn.

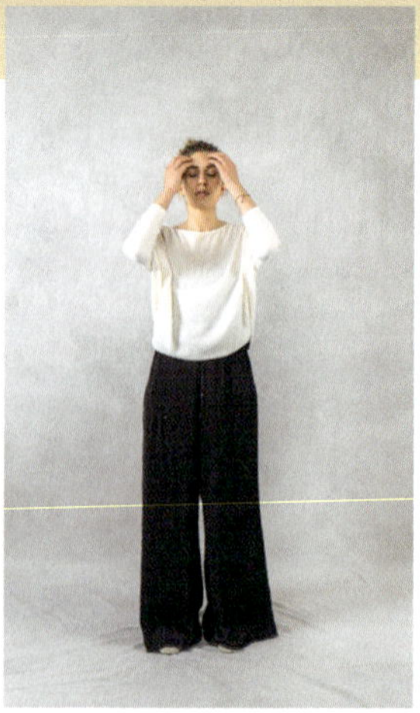

- **AUGEN**
Reiben Sie Ihre Hände und legen Sie die Handflächen über Ihre Augen. Atmen Sie Energie ein. Massieren Sie sanft Ihre Augäpfel. Ziehen Sie leicht an Ihren oberen Augenlidern.

- **GESICHT**
Tippen Sie kräftig auf Augenbrauen, Wangenknochen und Kieferknochen. Massieren Sie Nasenlöcher, Nasenspitze, Wangen und Lippen. Mit der Zunge massieren Sie Ihr Zahnfleisch. Klappern Sie sanft mit den Zähnen. Lassen Sie den Speichel im Mund kreisen und schlucken Sie ihn auf drei Male hinunter.

- **OHREN**
Kneten Sie kräftig Ihre Ohren, die Finger gespreizt. Setzen Sie alle Finger gleichzeitig ein. Kneten Sie den äußeren und inneren Rand. Ziehen Sie an den Ohrläppchen. Falten Sie die Ohren, als wollten Sie sie in eine Schachtel stecken.

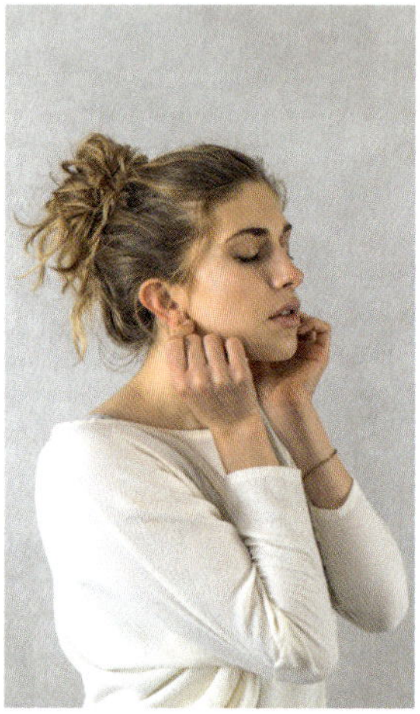

- **NACKEN, HALS UND SCHULTERN**
Reiben Sie über Nacken und Schultern. Tippen Sie auf die Schultern und auf die Vertiefungen unter den Schulterblättern (Lungenmeridian).

- **ARME**
Klopfen Sie dreimal entlang der Innenseite Ihres Arms in Richtung linker Hand und über die Außenseite des Arms zurück zur Schulter. Wiederholen Sie die Übung rechts.

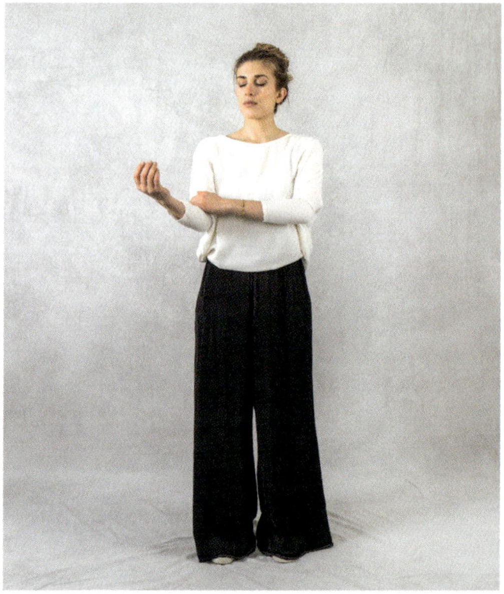

- **SCHÄDEL – HIMMLISCHE TROMMEL**
Legen Sie die Handflächen über Ihre Ohren, Ihre Mittelfinger liegen am Hinterkopf. Tippen Sie mit den Zeigefingern entlang den Mittelfingern gegen die Schädelbasis, sodass ein Trommelton im Kopf entsteht.

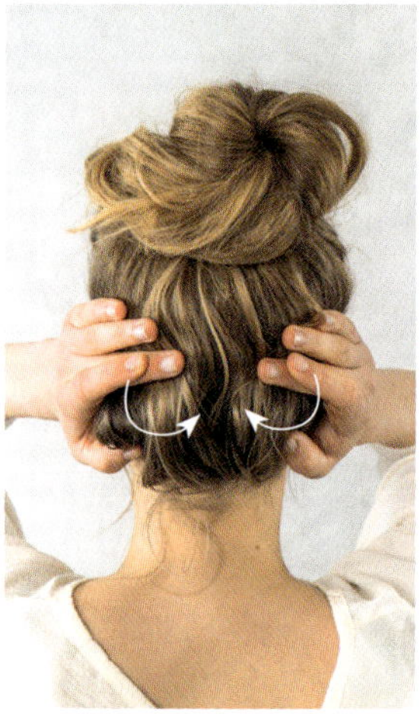

- **BRUST, BAUCH**

Klopfen Sie auf Brustbein, Brustkorb und Bauch. Reiben Sie mit den Fingern die Räume zwischen den Rippen.

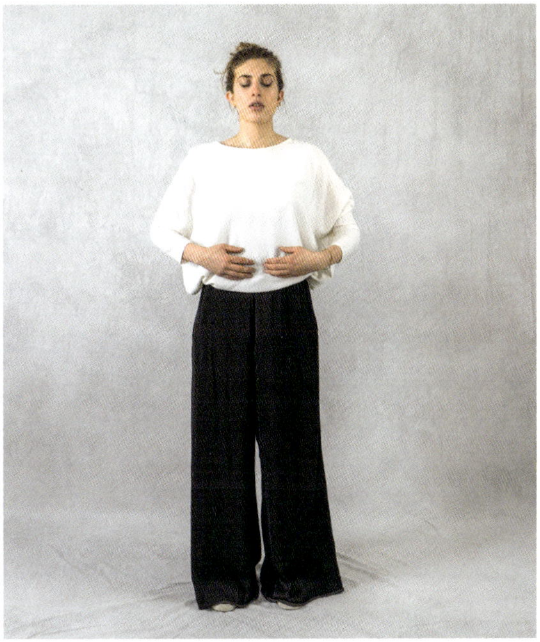

- **RÜCKEN**

Massieren Sie Nieren, Kreuzbein und Steißbein.

- **BEINE**

Klopfen Sie dreimal an der Außenseite Ihrer Beine entlang nach unten und an der Innenseite wieder nach oben.

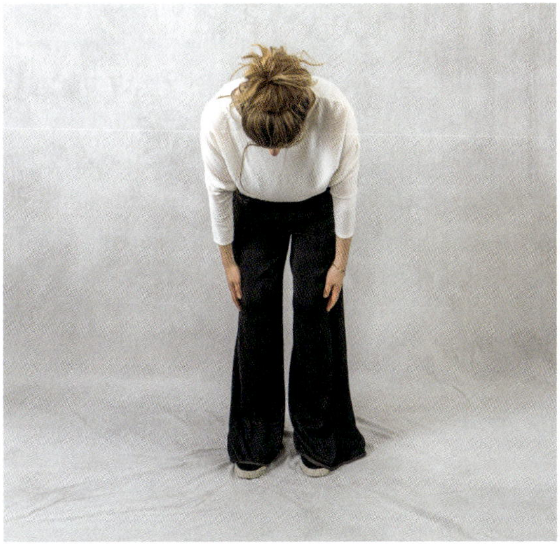

- **FÜSSE**

Klopfen Sie unten und seitlich Ihre Füße. Massieren Sie die Fußsohlen (Nieren 1, »Sprudelnde Quelle«).

- **ENTSPANNEN SIE SICH. SPÜREN SIE NACH.**

DAS LICHT DES SHEN

In meinem Seminar in Sitz-Qi-Gong (Chinesisches Stuhl-Yoga), das sich an Betreuer von körperlich und/oder geistig behinderten Menschen richtet, greife ich anfangs auf Fachliteratur und meine Erfahrungen als Krebskranker zurück. Die kreative Umsetzung der Teilnehmer führt zu bemerkenswerten, bewegenden Erlebnissen. So erweist sich die Qi-Selbstmassage als perfekt für Menschen mit Demenz, auch im fortgeschrittenen Stadium. Sie wirkt sowohl bei über 80-Jährigen als auch bei jungen Menschen. Menschen, die die Anwendung selbst nicht mehr durchführen können, erhalten die Qi-Massage von ihren Betreuern. »Ihre Augen lächeln und leuchten«, sagt eine Physiotherapeutin. »Ihr Licht geht plötzlich an. Wenn ich daran denke, bekomme ich immer Gänsehaut.«

In der TCM ist Shen, der in den Augen aufleuchtet, ein untrügliches Zeichen von Vitalität.

STÄRKEN DER KNOCHEN

MIT ATEM, LICHT UND ELEKTRIZITÄT

Elektrizität in meinen Knochen.
Atem in meinem Knochenmark.

Kosmisches Qi senkt sich herab
und verdichtet sich.

Die alten Qi-Gong-Meister wussten schon vor einigen tausend Jahren: Knochen sehen widerstandsfähig und stark aus, sind aber äußerst flexibel und anfällig. Durch die Schwerelosigkeit im Weltraum werden die Knochen der Astronauten brüchig, die Schwerkraft auf der Erde stärkt sie wieder. Knochenmark-Neigong (innere Übung) macht sich dies zunutze, um Knochen und Knochenmark zu reinigen, zu heilen, zu stärken und sogar zu verjüngen.

EISENHEMD-QI-GONG – GEGEN OSTEOPOROSE, ARTHRITIS ...

Knochenmark-Neigong erhöht die Energie auf zellulärer Ebene, es hält jung und vital. Früher war es Teil der Kampfsportdisziplin *Eisenhemd,* die Krieger hart wie Eisen machen sollte. Heute ist es bei über 50-Jährigen beliebt. Vergleichen Sie den Scan eines Babyknochens mit dem eines Menschen in diesem Alter und Sie wissen, warum das so ist. Knochenmark-Neigong wirkt präventiv und heilend bei Osteoporose und anderen Knochenproblemen.

Nach Aufwärmübungen und den reinigenden Meditationen Inneres Lächeln und Heilende Klänge (Seite 38 und 80) folgen Klopfen auf die Knochen, Knochenmarkatmung und Knochenmarkkompression. Lächeln sorgt für universelle Liebe in Ihren Knochen.

KNOCHENKLOPFEN – HEILENDE ELEKTRIZITÄT

- Klopfen Sie Ihre Knochen mit einem Bambus- oder Stahlstab ab – Kopf, Gesicht, Arme, Brust und Bauch, unterer/oberer Rücken, Beine, Füße. Die Energie findet ihren Weg. Spüren Sie Frische und Offenheit.
- Das Klopfen auf Knochen bewirkt einen piezoelektrischen Effekt: Manche Materialien können mechanische Energie in Strom umwandeln. Die knochenbildenden Zellen (Osteoblasten) werden angezogen und Mineralien, darunter Kalzium, werden auf der beanspruchten Seite des Knochens abgelagert. Dadurch erhöht sich die Knochendichte. Der piezoelektrische Effekt in Knochen wurde 1957 von Dr. Iwao Yasuda entdeckt.

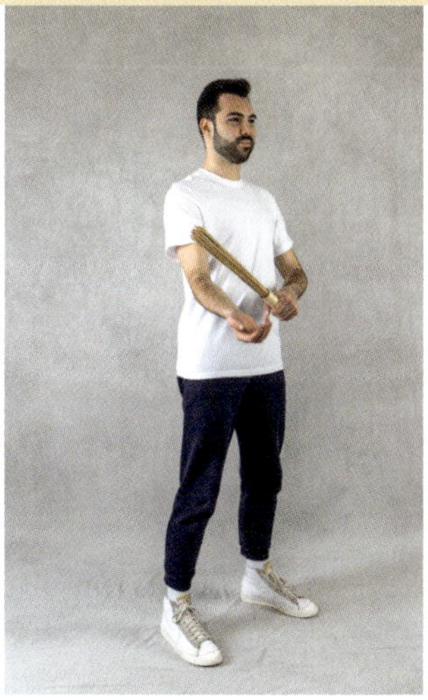

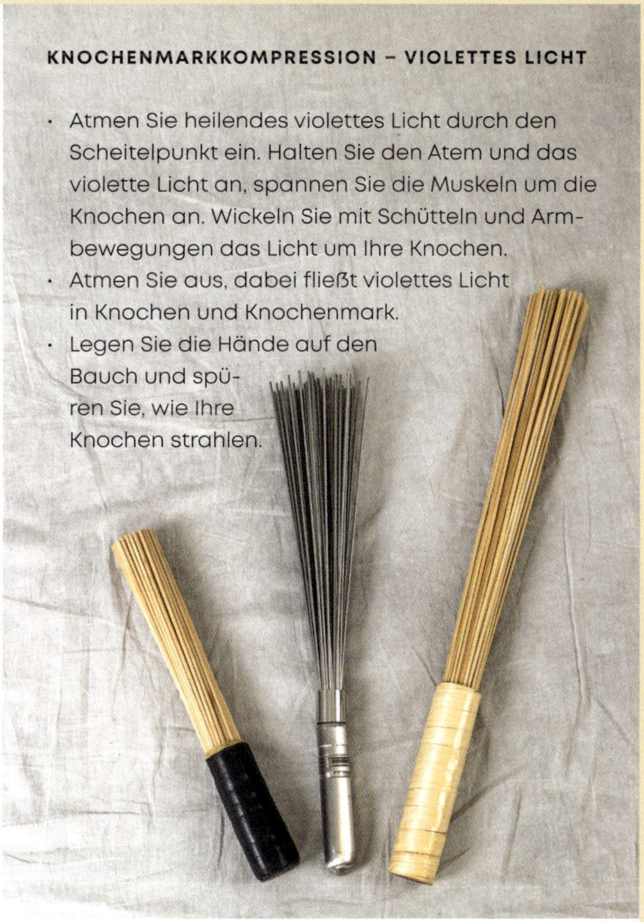

KNOCHENMARKKOMPRESSION – VIOLETTES LICHT

- Atmen Sie heilendes violettes Licht durch den Scheitelpunkt ein. Halten Sie den Atem und das violette Licht an, spannen Sie die Muskeln um die Knochen an. Wickeln Sie mit Schütteln und Armbewegungen das Licht um Ihre Knochen.
- Atmen Sie aus, dabei fließt violettes Licht in Knochen und Knochenmark.
- Legen Sie die Hände auf den Bauch und spüren Sie, wie Ihre Knochen strahlen.

KNOCHENMARKATMUNG – REINIGENDES QI

- Mit der Kraft des Geistes und der Augen: Atmen Sie grüne oder blaue kosmische Energie durch Ihre Fingerspitzen über Hände und Arme zum Schädel, dann an der Wirbelsäule entlang abwärts. Atmen Sie schlechte schwarze Energie aus und tönen Sie den Nierenlaut »TSJUUI«. Lassen Sie sich Zeit.
- Das Gleiche von den Zehen aus: schrittweise über die Beine und Hüften zum Kreuzbein bis zur Wirbelsäule und ins Nervensystem
- Nun beides gleichzeitig: Atmen Sie durch Finger und Zehen in das gesamte Skelett ein und aus. Spüren Sie, wie Ihre Knochen gereinigt werden.

QI GONG UND SCHULTERSCHMERZEN

»Lange Zeit hatte ich morgens beim Aufstehen starke Beschwerden und Schmerzen in einer Schulter. Sie ließen erst nach einer Stunde nach. Da ich schon einmal an der Schulter operiert worden war, suchte ich meinen Hausarzt auf. Er erklärte mir: ›Wenn man älter wird, sammelt sich nachts in der Schulter, auf der man liegt, Flüssigkeit. Nach dem Aufstehen löst sie sich nach und nach wieder.‹ Durch regelmäßiges Qi Gong habe ich schon länger keine Probleme mehr damit. Super!«

Obwohl ich Nachrichten wie die von Eline ziemlich regelmäßig in meinem Briefkasten finde, habe ich mich nicht daran gewöhnt. Sie machen mich immer wieder glücklich.

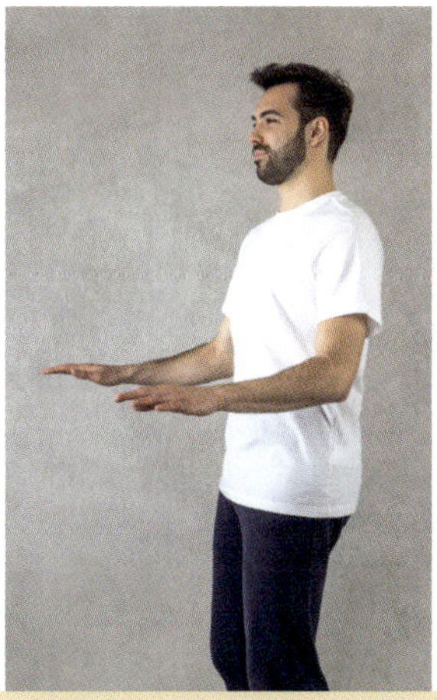

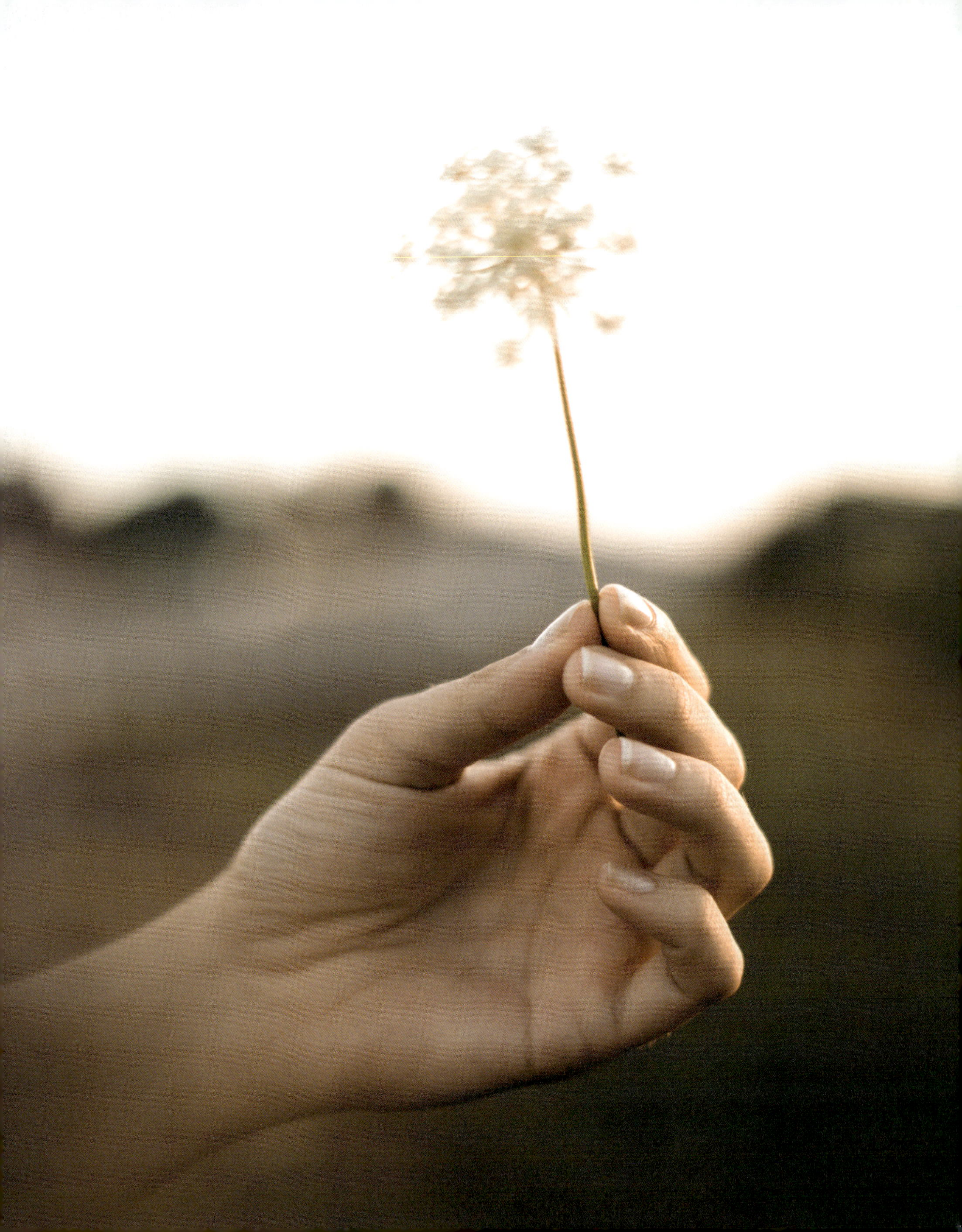

3

SO LEBEN SIE QI GONG JEDEN TAG

Sein

Als ein Meister gefragt wurde,
wie viele Stunden am Tag
er Qi Gong praktiziere, lächelte er.
»Ich könnte antworten: 24 Stunden am Tag.
Aber genauso gut könnte ich sagen:
null Stunden.«

START IN DEN TAG

FÜNF QI-GONG-BATTERIEN FÜR DAS AUFLADEN MIT KOSMISCHER ENERGIE

Das Qi des Universums
steigt in meiner Lunge auf,
wie das Yang des Tages
sich im Yin der Nacht erhebt.

Ich bin demütig.

Wir glauben, mit elektronischen Uhren unseren eigenen Lebensrhythmus bestimmen zu können. Nach der chinesischen Organuhr geht unser Qi-Alarm jedoch immer um 3:00 Uhr morgens los.

Von 3:00 bis 5:00 Uhr morgens ist die Lunge auf dem Höhepunkt ihrer Energie, wir werden sozusagen jeden Tag neu geboren. Unsere biologische Pumpe zieht das Maximum an Qi und Sauerstoff aus der Luft heraus. Der Körper sammelt Kraft für den kommenden Tag. Auch die Verbindung zum Universum ist jetzt am stärksten. Deshalb beginnen viele Religionen zu dieser Tageszeit mit den Meditationen.

Das Aufwachen zwischen 4:00 und 5:00 Uhr kann auf ein körperliches Problem mit der Lunge oder einen ungelösten Kummer hinweisen. Nach TCM ist diese Emotion in der Lunge gespeichert. Der Blutdruck weist zwischen 3:00 und 4:00 Uhr morgens die niedrigsten Werte auf. Das kann auch ein Grund dafür sein, dass wir manchmal zitternd aufwacht.

Mit den folgenden fünf Qi-Gong-Übungen können Sie Ihre Batterien mit der Energie aus dem Universum aufladen.

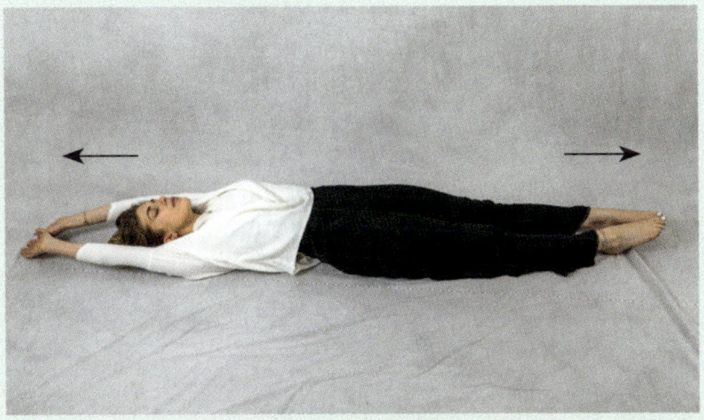

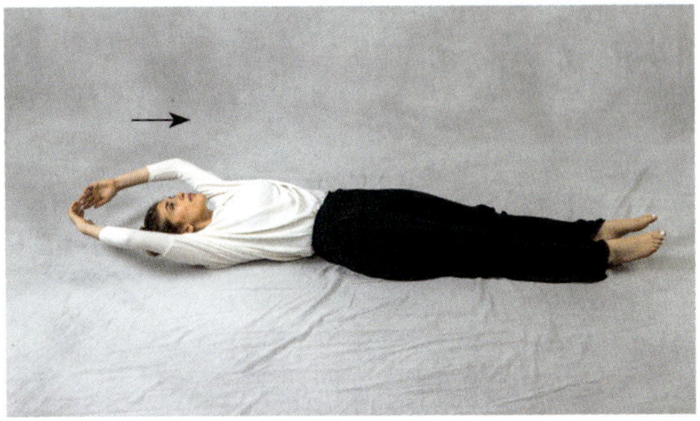

01

DEHNÜBUNG

ÖFFNEN DER ENERGIEKANÄLE

- Sie liegen auf dem Rücken. Atmen Sie ein, bringen Sie die Hände über den Kopf und strecken Sie sich möglichst lang nach oben und unten.
- Halten Sie die Position 10 Sekunden lang und entspannen Sie sich bei der Anstrengung.
- Lassen Sie plötzlich los, atmen Sie aus und führen Sie die Hände zum Bauch. Entspannen Sie sich.
- Wiederholen Sie die Übung zweimal oder öfter.
- Der Wechsel von Anspannung und Entspannung hat beruhigende Wirkung.

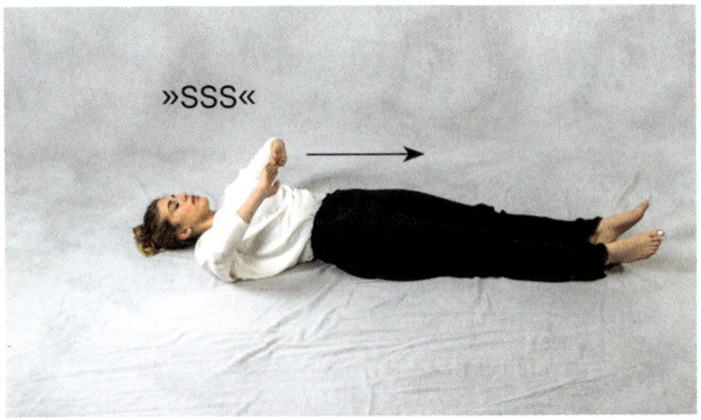

02

HEILENDE KLÄNGE

REINIGEN DER GEFÜHLE

- Atmen Sie ein, bringen Sie die Hände über den Kopf. Führen Sie sie über den Bauch Richtung Füße, Handflächen nach unten. Tönen Sie den Lungenlaut »SSS«. Dreimal oder öfter.
- Nehmen Sie nach jedem Ton die Atempause wahr. Spüren Sie Frische, Tiefe und Frieden in der Lunge. Lassen Sie den Kummer los und spüren Sie Lebensfreude.

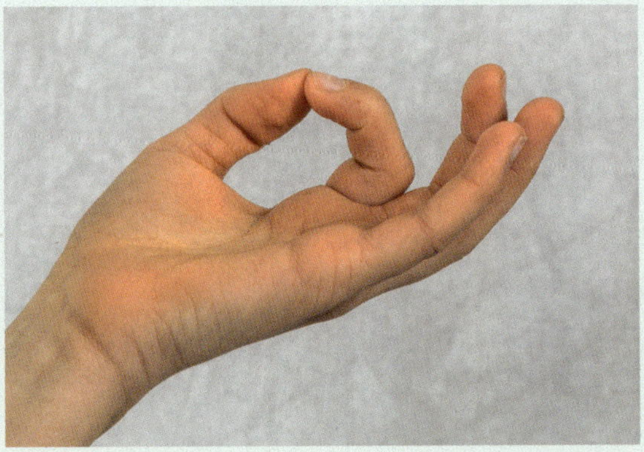

03

LUNGENMUDRA

FLIESSEN DES QI

- Ihre Daumen und Zeigefinger berühren sich. Fühlen Sie die Energie, die an den Armen entlang zu Schultern, Lunge und Rücken strömt.
- Spüren Sie, wie sich die Frische in der Lunge festsetzt.

04

WEISSE-WOLKEN-MEDITATION

EINS MIT DEM UNIVERSUM

- Stellen Sie sich vor, dass sich Ihr Körper in einer weißen Wolke befindet. Spüren Sie die weiße Energie über, neben und unter sich. Laden Sie sie ein, zu Ihnen zu fließen.
- Atmen Sie sanft das weiße Qi durch Ihre Poren ein. Atmen Sie langsam aus und lassen Sie die weiße Energie in Ihre Lungen schweben. Nehmen Sie die Atempausen wahr.
- Spüren Sie Ruhe in den Lungen und im Geist.

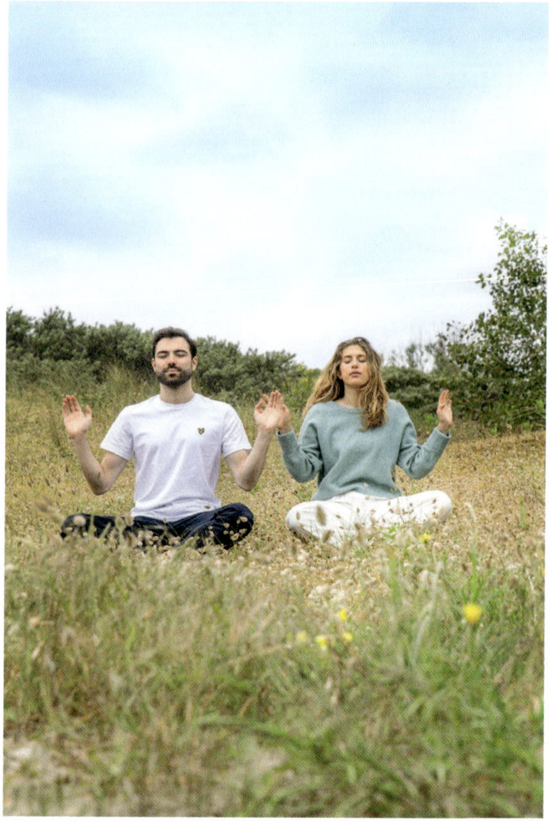

»Von der Morgendämmerung bis zum Mittag ist es das Yang des Himmels.«

SCHRIFTEN DES GELBEN KAISERS

05

AUFGEHENDE-SONNE-MEDITATION

EINS MIT DER SONNE

- Halten Sie die Augen offen, solange das Licht der aufgehenden Sonne dies zulässt.
- Atmen Sie durch Nase und Augen die Essenz der Sonne in den Mund. Mischen Sie die beiden Energien mit Speichel und schlucken Sie alles herunter. Machen Sie dies 7 Minuten lang.
- Öffnen Sie Ihre Arme, ziehen Sie die Sonne mit den Zeigefingern in den Bauch und umfassen Sie sie sanft mit den Händen. Lassen Sie die Sonne beim Einatmen im Bauch und beim Ausatmen im ganzen Körper leuchten.
- Lassen Sie zum Ende den Himmel herabsinken.

Die Sonnenenergie gibt starke Yang-Energie, schützt vor krankmachenden Einflüssen und wirkt der Alterung entgegen.

ERWACHEN

SECHS ARTEN MEDITATIVER BEWEGUNG IM BETT

Mein inneres Lächeln weckt mich bis in die Zellen
am schönsten Tag in meinem Leben.

Ganz ohne Grund bin ich
übermenschlich glücklich.

Ein bisschen länger zu schlafen gibt Ihnen nicht mehr Energie. Die lange Liste zu bearbeitender E-Mails in Ihrem Postfach verstärkt den Stress. Also besser gleich nach dem Weckerklingeln aus dem Bett springen? Qi Gong eröffnet sechs Möglichkeiten für meditative Bewegung im Bett.

01

LÄCHELN

IN IHRE ZELLEN HINEIN

Spüren Sie, wie Ihr inneres Lächeln in Ihren Zellen und in Ihrem dritten Auge aufleuchtet, noch bevor Sie Ihre Augen öffnen. Nehmen Sie wahr, wie sich Ihre Mundwinkel automatisch nach oben bewegen. Genießen Sie die unbeschreibliche Freude in Ihrem Herzen. Aktivieren Sie Ihren Kleinen himmlischen Kreislauf (Seite 76). Wenn Ihr Wecker klingelt, sind Ihre Zellen schon längst wach. Glückshormone garantieren Ihnen: Heute ist der beste Tag Ihres Lebens.

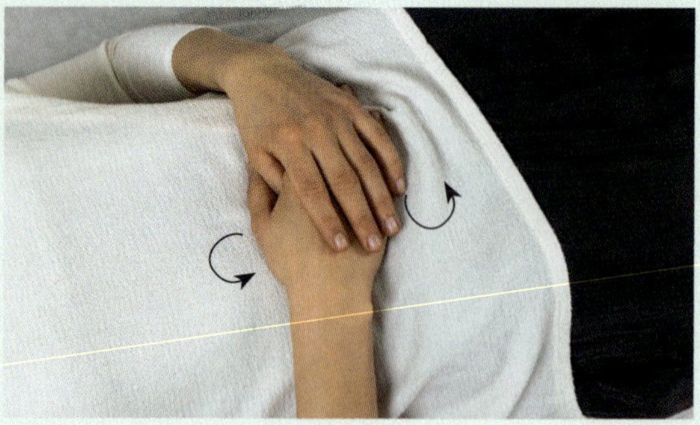

02

QI AUFBAUEN

IM BAUCH

- Legen Sie Ihre Hände etwa drei Zentimeter unterhalb des Nabels übereinander und bewegen Sie sie spiralförmig im Uhrzeigersinn.
- Spüren Sie den sich bewegenden Energieball in Ihrem Bauch. Bleiben Sie 1 Minute dabei und wechseln Sie dann die Richtung.
- Machen Sie die Übung 5 Minuten. Oder wenn Sie mehr Zeit haben, bis zu 30 Minuten.

Fördert einen guten Qi-Fluss, sorgt für Kraft und Vitalität. Wirkt heilend auf Darm und Magen. Eine der Qi-Gong-Techniken der Shaolin-Kampfkünste, um innere Stärke aufzubauen. Es ist gut möglich, dass auch Jedi-Krieger aus Star Wars sie praktizieren.

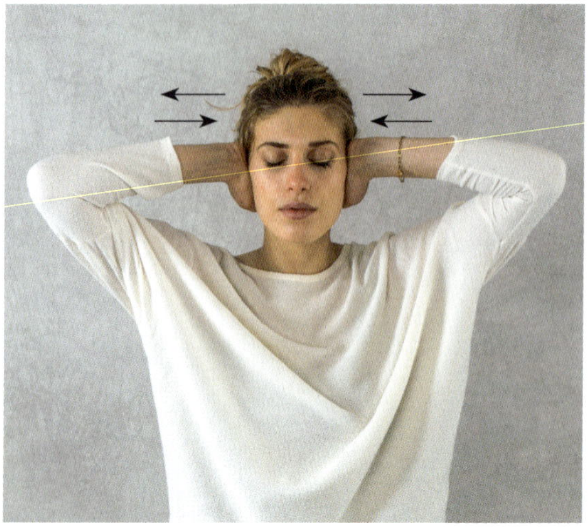

03

DRÜCKEN

DIE OHREN ÖFFNEN

- Massieren und kneten Sie Ihre Ohren. Legen Sie die Handflächen fest über die Ohren und ziehen Sie sie weg, sodass ein ploppendes Geräusch in den Ohren entsteht. Wie während der Landung beim Fliegen oder nach dem Schwimmen, wenn das Wasser aus dem Ohr läuft.
- Stärkt die Nieren, stimuliert das Gehör
- Zehn- bis fünfzigmal

04

ATMEN

KOSMISCHES FEUER

- Atmen Sie ein, ziehen Sie Bauch und Becken nach oben, spannen Sie den unteren Teil Ihres Oberkörpers an. Atmen Sie aus, wölben Sie den Bauch und entspannen Sie alle Muskeln.
- Nach neun Atemzügen atmen Sie tief ein und langsam wieder aus und entspannen Sie sich.
- Spüren Sie Wärme im Bauch und den Fluss kosmischer Energie, die Ihr Immunsystem stärkt.

05

STIMULIEREN

DREI MAGISCHE PUNKTE FÜR EIN LANGES LEBEN

- **HERZ 1 (»OBERSTE QUELLE«)**
Massieren oder klopfen Sie kraftvoll den Punkt in Ihren Achselhöhlen.

- **MAGEN 36 (»DREI MEILEN AM FUSS«)**
Massieren Sie mit der rechten Ferse den Punkt in der Vertiefung am linke Knie, etwa vier Finger unterhalb der Kniescheibe. Wechseln Sie die Seiten. Damit stimulieren Sie das Qi im ganzen Körper. Dieser Akupressurpunkt eignet sich für die Behandlung zahlreicher medizinischer Beschwerden. Auch bekannt als »Punkt, der hundert Krankheiten heilen kann und für ein langes Leben sorgt«.

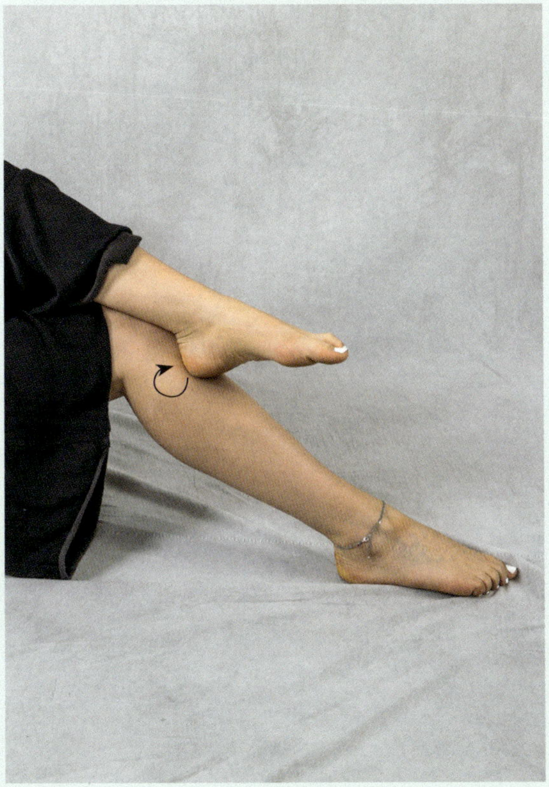

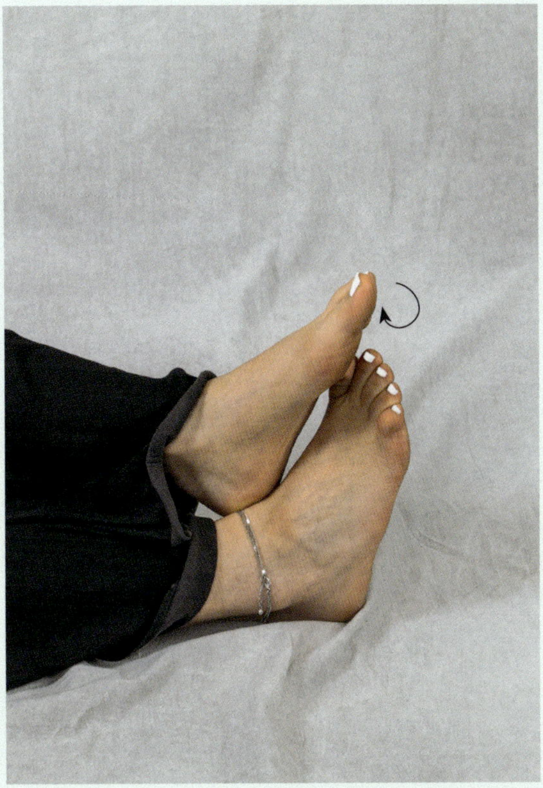

- **NIERE 1 (»SPRUDELNDE QUELLE«)**
Massieren Sie mit dem großen Zeh die Vertiefung im Fußballen. Atmen Sie Energie wie Perlen über die Außenseite der Beine in Ihre Nieren.

06

BEWEGEN

CHINESISCHES YOGA

- Lassen Sie Ihre Hand- und Fußgelenke kreisen. Zehnmal nach innen, zehnmal nach außen.

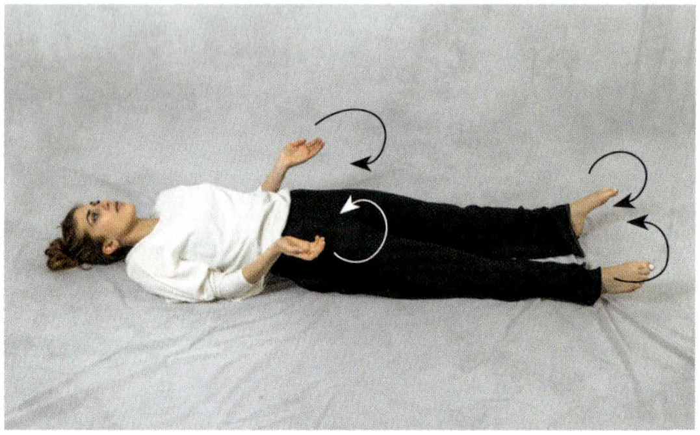

- Greifen Sie Ihre Zehen, das Kinn nach vorne gerichtet. Federn Sie 72-mal. Funktioniert das nicht, bewegen Sie sich möglichst weit nach vorne.

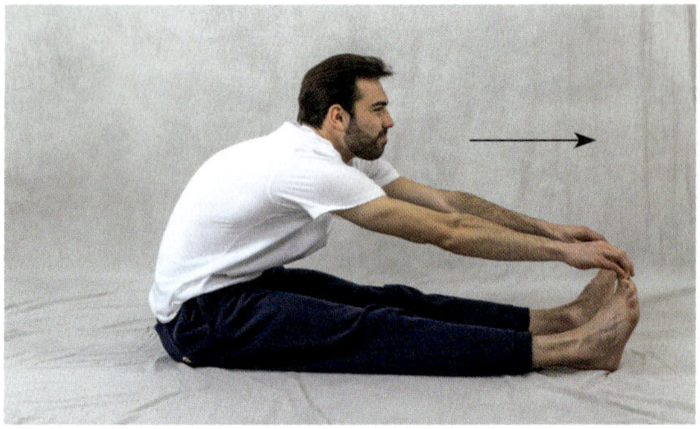

- Umfassen Sie Ihr linkes Knie mit beiden Händen, das Bein angewinkelt. Bewegen Sie Knie und Kopf aufeinander zu. Wiederholen Sie dies sechsmal. Machen Sie die gleiche Übung mit rechts.

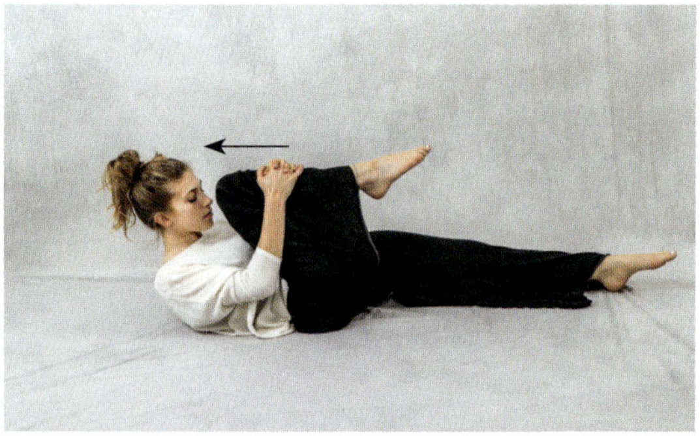

- Legen Sie die Arme ausgestreckt neben sich. Drücken Sie die Hüfte nach oben und heben Sie das linke Bein an. Wiederholen Sie dies sechsmal. Führen Sie die gleiche Übung mit dem rechten Bein aus.

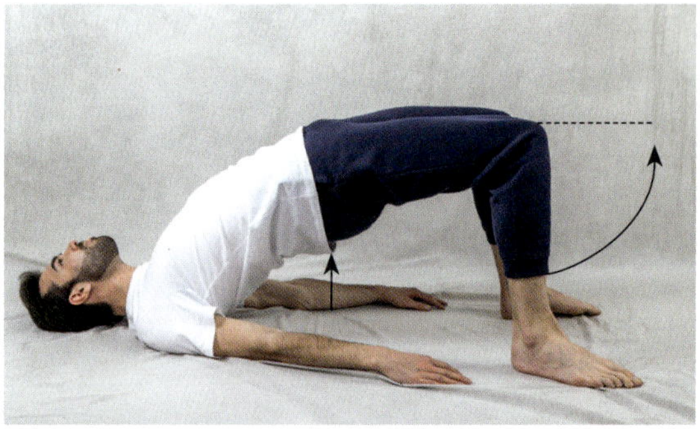

»DREI MEILEN AM FUSS« (MAGEN 36)

DER PUNKT FÜR EIN LANGES LEBEN UND MAXIMALE SAUERSTOFFAUFNAHME

Der berühmte Arzt Qin Cheng Zu aus der Song-Dynastie (5. Jh. n. Chr.) erklärte, dass man mit dem Punkt Magen 36 alle Krankheiten behandeln könne. In der Praxis der TCM wird »Drei Meilen am Fuß« als Fünf-Sterne-Punkt für fast alle Beschwerden verwendet.

Der Legende nach massierten Soldaten im alten China diesen Punkt, wenn sie müde waren, aber noch drei Meilen Fußmarsch vor sich hatten. Das erweckte Qi ermöglichte es ihnen, mit voller Geschwindigkeit weiterzulaufen.

Zudem wird der Punkt Magen 36 seit jeher mit verjüngender und lebensverlängernder Wirkung in Verbindung gebracht. Eine japanische Geschichte aus der Edo-Zeit (1603–1868) beschreibt, wie Manpei, ein Bauer aus dem Bezirk Mikawa, durch tägliche Moxibustion an der »Stelle der hundert Krankheiten« (mit glimmendem Beifuß wird sie ohne direkten Hautkontakt erwärmt) sehr alt wurde. An seinem 196. Geburtstag wird er von Beamten befragt, was sein Geheimnis ist. Mit 242 Jahren folgt er einer Einladung nach Edo, dem heutigen Tokio, um an der feierlichen Wiedereröffnung der berühmten 1807 eingestürzten Eitai-Brücke teilzunehmen. Der Geschichte zufolge wird er 300 Jahre alt und viele seiner Nachkommen erreichen ebenfalls ein sehr hohes Alter.

Im Japan des frühen 20. Jahrhunderts kommt der Arzt und Forscher Shimetaro Hara zu dem Schluss, dass Moxibustion an Magen 36 Krankheiten vorbeugt sowie zu mehr Vitalität und einem längeren Leben führt. Seinen Untersuchungen zufolge liegt das unter anderem daran, dass sich durch sie die Anzahl der weißen Blutkörperchen verdoppelt, die Immunaktivität signifikant erhöht und mehr rote Blutkörperchen bilden. Bekannt ist seine Aussage, dass diese Methode »Ärzte vernichten wird«. Er selbst arbeitete zu seinem 104. Lebensjahr noch in der Praxis. Er starb 1991 im Alter von 108 Jahren.

Jüngsten Forschungsergebnissen zufolge wird durch Stimulation von Magen 36 die maximale Sauerstoff-Aufnahmekapazität (VO_2max) erhöht. Das sorgt für schnellere Genesung und verringert das Risiko für Herzinfarkte, Schlaganfälle, Diabetes, Fettleibigkeit und Krebs. Dieses moderne Konzept der Gesundheitserhaltung durch erhöhtes VO_2max beruht auf demselben Mechanismus wie die traditionelle Weisheit, nach der sich durch die Stimulation von Magen 36 mit Moxa ein langes Leben erreichen lässt. Klopfen und Massieren an diesem Punkt sind ebenfalls sehr hilfreich.

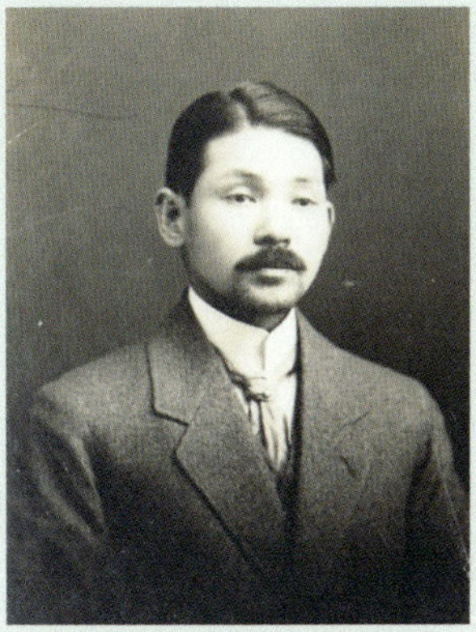

Doktor Shimetaro Hara mit Anfang 20. Er erklärte, dass Moxa-Anwendungen am Punkt Magen 36 Krankheiten verhindern und ein langes Leben garantieren.

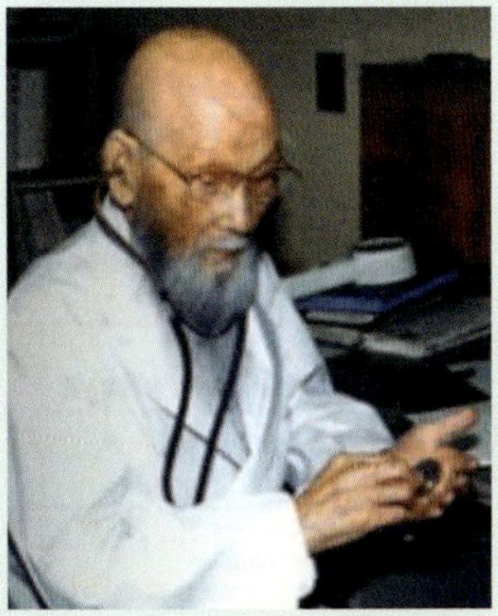

Doktor Shimetaro Hara praktizierte bis ins hohe Alter von 104 Jahren. Als er 1991 starb, war er 108 Jahre und 200 Tage alt.

AUFSTEHEN

FÜNF MORGENRITUALE FÜR EINEN REINIGENDEN START

Was mir Kraft gibt, behalte ich.
Was nicht zu mir gehört, lasse ich los.

Ich vertraue auf den Fluss des Lebens.

Auch wenn Sie es nicht bewusst wahrnehmen, wird Ihr Körper es Sie spüren lassen. Zwischen 5:00 und 7:00 Uhr morgens ist der Dickdarm am aktivsten und Loslassen steht auf dem Programm – sowohl geistig als auch körperlich. Mit Kopf, Herz und Bauch. Der Darm mag keine Eile. Sich Zeit zu nehmen ist wichtig. Ballast abzuwerfen ist absolut notwendig, damit das Energiesystem wieder ins Gleichgewicht kommt.

01

TRINKEN

WARMES WASSER

Trinken Sie gleich nach dem Aufstehen ein Glas warmes Wasser. Anders als Kaffee wird es schnell vom Körper aufgenommen. Auf diese Weise kompensieren Sie den Feuchtigkeitsverlust während der Nacht.

02

BEKRÄFTIGEN

»ICH VERTRAUE DEM FLUSS DES LEBENS«

Emotionaler Abfall, der über Träume, Herz und Seele in Ihr Bewusstsein gelangt ist, Konflikte aus der Vergangenheit, Ängste in Bezug auf morgen: Lassen Sie alles los. Konzentrieren Sie sich nur auf das, was heute kommt. Morgens sehen Sie alles in einem unbeschwerten Licht. Bekräftigung: »Ich behalte alles, was mir Kraft gibt. Was nicht zu mir gehört, lasse ich los. Ich vertraue dem Fluss des Lebens.«

03

SCHÜTTELN

REINIGEN DER ZELLEN

Nehmen Sie die Grundhaltung ein. Bewegen Sie Ihre Knie auf und ab und schütteln Sie den ganzen Körper. Lassen Sie Ihre Arme wie Seile herabbaumeln und den Bauch wie einen Beutel hängen. Schütteln Sie Muskeln, Sehnen, Gelenke und Knochen. Spüren Sie nach etwa 3 Minuten, wie die Energie frei fließen kann, und lassen Sie sie ihren Weg finden.

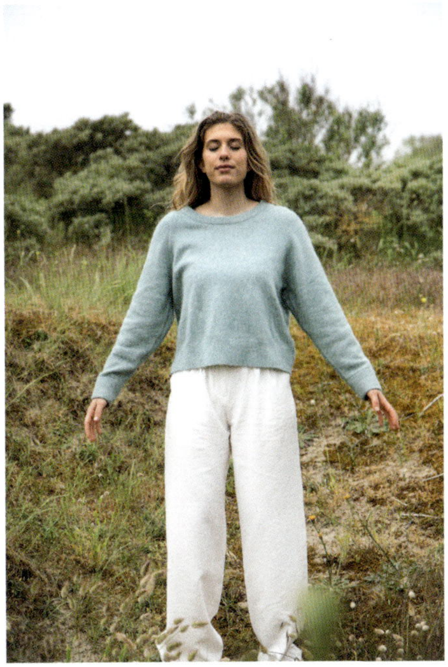

04

BEWEGEN

BALL UNTER WASSER HALTEN

- Stehen Sie entspannt, Füße zusammen. Setzen Sie den linken Fuß einen Schritt nach vorn links. Hände auf Hüfthöhe über dem linken Fuß.
- Führen Sie mit den Händen kreisende Bewegungen über dem linken Bein aus: bis zur Schulter, nach vorn, zurück auf Hüfthöhe. Verlagern Sie dabei Ihr Gewicht auf das linke Bein und zurück auf das rechte, der Rücken bleibt gerade.
- Stellen Sie sich einen Ball vor, der unter Ihren Händen auf dem Wasser schwimmt. Sie führen ihn mit sanftem Druck auf der Wasseroberfläche. Ihr Atem fließt frei.
- Den Energieball, die Bewegung und ihre Wirkung spüren Sie erst vor dem Bauch und dann darin. Wie eine kraftvolle Massage im Inneren.
- Machen Sie die Übung dreimal, auch zur anderen Seite. Wirkt gut bei Verstopfung.

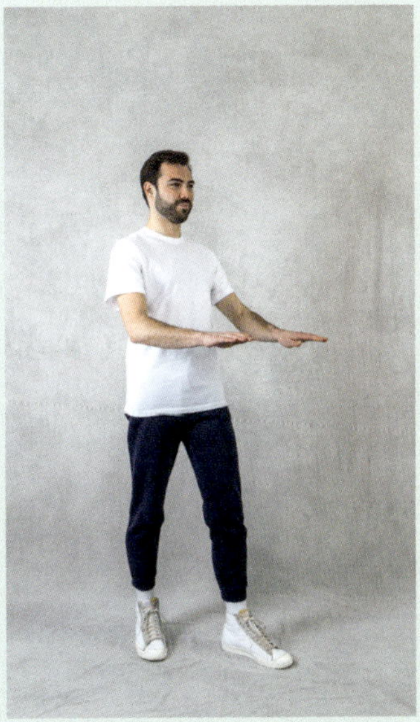

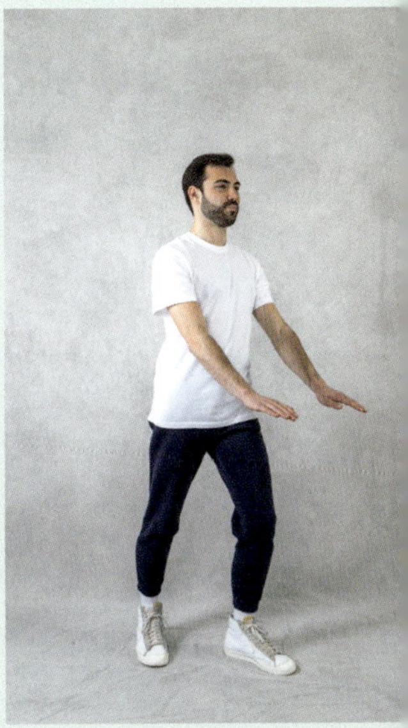

05

MASSIEREN

DURCHFALLPUNKT – VERSTOPFUNGSPUNKT

- **DURCHFALLPUNKT GALLENBLASE 37 (»HELLES LICHT«):** seitlich am Unterschenkel, etwa fünf Daumenlängen oberhalb des Knöchels
- **VERSTOPFUNGSPUNKT DREIFACHER ERWÄRMER 6 (»VERZWEIGTER GRABEN«):** auf dem Unterarm, vier Fingerbreit oberhalb des Handgelenks

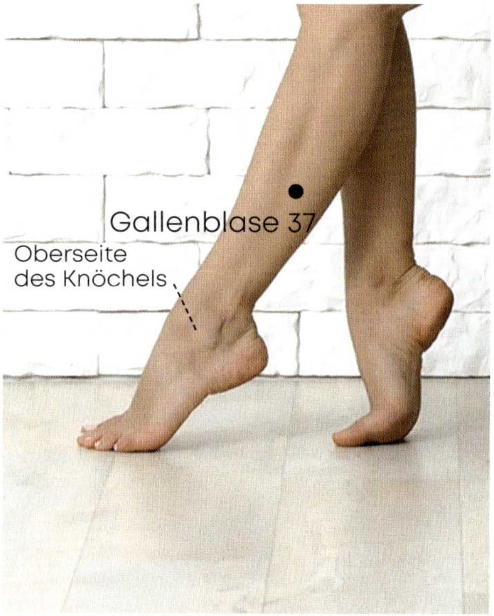

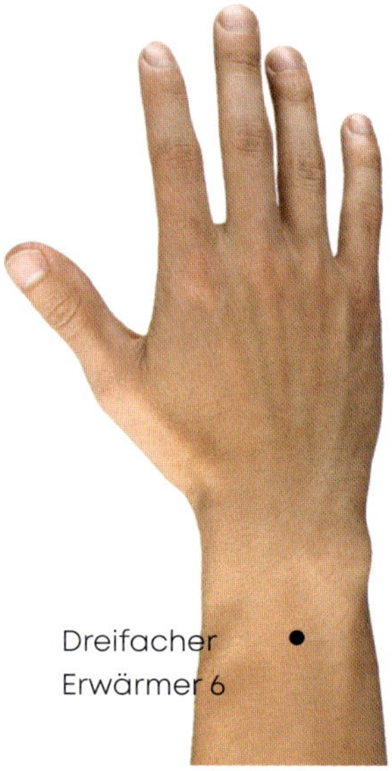

»Eine Flatulenz ist für einen alten Mann so wertvoll wie ein Goldbarren.«

CHINESISCHES SPRICHWORT

QI-GONG-WALKING

WIE EINE LEICHTFÜSSIGE TAUBE

Farbige Tugenden atme ich in meine Organe ein,
während ich wie eine leichtfüßige Taube gehe.

Meine Zellen sind in Bewegung.
Meine Gedanken bleiben ruhig.

Meine Füße küssen die Erde
und hinterlassen keine Spuren.

Einen Spaziergang vor dem Frühstück bauen nur wenige Menschen in ihren Tagesablauf ein. Doch gemäß Qi-Gong-Tradition und westlicher Forschung bringt er viele Vorteile mit sich.

Bewegung am Morgen mit leerem Magen regt den Appetit und die Konzentration an und stimuliert die Fettverbrennung. Sie beugt der Alterung vor, verbessert das Gedächtnis und steigert die Energie. Nach einer langen Yin-Phase in der Nacht ist das steigende Yang der aufgehenden Sonne noch weich und angenehm. Während einer Meditation können Sie ihr Licht direkt aufnehmen.

Qi-Gong-Walking ist eine Art schnelles Gehen. Sie atmen stärkende Energie in Ihre Organe, während Sie Farben und taoistische Tugenden visualisieren: grüne Freundlichkeit in die Leber, rote Freude ins Herz … Alle Yin-Organe werden gestärkt: Leber, Herz, Milz, Lunge und insbesondere die Nieren. Sie spüren einen Energiefluss, der durch Ihren ganzen Körper strömt. Rücken, Rumpf, Nacken und Kopf fühlen sich wie aus einem Guss an. Ihr unterer Rücken wird fest und warm. Sie entspannen sich in der Anstrengung.

Nach einer Chemo mit all ihren widerlichen Nebenwirkungen lernte ich den wundersamen und wunderbaren Effekt des Qi-Gong-Walkens in einem Schreiburlaub in Frankreich kennen. Fast alle Teilnehmer meiner Qi-Gong-Sitzungen bestätigen diese Erfahrung – und auch der Qi-Gong-Großmeister Li Qingyun, der Mann von 250 Jahren.

REGEN UND CHEMO IM LAND DER TAUSENDUNDEINEN HÜGEL

Ich freue mich sehr auf meinen Schreibaufenthalt in dem historischen französischen Klosterkomplex. Doch nach meiner Ankunft halten mich zwei Dinge im Bett: schlechtes Wetter und die nur schleppend vorangehende Erholung von einer Chemotherapie. Als nach ein paar Tagen die Sonne durch die Buntglasfenster scheint, nehme ich den Vorschlag eines Spaziergangs in der Natur an.

Die sanfte Hügellandschaft entpuppt sich bald als das Land der tausendundeinen sehr steilen Hügel. Das Qi-Gong-Walking – eine Technik, die ich kurz zuvor während eines Sommerpraktikums beim OTCG, einem Institut für TCM in Belgien, erlernt habe – trägt hier erste Früchte. Zum Erstaunen meiner sonst so quietschfidelen Begleiterin lasse ich sie bald hinter mir. Ich laufe fünf Kilometer am Stück. Bergauf, bergab – wie in Trance.

Als sie keuchend bei mir ankommt, frage ich sie, ob wir noch weitere 15 Kilometer vor uns haben. Das meine ich witzig und ernst zugleich. Es ist, als würde ich über unendlich viel Energie verfügen und als wäre die Chemo schon lange Zeit her. Ich selbst kann diese wundersame Entwicklung überhaupt nicht fassen.

Als ich wieder zurück bin, gebe ich die Qi-Gong-Walking-Technik in einigen meiner Gruppen weiter.

Auch die Teilnehmer berichten von ungewöhnlichen Wanderleistungen und jeder Menge Energie.

Beispielsweise beim Umsteigen zwischen weit voneinander entfernten Bahnsteigen.

Während des sonst so anstrengenden Schlendermarathons beim Einkaufen.

Bei Strandspaziergängen mit der Familie, bei denen sie, sonst notorische Nachzügler, plötzlich die sportlichsten Verwandten ungläubig hinter sich lassen.

Je größer die Begeisterung ist, desto mehr möchte ich verstehen, was da vor sich geht.

Einige Zeit später, als ich die Quellen zum Leben des Qi-Gong-Großmeisters Li Qingyun durchgehe, bringt eine kleine Anekdote Klarheit. Seit 1927 ist Li Qingyun als der Mann von 250 Jahren bekannt. Während seiner langjährigen Suche nach Heilkräutern in unbewohnten Gebieten im Nordwesten Chinas verwendete er eine Technik, die er »Gehen wie eine leichtfüßige Taube« nannte. Der berühmte chinesische General Yang Sen erlebte sie 1927 auf humorvolle Art und Weise (Näheres folgt auf Seite 106). Die Technik unterscheidet sich vom Qi-Gong-Walking in Details, die Wirkung ist dieselbe.

Und ich erkenne diesen wundersamen Effekt. Dank des Mannes von 250 Jahren weiß ich, dass ich nichts mehr wissen muss, sondern auf das vertrauen kann, was ich fühle. Als spräche er mich direkt an: »Lass los und gehe.«

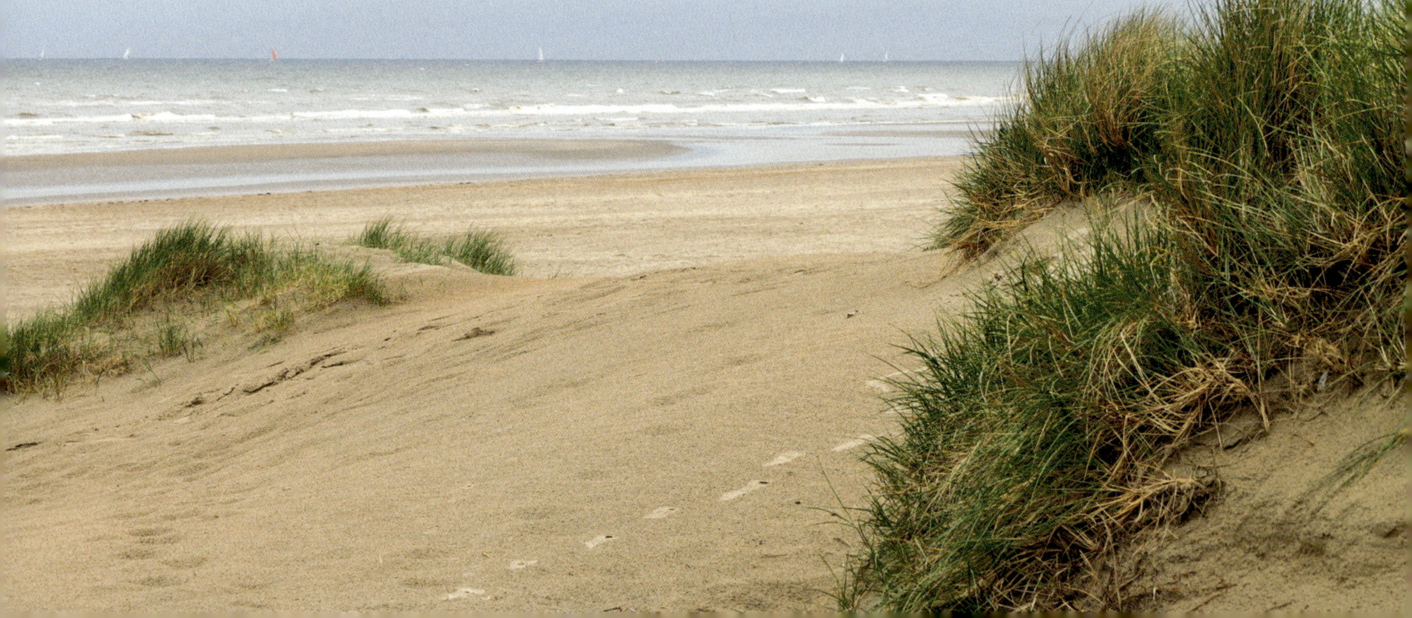

QI-GONG-WALKING

BEWEGEN – ATMEN

- Schwingen Sie die Arme bis auf Schulterhöhe nach vorn, ähnlich wie marschierende Soldaten (öffnet Lungen- und Herzmeridian). Machen Sie etwas größere Schritte als sonst. Halten Sie den Rücken gerade. Lassen Sie die Energie von der Brust in den Bauch sacken.
- Atmen Sie über drei Schritte ein und über drei Schritte aus. Sobald es sich gut anfühlt, können Sie diese Abfolge mit sechs, neun oder zwölf Schritten durchführen. Atmen Sie sanft durch die Nase ein und durch den Mund aus. Atmen Sie 5–10 Minuten pro Organ.
- Sprechen Sie möglichst nicht. Das verbraucht unnötig Energie, stört Ihre Konzentration und verwirrt Ihren Verstand.

VERGEGENWÄRTIGEN

- Folgen Sie beim Atmen dem Zyklus der Fünf Bewegungen (Seite 26). Fangen Sie bei der Lunge an, dem Organ, mit dem der Tag und alles Leben beginnt. Atmen Sie weißes »Loslassen« in Ihre Lungen – verdichten Sie diese Energie beim Ausatmen. Dann folgen: blaue »Ruhe« in den Nieren; grüne »Freundlichkeit« in der Leber; rote »Freude« im Herzen; gelbes »Selbstvertrauen« in der Milz.
- Starten Sie den Zyklus noch einmal in den Lungen. Sie können die Reihenfolge abändern oder sich auf ein Organ konzentrieren.
- Farbenergie können Sie auch aus der Umgebung aufnehmen. Zum Beispiel grünes Qi aus den Bäumen, blaues Qi aus der Luft. Dieses Qi ist keine Abstraktion, sondern echte Energie.

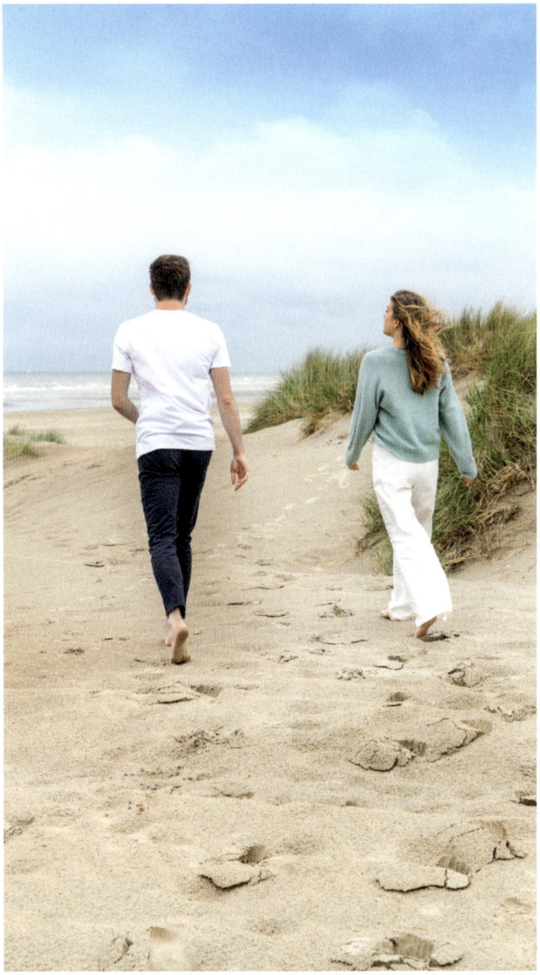

GEHEN WIE EINE LEICHTFÜSSIGE TAUBE – DER MANN VON 250 JAHREN

»Ein Märchen, mit dem Eltern ihre Kinder täuschen wollen«, so urteilt der chinesische General Yang Sen kopfschüttelnd, als ihm sein Adjutant Gui Yunjin von dem 250 Jahre alten Mann erzählt.

»Aber es ist eine wahre Geschichte«, antwortet Gui Yunjin. »Der 250-Jährige lebt in meinem Geburtsdorf Chenjiachang, etwa 35 Kilometer von hier. Sein Name ist Li Qingyun. Ich kenne ihn seit meiner Kindheit. Mein Großvater erzählte mir, dass meine Urgroßeltern ihn schon gekannt hatten, als sie Kinder gewesen waren. Schon damals war er über 100 Jahre alt, aber er sah energisch aus und ging so schnell wie ein junger Mann. Er ist wirklich 250 Jahre alt! Seine Geburt wurde offiziell in Kangxi im 17. Jahrhundert [1678] registriert und jetzt [im Jahr 1927] ist er noch immer am Leben.«

»Also gut, hör zu, wir werden Folgendes tun«, sagt der General, der zwischen Unglauben und Neugier schwankt. »Geh zurück in dein Heimatdorf und sag Herrn Li, dass ich ihn als meinen Gast nach Wanxian einlade und ihm dankbar wäre, wenn er käme. Behandle ihn mit Respekt. Hole ihn nicht in einer klapprigen Bambussänfte ab, sondern in einer robusten, luxuriösen. Auf der 35 Kilometer langen Strecke entlang der Hänge des Eisen-Phönix-Bergs darf Herr Li unter keinen Umständen müde werden, damit ich ihn ausführlich zum Geheimnis seines ›unsterblichen‹ Alters befragen kann.«

Am nächsten Tag heißt General Yang Sen Herrn Li im Empfangsraum des Handelspostens Wanxian willkommen, wo sein Adjutant ihn untergebracht hat.

Über 1,80 Meter groß und sehr stark, so schätzt der General seinen Gast ein. Mit schmaler Taille, geradem Rücken und extrem gut entwickelten Brustmuskeln hat er sogar etwas Majestätisches.

Adjutant Gui Yunjin jedoch, der neben Li steht, ist außer Atem und wirkt müde.

»Was ist passiert«, fragt der General, »dass du so erschöpft aussiehst?«

»Die 35 Kilometer von Chenjiachang zurück hierher bin ich mehr oder weniger gelaufen. Der Rückweg war sehr anstrengend. Es war wie ein Wettrennen.«

»Willst du mir erzählen«, sagt General Yang Sen ungläubig, »dass Meister Li nicht in der Sänfte saß, sondern ebenfalls zu Fuß unterwegs war?«

»So ist es!«, seufzt sein Adjutant frustriert. »Herr Li sagte, es seien nur 35 Kilometer und dass ein Spaziergang seinen Muskeln und Knochen guttun würde. Er weigerte sich, in der Sänfte Platz zu nehmen, und ich hatte keine andere Wahl, als ihm zu folgen. Er geht, als würde er fliegen. Unmöglich, mit ihm Schritt zu halten.« General Yang Sen sieht Li fragend an.

Der zeigt keinerlei Regung und sieht nicht aus, als hätte er gerade 35 Kilometer in halsbrecherischem Tempo auf schwierigem Gelände zurückgelegt.

Da erkennt General Yang Sen: Die Gesundheit des 250-Jährigen ist besser als die des Mannes mittleren Alters.

Der 250-Jährige ist wohl tatsächlich … ein Mann von 250 Jahren.

Und der 250 Jahre alte Mann kennt die Geheimnisse des Qi-Gong.

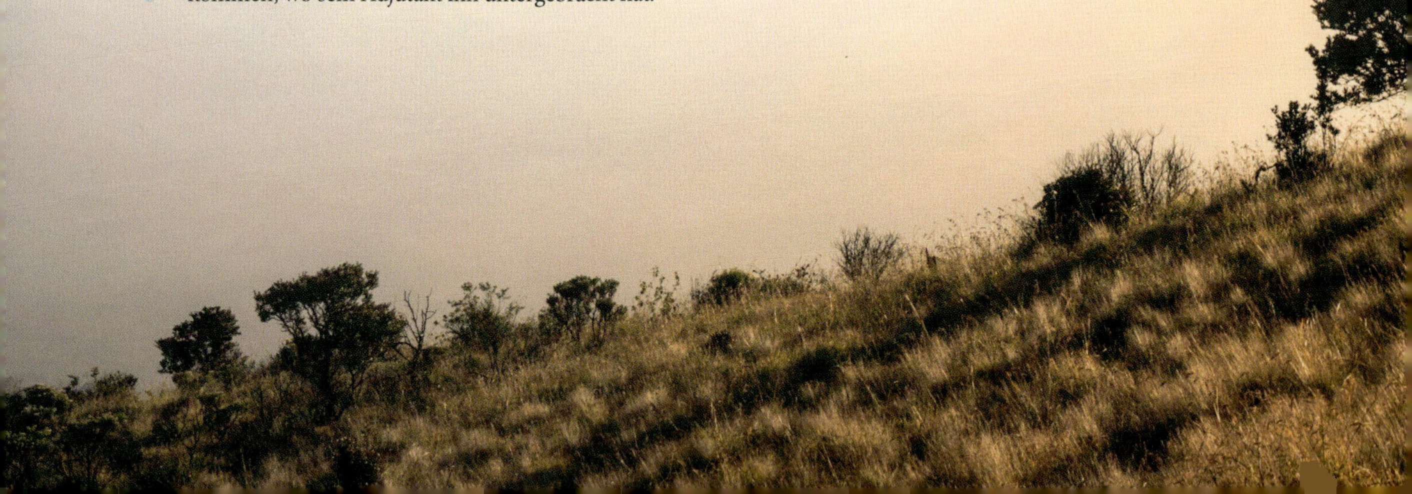

ESSEN

FRÜHSTÜCKEN WIE EIN KAISER, ZU MITTAG ESSEN WIE EIN KÖNIG, ZU ABEND ESSEN WIE EIN BETTELMANN

Aus der Kornkammer
in meinem Magen und meiner Milz
entspringt Qi
für meine Lungen und mein Herz.

Ich nähre mich mit Liebe.

Sie lassen das Frühstück aus, weil Sie zu wenig Zeit haben? Oder zu viele Kilos auf den Rippen? Die westliche Forschung zeigt, dass dies keine gute Idee ist. Die TCM geht sogar noch einen Schritt weiter: Ihr Frühstück sollte so reichhaltig sein wie ein westliches Abendessen. »Frühstücken wie ein Kaiser, mittags essen wie ein König und abends speisen wie ein Bettler«, so lautet ein verbreitetes chinesisches Sprichwort, das auch im Westen bekannt ist.

Das Verdauungssystem ist in der ersten Tageshälfte am aktivsten. Zwischen 7:00 und 11:00 Uhr morgens erhalten Magen und Milz, die für Aufnahme, Transport und Umwandlung von Lebensmitteln zuständig sind, die meiste Energie. Deshalb ist es am besten, »wie ein Kaiser« zu frühstücken. Die Chinesen beginnen den Tag gerne mit einer warmen Mahlzeit, oft einer Suppe.

Zwischen 11:00 und 13:00 Uhr verteilt das Herz möglichst viele Nährstoffe und steigert zudem Gefühle der Freude und des Vergnügens. Ein leichtes Mittagessen in Gesellschaft von lieben Freunden empfiehlt sich, ebenso ein kurzes Mittagsschläfchen oder ein Qi-Powernap (Seite 149), während sich im Dünndarm der Verdauungsprozess fortsetzt.
Zwischen 17:00 und 19:00 Uhr stärken Sie die Nieren mit einer leichten Mahlzeit und viel Wasser. Danach erreichen Milz und Magen ihr niedrigstes Energieniveau und es ist besser, für den Rest des Abends nichts mehr zu essen.

ESSEN NACH QI GONG UND TCM

EMPFOHLEN

- Heiße Getränke, zum Beispiel Tee oder abgekochtes Wasser, warme Speisen, zum Beispiel Suppen (Stärkung der Milz)
- Je mehr Geschmacksrichtungen (sauer, bitter, süß, scharf und salzig) und Farben (Grün, Rot, Gelborange, Weiß, Blau), desto mehr Energie und Gleichgewicht
- Bitter schmecken beispielsweise geriebene Zitronenschale, Chicorée und Kurkuma (antioxidativ, reguliert die Essensmenge).
- Obst und Gemüse der Saison
- Kräuter und Gewürze, etwa frisches Basilikum, Gewürznelke oder Petersilie (regen die Verdauung an)

VERMEIDEN

- Kalte Getränke oder Lebensmittel aus dem Kühlschrank, Rohkost (schädigt das Verdauungsfeuer der Milz)
- Milch, Molkereiprodukte (»Verstopfung« der Meridiane, sie lösen ein Gefühl von Schwere aus)
- Fette, Zucker, Kaffee, Alkohol (belasten die Leber)
- Brot (schleimbildend, blähend, erzeugt Wärme) nur als Ergänzung: Dinkelsauerteigbrot ist besser als Weizenbrot.
- Tiefkühl- und Mikrowellennahrung (ohne Qi durch Schädigung der Moleküle)
- Diätprodukte (künstlich und verarbeitet)

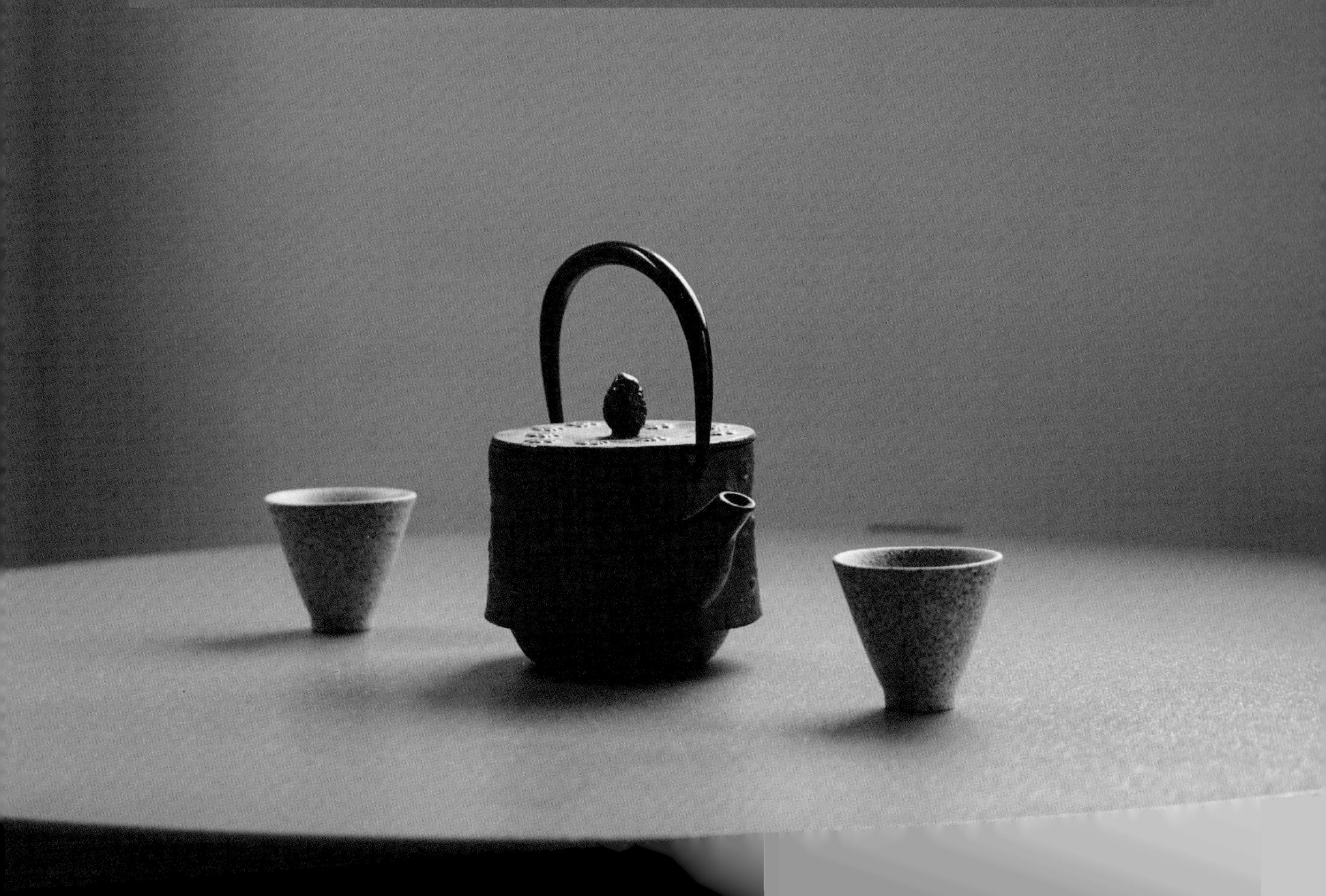

FÜNF TIPPS FÜR EIN HIMMLISCHES MAHL

01

ZEIT UND RUHE FINDEN

DEN HIMMEL SINKEN LASSEN

- Lassen Sie Ihre Arme seitlich vom Körper hängen. Atmen Sie ein und führen Sie die ausgestreckten Arme seitlich nach oben. Atmen Sie aus und senken Sie die Hände vor der Brust abwärts, die Handflächen zeigen nach unten.
- Spüren Sie Ruhe und die energetische Verbindung mit den Menschen, mit denen Sie essen.

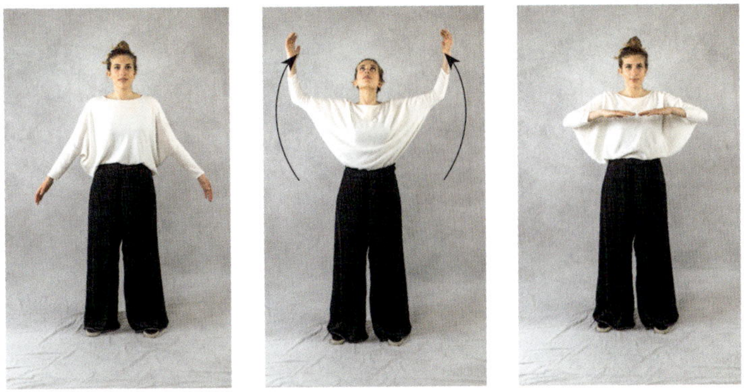

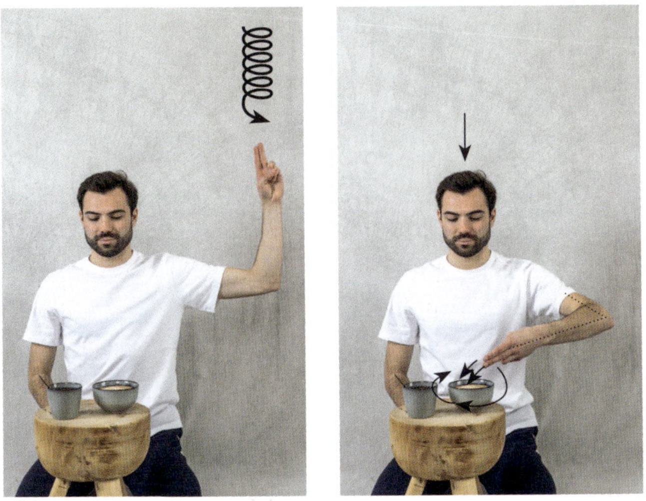

02

SEGNEN DES ESSENS

GEISTER, UNSTERBLICHE UND GROSSMEISTER

- Mit der dominanten Hand bilden Sie Schwertfinger, indem Sie Zeige- und Mittelfinger aneinander sowie den Daumen auf Ring- und kleinen Finger legen. Heben Sie die Hand so mit abgewinkeltem Arm auf Kopfhöhe. Bewegen Sie sie neunmal spiralförmig im Uhrzeigersinn. Spüren Sie, wie kosmische Energie und universelle Liebe nach innen zum Herzen fließt.
- Spüren Sie, wie Sie mit dem Essen eins werden. Sagen Sie: »Mit größtem Respekt, der größten Dankbarkeit bitte ich die Geister, Unsterblichen und Meister, dieses Essen mit positiver Energie und universeller Liebe zu segnen.« Zeigen Sie mit den Schwertfingern auf Ihren Teller. Kreisen Sie ihn ein, machen Sie ein Kreuz über dem Essen. Lassen Sie Energie nach innen strahlen.

03

ESSEN MIT MUND UND GEIST

In einer bekannten buddhistischen Geschichte will ein Novize von einem älteren Mönch wissen, ob die Mönche im Tempel fleißig üben. Der Mönch nickt zustimmend mit dem Kopf. »Welche Methode praktizieren Sie?«, will der Novize wissen. »Essen und schlafen«, antwortet der Mönch. »Machen Sie das so wie die meisten Menschen?« »Nein«, erklärt der Mönch. »Wenn ich esse, dann esse ich nur. Wenn ich schlafe, dann schlafe ich nur. Aber die meisten Menschen machen das nicht.« Qi-Gong ist also eine sehr frühe Form der Achtsamkeit.

04

SICH MIT LIEBE NÄHREN

Der Magen verdaut nicht nur Nahrung, sondern auch Gefühle. Lassen Sie alle negativen Energien und Gedanken los. Nähren Sie sich bewusst mit universeller Liebe.

»Medikamente tun Ihnen nicht so gut wie Nahrung.«

CHINESISCHES SPRICHWORT

05

PRODUZIEREN VON SPEICHEL

DAS GOLDENE ELIXIER

- Klappern Sie vor der Mahlzeit 36-mal sanft mit den Zähnen. Fahren Sie mit der Zunge neunmal außen an den Zähnen und neunmal innen entlang. Bewegen Sie Ihren Speichel im Mund und um die Zähne. Schlucken Sie ihn auf drei Male herunter in den Magen.
- Danken Sie diesem goldenen Elixier für die Anregung der Verdauung, den Schutz der Zähne sowie die Abwehr von Bakterien und Viren.

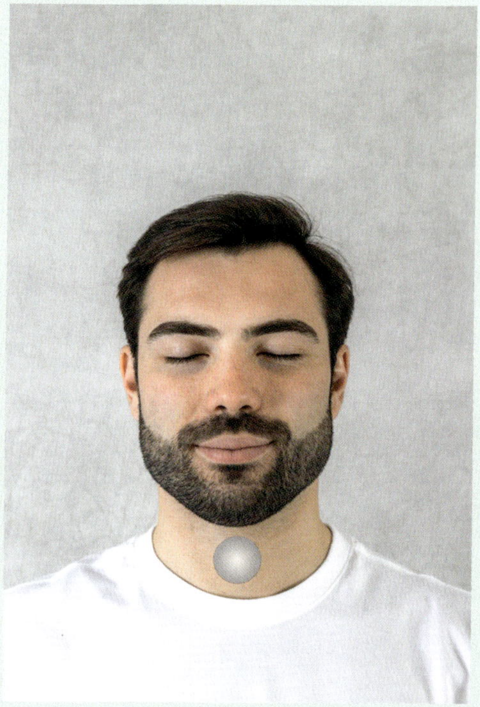

ARBEITEN

FÜNF ANTWORTEN AUF DIE FRAGE: WIE BLEIBE ICH IM SITZEN FIT?

Blut, Qi und Insulin fließen
durch meinen Palast der Mitte.

Entschlossen und innerlich präsent
beginne ich erfolgreich meinen Tag.

Nach den morgendlichen Qi-Gong-Ritualen, dem Spaziergang mit nüchternem Magen und einem ausgewogenen Frühstück erreicht der Funktionskreis der Milz den höchsten Energiefluss. Zwischen 9:00 und 11:00 Uhr morgens ist die beste Zeit zum Arbeiten. Ihr Organismus ist frisch und kann viel aufnehmen. Die Adrenalinproduktion erreicht Spitzenwerte und der Blutfluss wird gesteigert. Die Widerstandskraft des Körpers ist jetzt besonders hoch.

Es ist schade, dass in vielen Berufen bei der Arbeit am Bildschirm unsere aktive, sprudelnde Energie durch langes Sitzen ausgebremst wird. Jeden Tag stellt sich aufs Neue die Frage: Wie bleibe ich im Sitzen fit? Jeder, der sich zwischendurch die Beine vertreten und Qi-Gong-Übungen durchführen kann, erkennt schnell, wie wohltuend beispielsweise »Schütteln«, »Zitterndes Pferd«, »Shaolin-Kreise« oder »Stärken der Organe« wirken (Teil 2). Im Sitzen durchgeführt haben sie den gleichen vitalisierenden und entspannenden Effekt wie im Stehen. Machen Sie die Abfolge jeweils zehn-, zwanzigmal oder so oft Sie wollen.

01

HEILENDE HÄNDE

Tippen, Klopfen und Massieren stimulieren die Energie in Ihren Händen und Gelenken. Zudem öffnen sich Ihre Meridiane und regen die Energie in Ihren Organen an.
Ihre Fingerspitzen und die zwei Handflächenpunkte *(Laogong)* sind zwölf mächtige Tore, über die Sie Energie aufnehmen und abgeben können.

HANDFLÄCHE – HEILENDE-HAND-PUNKTE

- Dort, wo der Mittelfinger auf die Handfläche trifft, wenn Sie die Finger beugen, liegt Ihr Laogong: Das ist der Punkt, der Energie aufnimmt und ausstrahlt, der »Heilende-Hand-Punkt«.
- Massieren Sie den linken Laogong mit dem rechten Daumen. Weiten Sie ihn spiralförmig über die ganze Handfläche aus. Klopfen Sie mit dem rechten Handrücken dreimal auf den linken Laogong.
- Wiederholen Sie die Übung mit der rechten Handfläche.

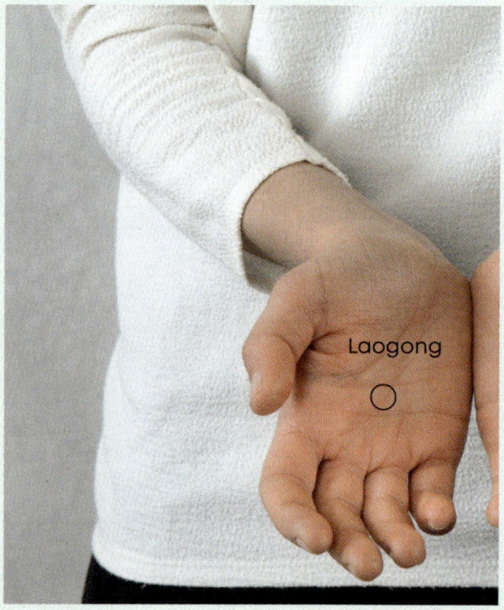

FINGERSPITZEN – ENERGIEANTENNEN

- Legen Sie Ihre Fingerspitzen aneinander.
- Bewegen Sie die Händen ein wenig voneinander weg und spüren Sie die Energie zwischen und in Ihren Fingerspitzen.

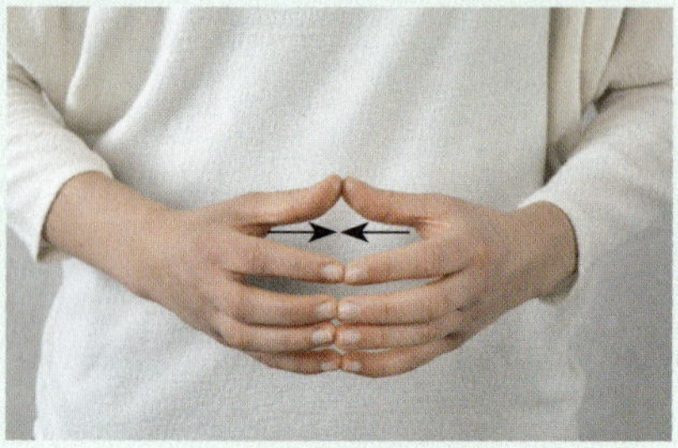

SCHWIMMHÄUTE – LYMPHDRAINAGE

- Legen Sie Ihre Hände vor dem Bauch übereinander, Handaußenseiten nach vorne und zwischen Daumen und Zeigefinger ineinander geschoben. Drücken Sie sie fest ineinander. Dann wechseln Sie zu den »Schwimmhäuten« zwischen den anderen Fingern.
- Wirkt wie eine Lymphdrainage

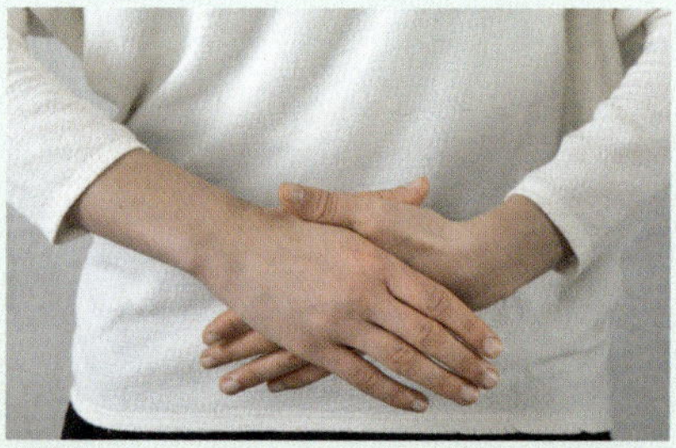

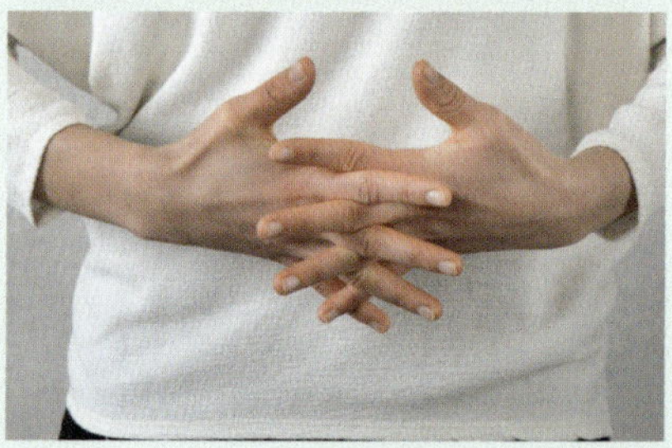

KLEINER FINGER – HERZ UND DÜNNDARM

- Legen Sie Ihre Hände wie eine Schale zusammen, die Handflächen zeigen nach oben.
- Die Außenseiten der kleinen Finger klopfen leicht gegeneinander.
- Stimuliert die Energiekanäle von Herz und Dünndarm

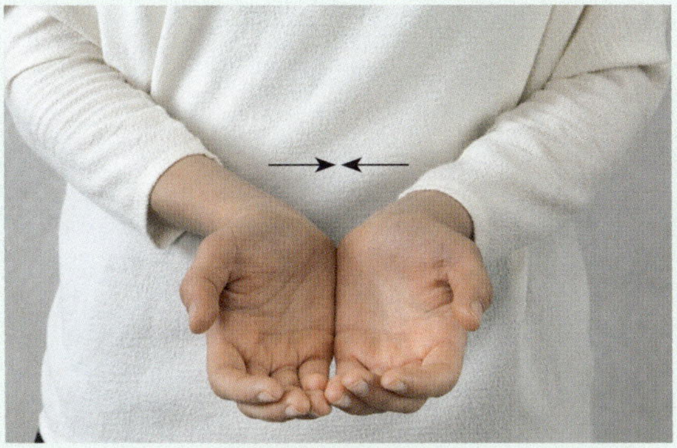

ZEIGEFINGER – LUNGE UND DICKDARM

- Knicken Sie die Hände mit abgewinkelten Armen am Gelenk ab. Die Finger zeigen nach unten, die Daumen liegen innen.
- Die Zeigefinger klopfen seitlich gegeneinander.
- Stimuliert die Energiekanäle von Lungen und Dickdarm

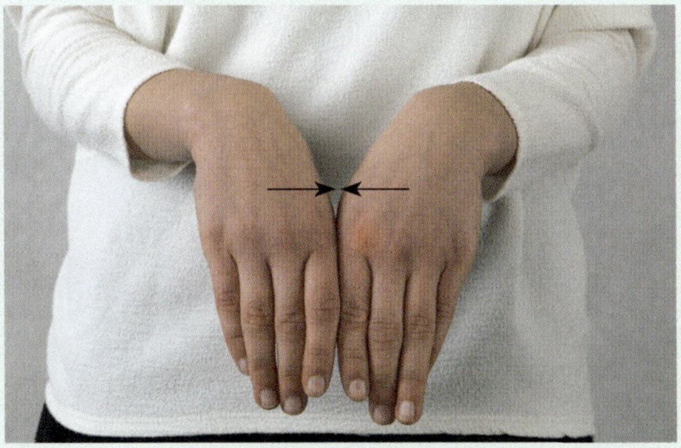

HANDRÜCKEN – DIE MUTTER DES QI

- Machen Sie mit der linken Hand eine lockere Faust. Klopfen Sie mit dem Handrücken auf den Rücken der rechten Hand.
- Wiederholen Sie dies mit einem Seitenwechsel.
- Stimuliert den Blutkreislauf. Blut ist die Mutter des Qi und das Qi reguliert das Blut.

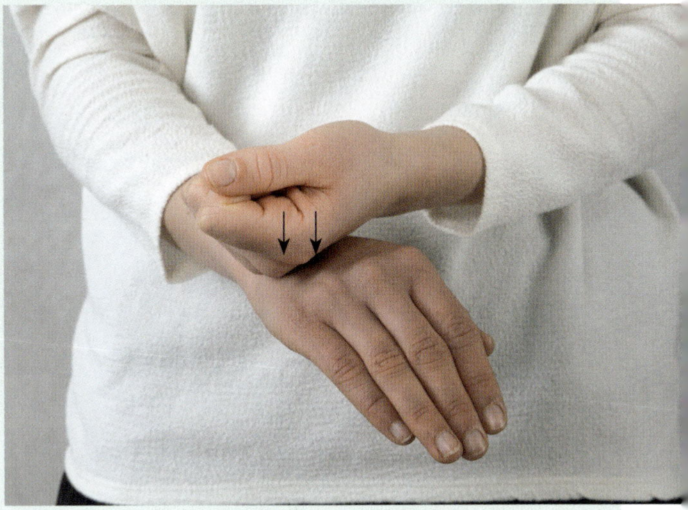

HANDGELENKE – STRESSPUNKTE

- Die Handgelenke klopfen leicht aneinander, um die Energien in Eierstöcken und Samenleitern anzuregen (siehe Bild). Auf der Gelenkaußenseite fließt die Energie der Gebärmutter und Prostata, auf der Innenseite die der Eierstöcke und Hoden.

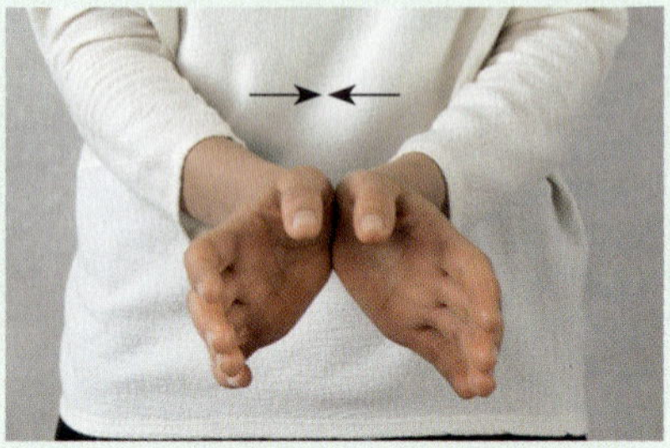

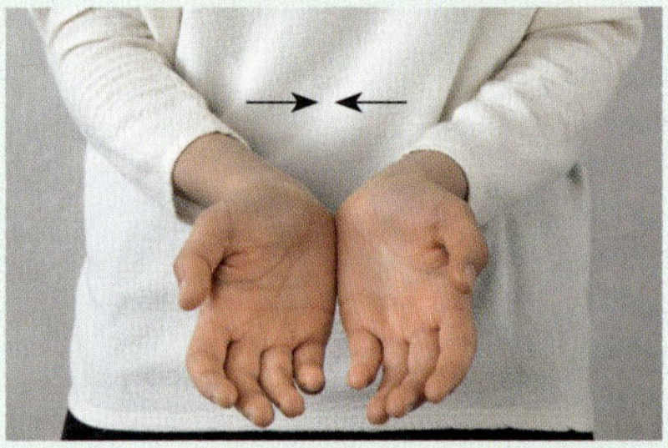

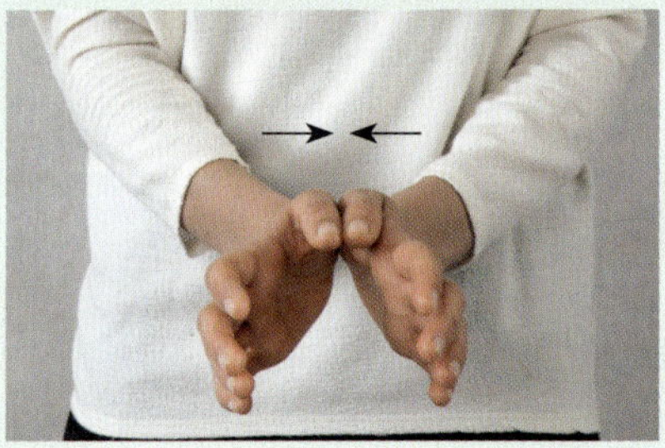

FINGER – MASSIEREN

- Fassen Sie den rechten Daumen mit Zeige- und Mittelfinger der linken Hand. Kneten Sie ihn vorsichtig von der Wurzel bis zum Nagel. Drücken Sie auf den Nagel und lassen Sie den Daumen mit einem hörbaren Geräusch los. Spüren Sie Entspannung im dritten Auge.
- Machen Sie die Übung mit allen Fingern der rechten Hand, dann mit denen der linken.

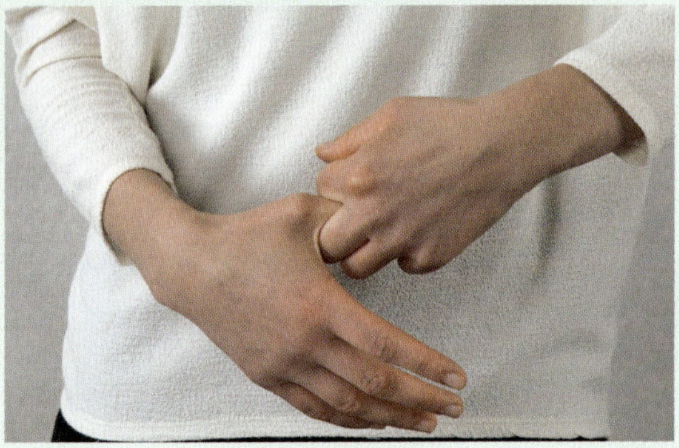

REIBEN – HÄNDE VOLLER QI

- Reiben Sie Ihre Handflächen neun- bis achtzehnmal aneinander. Spüren Sie Hände voller Qi.
- Legen Sie die Hände über die Augen. Lassen Sie heilende Energie nach innen strahlen. Entspannen Sie sich.

02

KRANICHHALS – SCHILDKRÖTENHALS

- Setzen Sie sich auf einen Stuhl, Hände auf den Knien. Das Kinn ist leicht angezogen, der Kopf aufgerichtet, die Füße stehen breit auseinander. Legen Sie die Zunge an den Gaumen.
- Atmen Sie Energie durch den Scheitelpunkt in die Wirbelsäule ein. Atmen Sie aus und lassen Sie dabei Oberkörper und Kopf zwischen den Knien nach vorn sinken.
- Atmen Sie ein und richten Sie sich auf, dabei bewegt sich das Kinn an der Brust entlang aufwärts. Richten Sie den Rücken vollständig auf und halten Sie kurz den Atem an.
- Atmen Sie aus und wiederholen Sie die Schritte.
- Legen Sie am Ende die Hände auf den Bauch. Umarmen Sie die Energie und lächeln Sie.
- Variante Schildkrötenhals: in umgekehrter Reihenfolge. Atmen Sie ein, bewegen Sie sich mit dem Kinn am Brustbein entlang nach unten. Beim Ausatmen in einem weiten Bogen nach vorne schwingen und dann wieder aufrichten.

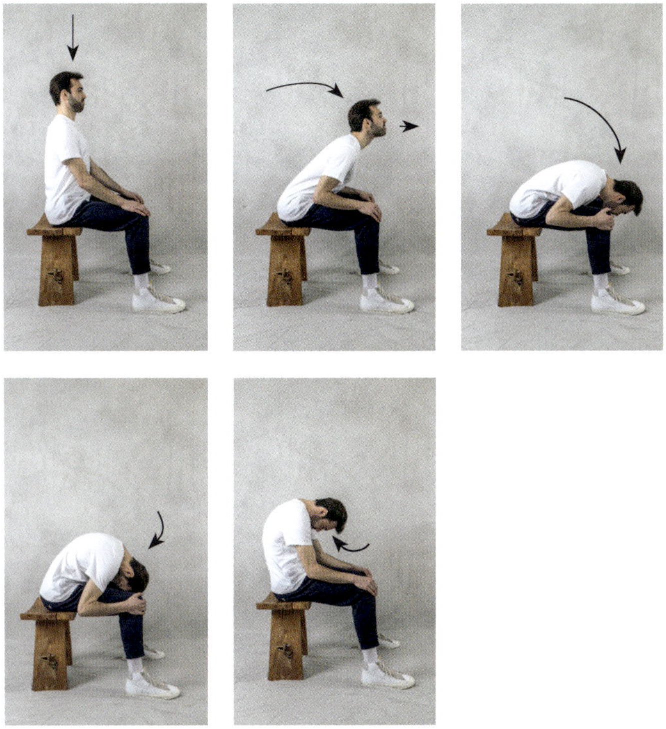

»Kranichhals« und »Schildkrötenhals« öffnen die Wirbelsäule. Blockaden lösen sich, Wirbel und Bandscheiben werden geschmeidig und stark. Blut, Knochenmark und Energie fließen frei im Kleinen himmlischen Kreislauf: am Rücken hinauf bis zum Scheitel und entlang der Brust hinunter zum Bauch.

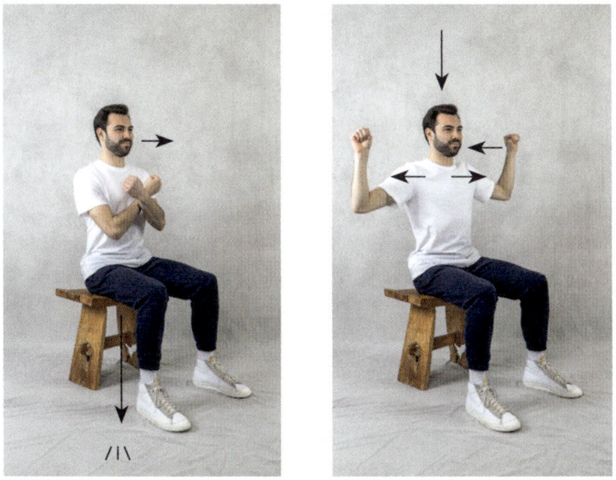

03

WIRBELSÄULENATMUNG

- Die lockeren Fäuste (Daumen innen) liegen vor der Brust, die Arme über Kreuz. Atmen Sie durch die Wirbelsäule heilende, goldgelbe Energie ein.
- Führen Sie Ihre Hände neben die Schultern, der Rücken geht ins Hohlkreuz. Atmen Sie schwarze negative Energie aus Ihrem Steißbein aus und spüren Sie, wie sie in die Erde abfließt. Beugen Sie dabei den Rücken. Wiederholen Sie dies.

Diese Übung lockert die Gelenke und aktiviert die Verbindung zwischen Hinterkopf und Kreuzbein.

04

AUFNAHME VON ERDENERGIE

- Bewegen Sie die Hände vor Ihrem Körper auf und ab, während Sie ein- und ausatmen. Nehmen Sie mit den Fingerspitzen und Handflächen Erd- und Himmelsenergie auf (Seite 59).
- Spüren Sie, wie Ihr Bauch fest und warm wird, sowohl beim Ein- als auch beim Ausatmen.

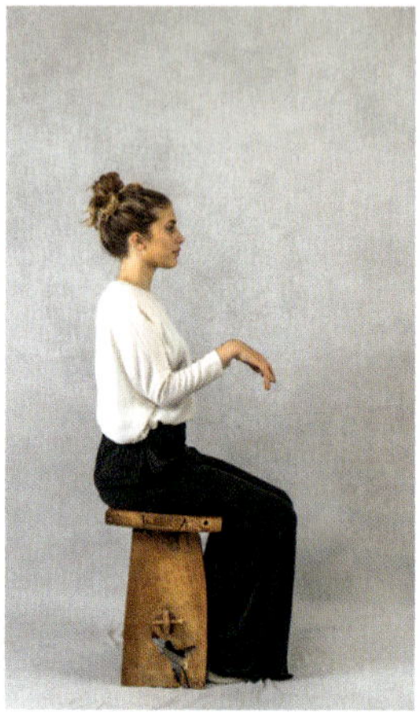

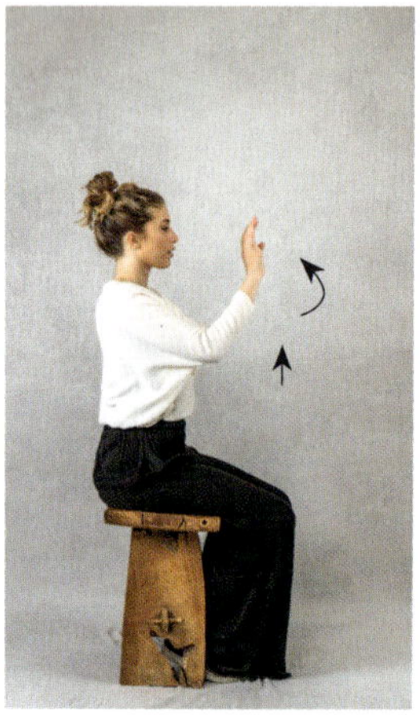

05

QI-SELBSTMASSAGE

- Klopfen Sie Ihren gesamten Körper ab oder massieren Sie ihn (Seite 85).
- Das Klopfen gibt vitalisierende Energie. Das Massieren harmonisiert und entspannt.

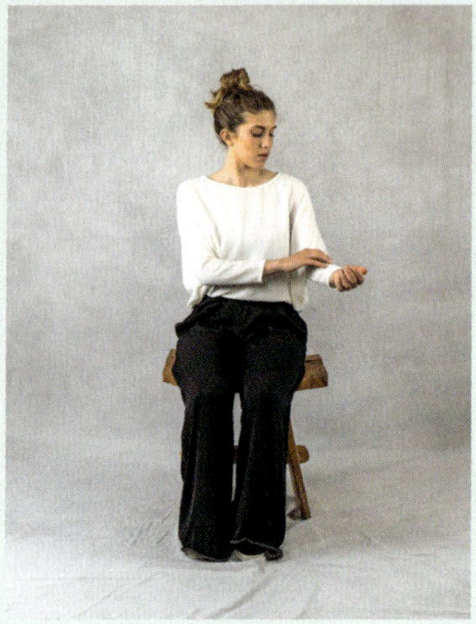

»DAS LEBEN BEGINNT MIT 70!« – QI GONG FÜR 80- UND 90-JÄHRIGE

»Ich muss dir im Namen von jemandem danken, den du nicht kennst.«

»Also für etwas, das ich nicht getan habe?«

»Für etwas, das du durch mich getan hast.« Evert lächelt. »Es geht um eine 96-jährige Arthrosepatientin, die ihre Hände kaum bewegen konnte. Ich zeigte ihr die Übungen ›Heilende Hände‹. Als sie sie machte, öffneten sich ihre Handgelenke, wurden leicht und warm. Die Schmerzen wurden erheblich gelindert.«

Im Kurs für Sitz-Yoga, den ich für Seniorenbetreuer gebe, höre ich ähnliche Aussagen. Nicht nur Menschen, die oft vor dem Bildschirm sitzen, und Büroangestellte, sondern auch Senioren – ob fit und gesund oder auf Rollstuhl, Gehhilfe oder Bett angewiesen – können mit einfachen Handübungen ihren ganzen Körper in Schwung versetzen. Der Energieschub bringt unter anderem ihre Gefühle ins Gleichgewicht und fördert ihr seelisches Wohlbefinden und ihre geistige Entwicklung. Außerdem hält die Energie den Kopf frei. Angesichts der Begeisterung von Pflegern und Senioren sind Pflegeheime inzwischen daran interessiert, Qi-Gong in den Alltag zu integrieren. Die Lebensperspektive von Menschen über 80 und 90 kann sich dadurch deutlich verändern. »Das Leben beginnt mit 70«, wusste schon Qi-Gong-Meister T. T. Liang (1900–2002). »Alles ist schön!« Noch als 90-Jähriger unterrichtete er bei bester Gesundheit.

ZUSAMMENARBEITEN

ZEHN TIPPS FÜR MEETINGS MIT POSITIVER ENERGIE

Meine Milz gibt mir Vertrauen.
Ich berate, lenke und rede.

Alles, was ich fühle, denke und tue,
ist ein Geschenk an andere und an mich selbst.

In allem bin ich ehrlich und aufrichtig.

Wichtige Sitzungen, heikle Verhandlungen, schwierige Geschäfte? Am besten planen Sie solche Angelegenheiten direkt morgens ein. Denn dann funktioniert Ihre Milz optimal, sie ist zuständig für Ihre sozialen Fähigkeiten. Auf Basis eines gesunden Selbstvertrauens vertrauen Sie auch anderen. In Meetings stellen Sie die Verbindung zwischen den Menschen her. Sie überlegen und leiten, reden mit allen. Weil Sie bedingungslos geben, erhalten Sie mindestens genauso viel zurück. Ihre Ehrlichkeit ist in Balance, Sie sind in allem transparent und aufrichtig.

01

AUFRICHTIG SEIN

99 % EHRLICH = 0 % EHRLICH

Wer im Einklang mit dem Tao leben will, tut gut daran, bei Beratungen und Meetings aufrichtig zu sein. Auch im Hinblick auf Kollegen als »Konkurrenten«, und zwar wenn alles gut läuft und auch in schwierigen Situationen. Aufrichtigkeit ist eine taoistische Tugend, die in der Milz verortet ist. Glauben Sie, Sie haben das Recht oder sogar die Pflicht, unaufrichtig zu sein? Machen Sie sich bewusst: Weil Unaufrichtigkeit nicht dem Tao entspricht, wird früher oder später eine karmische Korrektur stattfinden.
99% aufrichtig = 0% aufrichtig.

02

NEU STARTEN

DER QI-BESEN

- Atmen Sie ein und bringen Sie die Hände über den Kopf. Fegen Sie das schlechte Qi weg, von links nach rechts und von rechts nach links in S-Form vor Ihrem Körper. Reinigen Sie so Scheitel, drittes Auge, Kehle, Brust, Sonnengeflecht, Bauch, Unterleib, Knie und Füße.
- Lassen Sie gute Energie mit dem »Himmel« herabsinken.
- Geben Sie der Energie Substanz durch Ihre Intention, zum Beispiel Gleichmut.

Qi-Gong-Technik für den Neustart des Qi-Felds schützt davor, dass sich schlechte Energien festsetzen. Der Ursprung dieser kann emotional sein (zum Beispiel Konflikt mit einem Kollegen), räumlich-energetisch (ungemütlicher Besprechungsraum), menschlich-energetisch (verbale Aggression eines Vorgesetzten) oder eine Kontamination durch Viren und Bakterien.

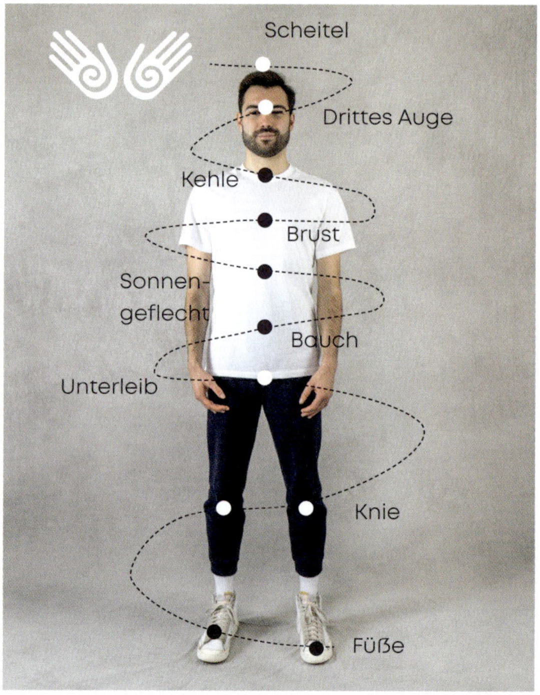

03

FOKUSSIEREN

FÜR DAS HÖCHSTE GUT

Konzentrieren Sie sich auf Ihre Ziele und lassen Sie das Ergebnis los. Was Sie tun oder sagen, dient dem höchsten Gut. Vor allem dann, wenn Menschen es gut meinen, liegen sie oft ganz schön falsch.

04

LÄCHELN

»DAS, WAS DU LÄCHELST, IST DAS, WAS DU BEKOMMST«

Lassen Sie Ihr inneres Lächeln in den Zellen entstehen, spüren Sie die universelle Liebe in Ihrem Buddha-Herz und senden Sie diese an jeden Anwesenden. Wenn Sie andere mit mitfühlendem Buddha-Herzen anlächeln, werden Sie wie ein mitfühlender Buddha wirken. Wenn Sie anderen mit negativer Energie begegnen, werden Sie negative Energie zurückbekommen. Oder: »Das, was du lächelst, ist das, was du bekommst.«

05

KANALISIEREN

VERNETZTES BEWUSSTSEIN

- Bringen Sie Ihr Bewusstsein anderthalb Meter über Ihren Scheitel. Spüren Sie Ihre Energieantenne. Verbinden Sie sie mit der Energieantenne der Person, mit der Sie kommunizieren, und vernetzen Sie sich mit deren Bewusstsein. Lassen Sie die Energien ineinanderfließen und gehen Sie mit Ihrem Verstand in die Kommunikation.
- Machen Sie dasselbe mit allen Personen im Meeting, so bleiben Sie mit ihnen in Kontakt.

06

OFFEN FÜR DAS TAO SEIN

HANDELN, OHNE ZU HANDELN

Welche Motive oder Emotionen auch immer im Spiel sein mögen, halten Sie Ihr Bewusstsein offen für alles. Lassen Sie den Moment und die Umstände, die zu Ihrer Entscheidung führen, ganz natürlich entstehen. Handeln durch Nichtstun *(Wei Wu Wei)*.

07

STRESSBESTÄNDIG SEIN

BALANCE-MUDRA

- Rechts: Bringen Sie Daumen, Mittelfinger und kleinen Finger zusammen.
- Links: Legen Sie das letzte Glied des linken Daumens auf den Nagel des kleinen Fingers.

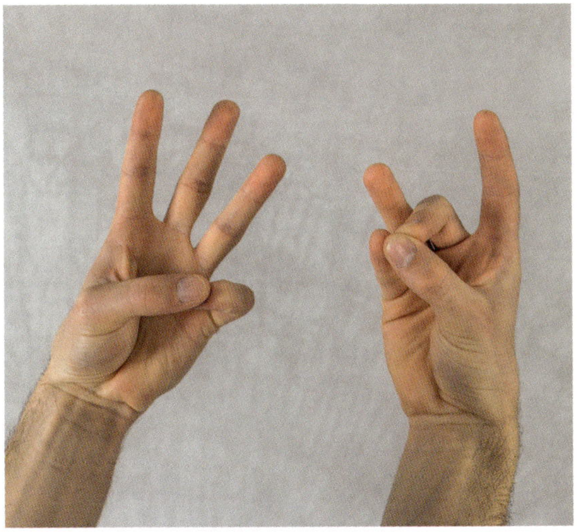

08

SICH SELBST SCHÜTZEN

DIE GEHEIME FAUST

- Stecken Sie Ihre Hände in die Taschen. Bilden Sie Fäuste, legen Sie dabei die Finger um den Daumen.
- Visualisieren Sie eine schützende Qi-Blase aus universeller Liebe.
- Lächeln Sie negative Fremdenergien an.
- Krümmen Sie die Zehen und lassen Sie alle negative Energie durch die Vertiefung in den Fußsohlen (Niere 1) in die Erde abfließen.

Geheime Qi-Gong-Technik zum Schutz vor negativer Energie. Indem Sie mit den Händen Fäuste bilden, zentrieren Sie alle Energie im Bauch, da er reflexologisch mit den Handflächen verbunden ist. Auch Ihr inneres Lächeln, das Ihre Energie ausgleicht, sorgt für Zentrierung und Erdung. Sie stehen da wie ein fest verwurzelter Baum, den niemand umwerfen kann. »Ein Jedi nutzt die Macht für Wissen und Verteidigung«, sagt Meister Yoda, »niemals für den Angriff.«

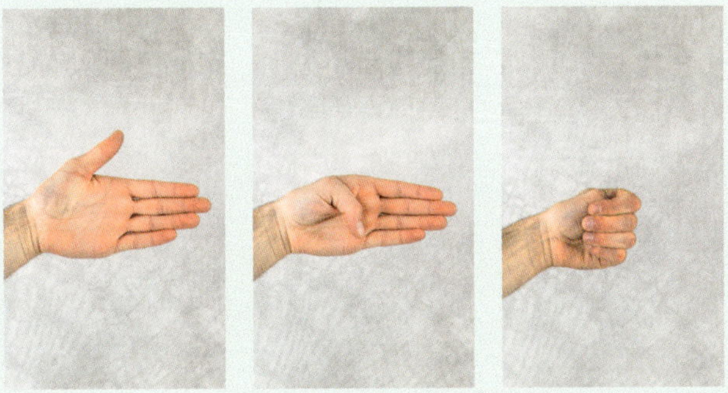

09

SICH REINIGEN

GEHEIME HEILENDE KLÄNGE

Tönen Sie die Heilenden Klänge (Seite 80) in Ihrem Mund, wenn gerade niemand Sie anschaut. Leise und fast lautlos, ohne Stimme oder Lippenbewegung. Achten Sie nur darauf, dass Ihr Atem frei fließen kann. Spüren Sie die Schwingungen in den Organen. Bleiben Sie in der Atempause. Spüren Sie, wie die Gefühle sich legen und Ihr Geist zur Ruhe kommt. Qi-Gong-Teilnehmer sind von dieser »geheimen« Methode sehr begeistert.

10

DANKBAR SEIN

NÄHER AM WAHREN ICH

Seien Sie in jeder Sekunde dankbar. So fühlen Sie sich jederzeit unterstützt. Und dann wiederum verspüren Sie keine Angst. Wenn Sie jemandem dankbar sind, sind Sie auch sich selbst dankbar. Empfinden Sie Dankbarkeit besonders gegenüber Menschen, die durch Kommentare, Konfrontation oder ihr Verhalten negative Energie in Ihre Richtung senden. Erkennen Sie in dieser Person einen Meister, der Sie näher an Ihr wahres Ich heranführt.

BUDDHA UND EIN HAUFEN KUHMIST

Eines Tages ging Su Dongpo, ein Gelehrter der Song-Dynastie, mit dem Mönch Foyin zu einem Tempel, um zu meditieren. Als sie fertig waren, fühlte sich Su sehr erleuchtet und fragte den Mönch, wie er bei seiner Meditation ausgesehen habe. Foyin antwortete: »Du sahst aus wie eine strahlende Buddha-Statue, sehr feierlich!« Su war sehr zufrieden. Als der Mönch Su fragte, wie er während der Meditation ausgesehen habe, antwortete Su scherzhaft: »Wie ein Haufen Kuhmist!« Da der Mönch schwieg und auch nicht wütend wurde, dachte Su, er hätte den Mönch besiegt.

Zu Hause angekommen, erzählte Su seiner Schwester Su Xiaomei selbstgefällig von dem Gespräch mit dem Mönch. Seine kluge Schwester überlegte kurz und sagte dann leise: »Mein lieber Bruder, du hast verloren. Mönch Foyin sah dich als Buddha-Statue, da er einen Buddha in seinem Herzen hat und jeder für ihn wie ein Buddha aussieht. Als du sagtest, er sähe aus wie ein Haufen Kuhmist, kannst du dir vorstellen, was in deinem Herzen war?«

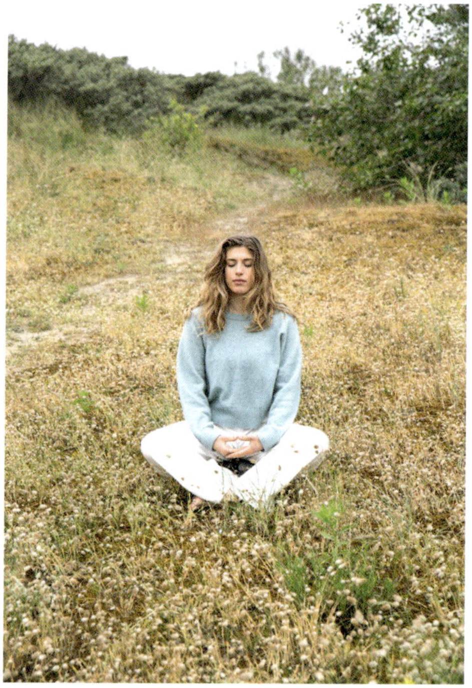

FÜHREN

SELBST-AUDIT FÜR KLUGE FÜHRUNGSKRÄFTE

Ich folge dem Weg
jenseits von Yin und Yang.

Indem ich nichts tue, erreiche ich viel.
Ich tue, indem ich bin.

Können Sie führen, indem Sie folgen?

Spüren Sie in der Stille das Gruppenfeld Ihres Teams?

Können Sie durch Nichtstun alles entstehen lassen?

Können Sie die Energie der sich streitenden Egos in schöpferische Kraft umwandeln?

Können Sie alles so klar sehen, dass Sie ein Licht für Ihr Team sind?

Wagen Sie es, offen zu fachlichen Lücken zu stehen und zu sagen: »Ich weiß es nicht.«?

Trauen Sie sich, von spirituellem Bewusstsein zu sprechen und zu sagen: »Ich fühle.«?

Können Sie Ihr Ego loslassen wie im Moment vor dem Tod?

Sind Sie bereit, sich hinzugeben?

Wissen Sie, was passiert, wenn nichts passiert?

BERUHIGEN

SECHS WEGE ZUR BERUHIGUNG DES GEISTES BEI DER ARBEIT

Ich bin nicht meine Gedanken.
Ich bin nicht meine Gefühle.
Ich bin nicht meine Begierden.

Ich bin frei.

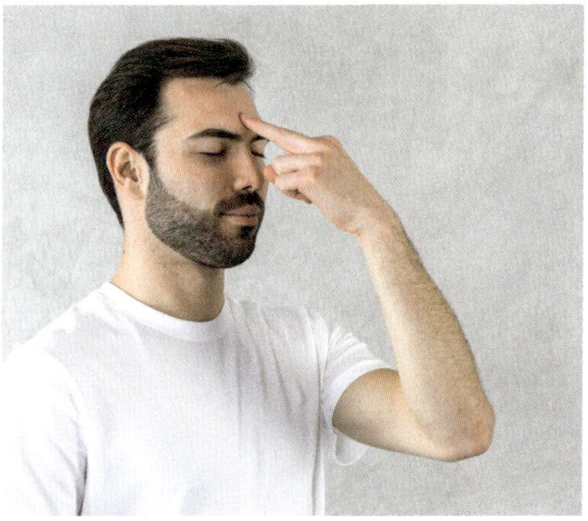

Fast alle Menschen, die an Qi-Gong-Sitzungen teilnehmen, leiden darunter. Manche beschreiben es als Wörter, die wie Bälle in alle Richtungen springen. Andere als Sätze, die sich endlos um ein und denselben Punkt drehen. Wieder andere zeigen achselzuckend auf ihren Kopf: »Ich kann den Affen nicht zum Schweigen bringen. Kann Qi-Gong helfen?« Zusätzlich zu »Den Himmel sinken lassen« (Seite 43) helfen sechs weitere Qi-Gong-Techniken, um unseren ständig aktiven Geist, unser »Monkey Mind«, bei der Arbeit zu beruhigen.

01

AUGENBRAUEN

DAS DRITTE AUGE (YINTANG, SIEGELHALLE)

- Legen Sie Ihren Mittelfinger zwischen Ihre Augenbrauen und üben Sie einige Minuten lang sanften Druck aus. Konzentrieren Sie sich auf Ihre Atmung. Lassen Sie Ihren Atem atmen.
- Spüren Sie, wie Wellen der Entspannung über Sie kommen.

Der Yintang-Druckpunkt befindet sich in dem Bereich, den viele traditionelle Kulturen dem dritten Auge zuschreiben. Einige Qi-Gong-Meister betrachten ihn als das obere Dantian, daher der Name »Siegelhalle«. Seit der Veröffentlichung von *Der Klassiker des Gelben Kaisers zur Inneren Medizin* ist er für die beruhigende Wirkung auf den Geist bei Angst und Schlaflosigkeit bekannt.

02

NASE

»BUDDHAS NASE«

- Drücken Sie mit dem Mittelfinger auf die Nasenspitze. Konzentrieren Sie sich mit geschlossenen Augen darauf. Atmen Sie so entspannt und leicht durch die Nase, dass der Atem kaum existiert.
- Ihr Herz kommt zur Ruhe, Stille breitet sich aus und setzt sich in den Zellen fest.

Mit dieser Technik beruhigen die buddhistischen Mönche ihren Geist während langer Meditationen. Die Nasenspitze ist reflexologisch mit dem Herzen verbunden. Wenn Sie auf Ihre Nasenspitze drücken, beruhigen Sie Ihr Herz. Laut TCM kommt auch Ihr Shen (Geist) zur Ruhe. Der Druckpunkt wirkt so stark, dass Sie bei Ohnmachtsanfällen wieder zu Bewusstsein kommen.

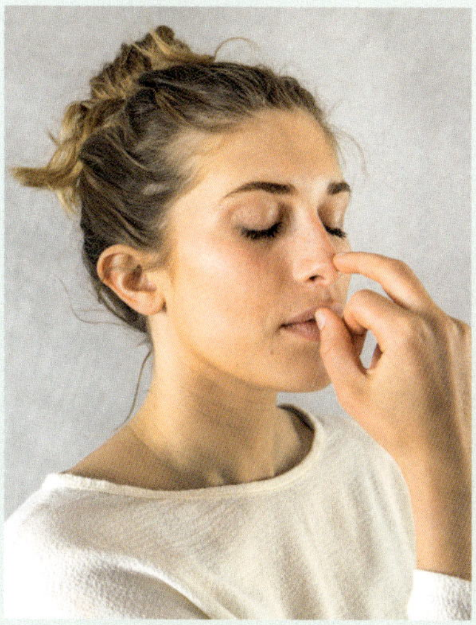

03

OHREN

EIN REISKORN IM »TOR DES GEISTES« (SHENMEN)

- Legen Sie Ihren Mittelfinger in die kleine ovale Vertiefung oben am Ohr.
- Atmen Sie in den Punkt hinein und massieren Sie ihn achtsam. Spüren Sie, wie Herz und Geist zur Ruhe kommen.
- Optional: Kleben Sie mit einem Pflaster ein Reiskorn auf den Punkt. Massieren Sie das Korn sanft, wenn Sie unter Stress stehen oder nicht klar denken können.

Der Druckpunkt »Shenmen« oder »Tor des Geistes« beruhigt nicht nur die Gedanken. Sie können auch klarer denken, sich besser konzentrieren, länger lernen und haben mehr Selbstvertrauen. Das Reiskorn ist eine Alternative zur professionellen Nadel oder zum »Ohrsamen«. Es wird bei der Ohr-Akupunktur eingesetzt, um bis zu einer Woche lang Druck auf einen bestimmten Punkt auszuüben. Fragen Sie Ihren Qi-Gong- oder TCM-Praktiker danach.

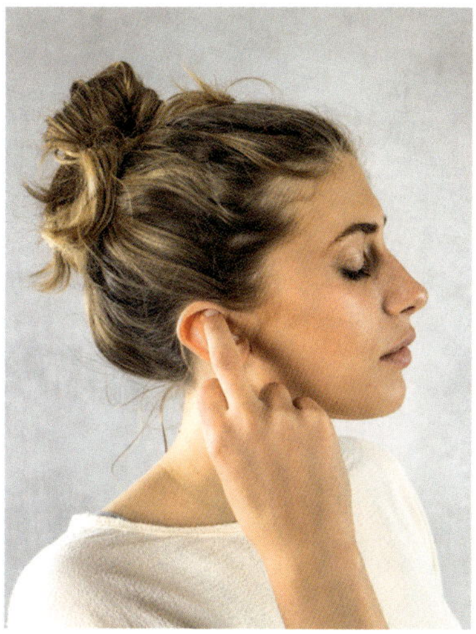

04

HÄNDE

ENTSPANNUNGS-MUDRA

- Die Spitzen des rechten Daumens, Mittelfingers und kleinen Fingers berühren sich (Seite 119).
- Legen Sie das letzte Glied des linken Daumens auf den Nagel des linken kleinen Fingers.

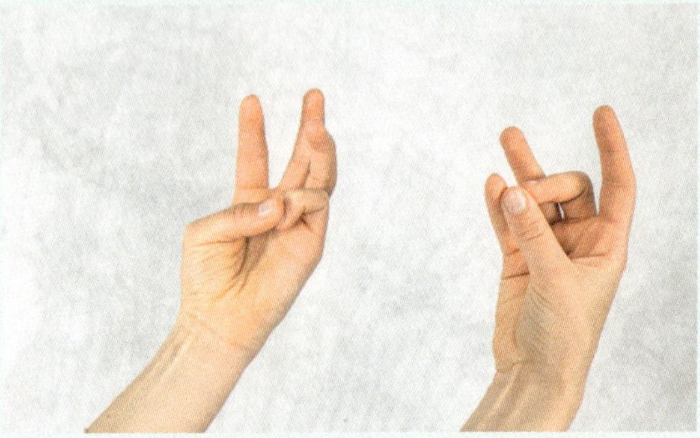

05

KRISTALLKAMMER

MEDITATION DES REINEN ICH

- Sie sitzen in der Grundhaltung. Schließen Sie die Augen und tönen Sie »CHUUU«.
- Bleiben Sie in der Atempause. Spüren Sie, wie sich Leichtigkeit von der Mitte Ihres Kopfs aus ausbreitet. Wiederholen Sie dies fünfmal.
- Tönen Sie sechsmal ganz leise »CHUUU woo«. Spüren Sie, wie die Energie gereinigt wird, und lassen Sie zu, dass sie sich in Ihrer Brust ausbreitet. Tönen Sie sechsmal nicht hörbar »CHUUU woo«. Spüren Sie, wie die Energie immer feiner wird. Lassen Sie sie zum Bauch fließen.
- Denken Sie sechsmal »CHUUU woo«. Lassen Sie die Energie durch den ganzen Körper fließen. Spüren Sie reine Energie in jeder Zelle.

Die Meditation des Reinen Ich beruhigt nicht nur den Geist, sondern reinigt auch das Ich durch Verfeinerung des Qi. *Wo Xu* ist Chinesisch für »Ich reinige« oder »Das Ich läutern«.

Die Wirkung setzt schnell ein. Ein Gefühl der Glückseligkeit breitet sich vom Zentrum Ihres Kopfs, der Kristallkammer, in Ihrem ganzen Körper aus. Je leiser der Klang und je weniger Sie sich anstrengen, desto stärker ist die Wirkung. Wenn Sie die Laute »denken«, statt sie auszusprechen, wird es Ihnen vielleicht so vorkommen, als würde das Gefühl in Ihrem Geist geradzu explodieren.

Diese Übung lässt sich auch im Alltag anwenden. Beim Warten, beim Sport, bei der Hausarbeit, auf Reisen, in Gesprächspausen … Mit intensiver Praxis manifestiert sich im Lauf der Zeit das Gefühl von Glückseligkeit und geistiger Stabilität fortwährend in Ihrem Geist.

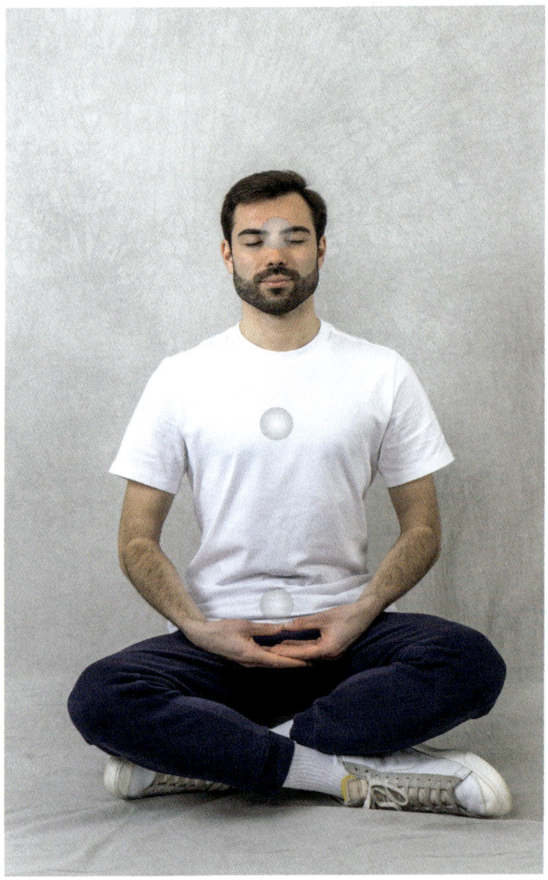

06

BRUST

QI-BALL AUS DEM WASSER NEHMEN UND INS WASSER LEGEN

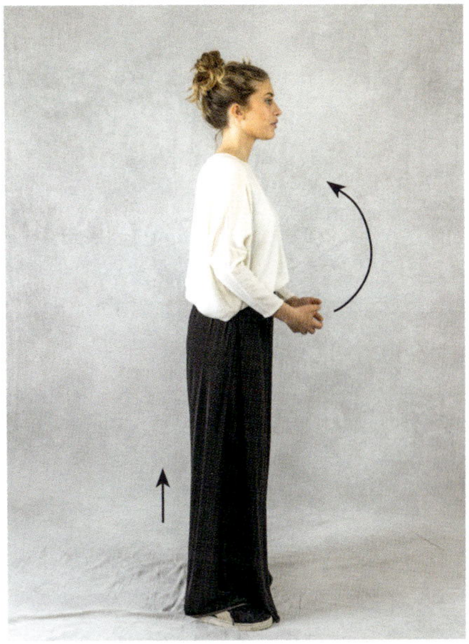

- Stehen oder sitzen Sie in der Grundposition. Bringen Sie Ihre Hände vor den Bauch, Handflächen nach oben. Bilden Sie mit den Armen vor Ihrem Körper einen Kreis. Stellen Sie sich vor, dass Sie einen Qi-Ball in Händen halten.
- Atmen Sie ein, halten Sie den Qi-Ball eine halbe Armlänge vor sich auf Schulterhöhe, Handflächen nach oben. Lassen Sie den Körper mit ihm aufsteigen.
- Drehen Sie die Handflächen nach unten. Atmen Sie aus, drücken Sie den Qi-Ball knapp vor der Brust nach unten zum Bauch, lassen Sie gleichzeitig den Körper sinken.
- Drehen Sie die Handflächen nach oben, lassen Sie den Qi-Ball darauf ruhen und warten Sie.
- Spüren Sie, wie Ihr Atem zur Ruhe kommt und Leichtigkeit in der Kopfmitte spürbar wird.

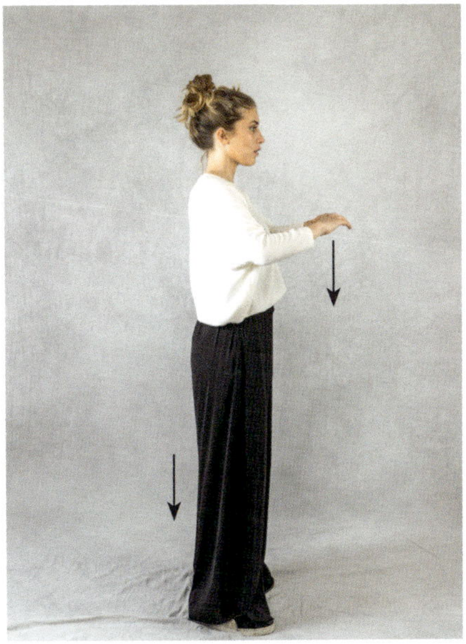

Ein Schüler sagte zu seinem Meister: »Mein Geist ist nicht ruhig. Ich bitte Euch, bringt meine Gedanken zur Ruhe.« Der Meister antwortete: »Bring mir deinen Geist und ich werde ihn zur Ruhe bringen.« Der Schüler sagte: »Ich habe überall nach ihm gesucht, habe ihn aber nirgendwo finden können.« »Siehst du«, meinte da der Meister, »ich habe deinen Geist zur Ruhe gebracht.«

AUFTANKEN

DER QI-POWER-SNACK

Der Rote Drache wühlt das Meer auf.
Fernes Donnergrollen.

Ich esse Qi und schlucke Himmelstau.

Ein köstlich süßer, zuckerfreier Snack ohne Kohlenhydrate, Farb- und Aromastoffe, sofortige Antistresswirkung garantiert, voller Energie und gratis zugleich. Jeden Tag liegt ein solcher Traumhappen direkt vor Ihrer Nase. Diesen Power-Snack essen Sie mit Geschmack und genießen das köstliche Qi um sich herum.

- Schließen Sie die Augen. Lassen Sie den »Roten Drachen« (Ihre Zunge) 36-mal entlang der Außenseiten Ihrer Zähne kreisen, Ihre Augen kreisen in die gleiche Richtung. Es folgt das Gleiche 36-mal in entgegengesetzte Richtung und dann entlang der Innenseiten Ihrer Zähne.
- Spülen Sie Ihren Mund 36-mal mit Speichel. Atmen Sie Energie aus Ihrer Umgebung ein. Kauen, verfeinern, genießen Sie die Qi-Delikatesse.
- Schlucken Sie dieses »Himmelswasser« in drei Portionen. Atmen Sie dazwischen ein und aus.
- Spüren Sie, wie das Qi in Magen und Milz ankommt. Nehmen Sie wahr, wie sich Kraft und Ruhe in Ihrem Qi-Körper ausbreiten.
- Während des Schluckens können Sie Energie an ein beliebiges Organ senden.
- Hören Sie den Klang als fernen Donner in Ihrem Bauch.

»Wind essen und Tau schlucken« ist eine Ernährungstechnik, die taoistische Qi-Gong-Meister während ihrer Suche nach Unsterblichkeit entwickelten. Sie mischten Speichel oder »Himmelstau« mit Qi oder »Wind« aus dem Kosmos. Die kraftvolle Mischung stärkt den Magen und andere Organe. Li Qingyun, der 250 Jahre alt gewordene Mann, kannte diese Methode ebenfalls. Auf seinen Reisen durch unwirtliche Gebiete im Nordwesten Chinas kam sie ihm sehr gelegen, da er manchmal wochenlang ohne Nahrung unterwegs war.

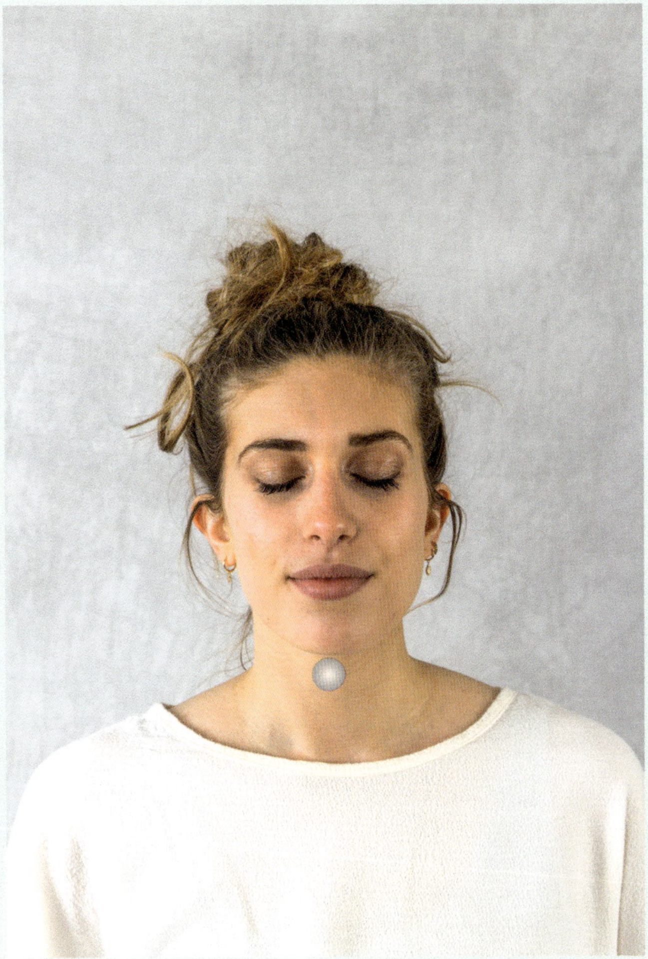

Beim Qi-Gong-Fasten Pi Gu – wörtlich »Verzicht auf Körner« – ist dieser Qi-Power-Snack fester Bestandteil. Während langer Fastenperioden in einem dunklen Raum – eine Woche bis zu einigen Monaten – unterstützte der Qi-Gong-Meister seine Schüler mit der Energie aus seinen eigenen, reichlich vorhandenen Qi-Reserven. Heutzutage kann energetische Unterstützung aus einem Gruppen-Qi-Feld kommen. Diejenigen, die diese heftige Art des Fastens durchführen wollen, tun gut daran, Workshops zu wählen, die eine medizinische Überwachung durch einen in der westlichen Welt ausgebildeten Arzt umfassen.

Nicht nur in China, sondern auch im Westen ist das Fasten wieder in Mode, Kurzzeitfasten ist besonders beliebt. Westliche Untersuchungen zeigen, dass diese Methode das Lern- und Gedächtnisvermögen stimuliert. Das Risiko von Krankheiten wie Alzheimer und Parkinson soll abnehmen. Auch gibt es hoffnungsvolle Ergebnisse, was die Behandlung von Diabetes angeht. Laut einiger wissenschaftlicher Studien könnte Fasten sogar das Tumorwachstum verringern, die klassische Krebsbehandlung unterstützen oder deren Nebenwirkungen verringern. Die meisten Studien wurden an Tieren durchgeführt; Tests am Menschen befinden sich noch in den Kinderschuhen. Wenn Sie an Krebs erkrankt sind, ist es also nicht ratsam, mit dieser Methode eigenständig zu experimentieren.

Fasten können Sie sicher, gesund und ohne Geld auszugeben mit dem Qi-Power-Snack. Das Einspeicheln und Kauen bringt Sie in einen ruhigen Meditationszustand. Das Schlucken verleiht Ihnen Leichtigkeit und Kraft. Verglichen mit allen anderen Snacks – so köstlich sie auch sein mögen – ist die Mischung aus Speichel-Himmelstau und kosmischem Qi ein Mundvoll Unsterblichkeits-Lebenselixier.

FÜHLEN

DIE HEILKRAFT DER BÄUME

Herz gegen Herz. Krone gegen Krone.
Baum, Erde und Mensch unsterblich
in einem himmlischen Kreislauf von Liebe.

Bäume umarmen? Es gab eine Zeit, da machte ich mich darüber lustig. Nach verschiedenen Qi-Gong-Trainings, Chemotherapien und einer Stammzellentransplantation stimme ich nun von ganzem Herzen mit dem überein, was die alten Qi-Gong-Meister schon vor Tausenden von Jahren wussten und im Westen erst entdeckt wird: Bäume absorbieren negative Energie und wandeln sie in positive um. Das Praktizieren von Qi Gong mit Bäumen wirkt vitalisierend und heilend.

Laut Untersuchungen sorgen Grünflächen für schnellere Erholung nach Operationen, für bessere Lernerfolge bei Kindern und weniger Kriminalität in Städten. Im Bundesstaat New York wird das Wandern im Wald empfohlen, um die Gesundheit zu stärken. In Japan verschreiben Ärzte offiziell Waldbäder. Alle wissenschaftlich nachgewiesenen gesundheitlichen Vorteile sind vergleichbar mit denen des Qi Gong (Seite 30). In Waldluft lässt sich eine hohe Konzentration an Sauerstoff und Phytonziden, pflanzlichen chemischen Stoffen, feststellen. Diese stärken unser Immunsystem. Das harmlose Bakterium Mycobacterium vaccae im Boden erhöht die Resilienz und löst positive Gefühle aus.

Mit der Kraft Ihres Geistes, über Ihre Augen, Ihre Handflächen und Ihren Scheitelpunkt tauschen Sie Energie mit Bäumen und dem Boden aus. Das lässt sie in einem himmlischen Kreislauf zirkulieren. Der wesentliche Zustand des Seins ist wie immer: Einssein in universeller Liebe, Mitgefühl und Dankbarkeit.
Die beste Zeit zum Praktizieren ist morgens bis mittags. Die wohltuende Energie eines Waldes ist wundervoll überwältigend. Aber auch der einzelne Baum auf dem Parkplatz vor dem Firmengebäude wartet in der Pause auf Sie.

01

TREFFEN MIT DEM BAUM

BAUM DER UNSTERBLICHKEIT

- Wählen Sie einen Baum, der zu Ihnen passt. Ihr Energiefeld öffnet sich wie eine Blume, seien Sie aufnahmebereit. Einladend. Bäume reagieren unterschiedlich.
- Viele chinesische Gedichte und Gemälde stellen die Kiefer als den Baum der Unsterblichkeit dar. Sie strahlt Qi aus, das das Blut nährt, das Nervensystem stärkt und das Leben verlängert.

02

DEN BAUM UMARMEN

HERZ GEGEN HERZ

- Legen Sie Ihre Hände auf den Stamm, als würden Sie das Herz des Baums berühren.
- Die Energie kreist: über einen Arm in Ihr Herz, über den anderen zurück in den Baum. Spüren Sie, wie sich Ihre Herzenergie harmonisiert.

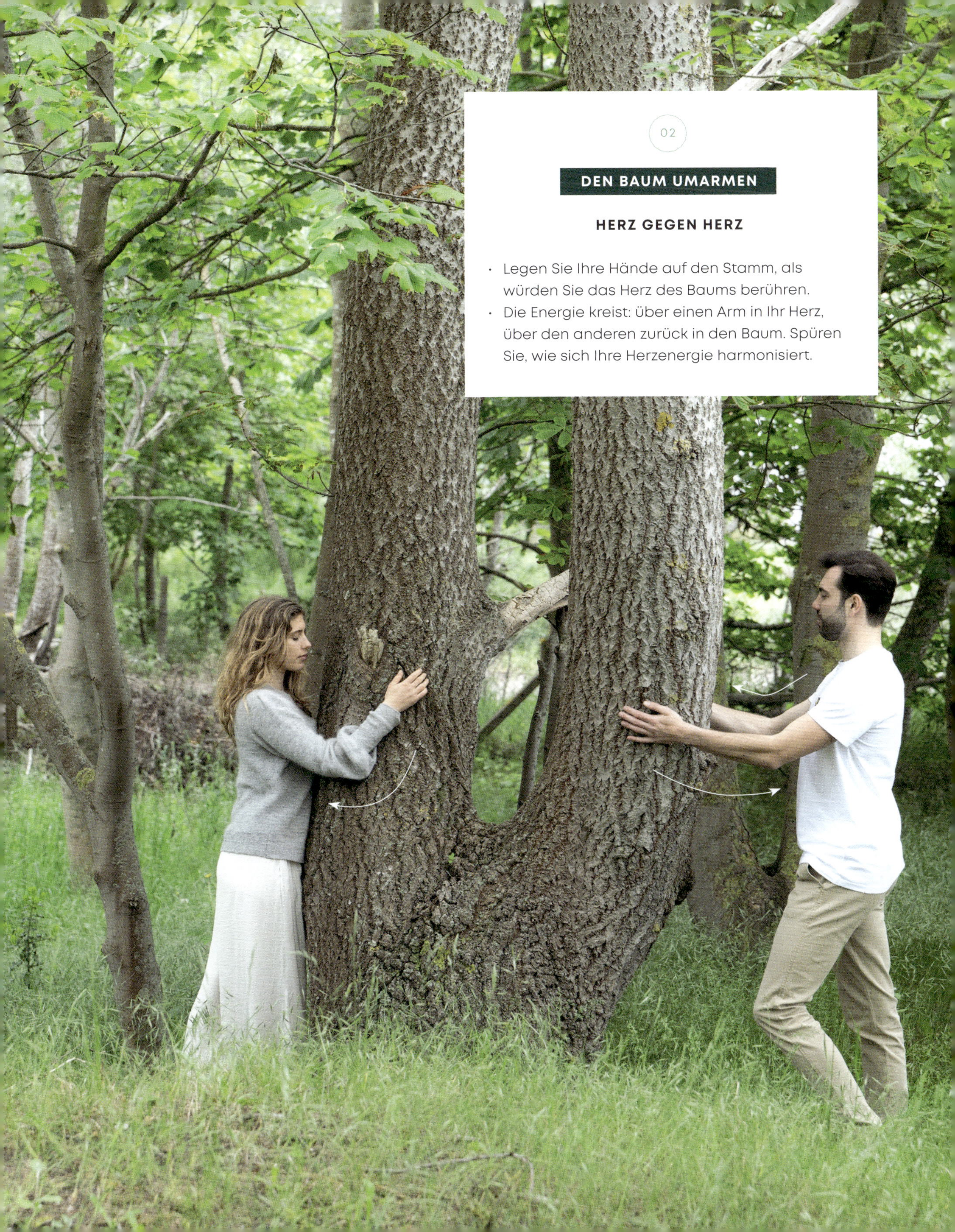

03

BAUM SEIN

SCHEITEL GEGEN SCHEITEL

- Stellen Sie sich einen Meter vom Baum entfernt hin und spüren Sie seine Aura. Schaffen Sie gemeinsam einen himmlischen Kreislauf. Nehmen Sie über den Scheitelpunkt die sanfte, freundliche Baumenergie auf.
- Lassen Sie sie zirkulieren: abwärts über Brust, Bauch und Beine durch die Fußsohlen in die Erde und wieder nach oben über Wurzeln und Stamm in die Baumkrone.
- Spüren Sie, wie Ihr Gehirn, Ihre Drüsen und Ihre Organe genährt werden.
- Wechseln Sie nun die Richtung und nehmen Sie nährende Erdenergie durch die Fußsohlen auf. Lassen Sie diese zirkulieren: über Beine und Rücken hinauf zum Scheitel und hinab durch Stamm und Wurzeln zurück in die Erde. Spüren Sie, wie negative Energie gereinigt wird.

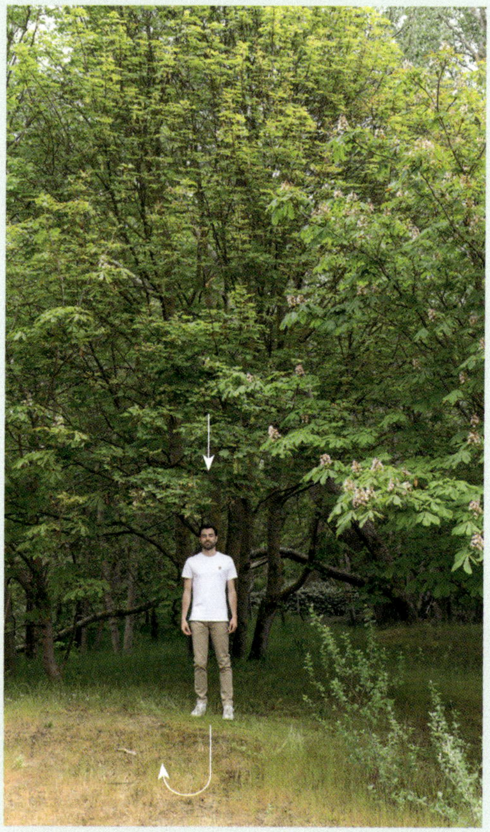

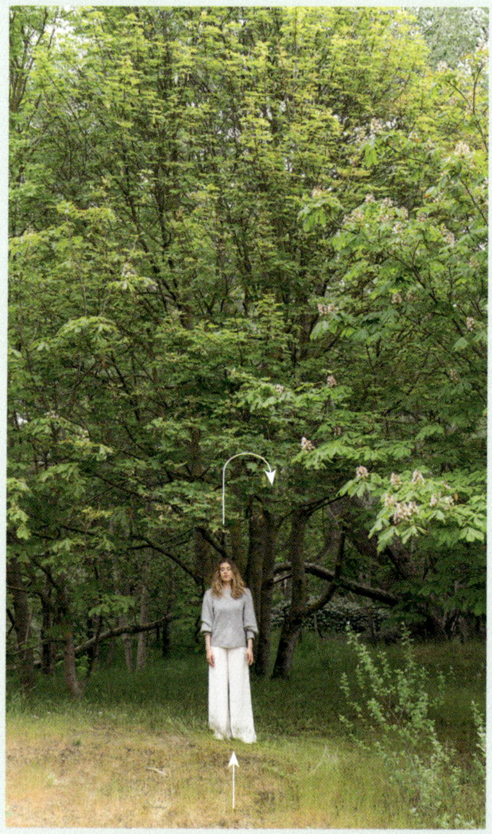

04

WALD SEIN

VIELE BÄUME, EIN HERZ

- Spüren Sie universelle Liebe, Mitgefühl und Dankbarkeit in Ihrem Herzen.
- Senden Sie diese an alle Bäume des Waldes und werden Sie ein Herz.
- Spüren Sie, wie eine enorme heilende Kraft durch Ihre Zellen fließt.

05

SIE SEIN

DANKEN

- Stoppen Sie den Energiefluss und konzentrieren Sie sich auf Ihren Bauch.
- Beenden Sie diesen Moment mit einer sanften, unerwarteten Bewegung oder einem Klang. Danken Sie dem Baum für alles Heilende und seine universelle Liebe.

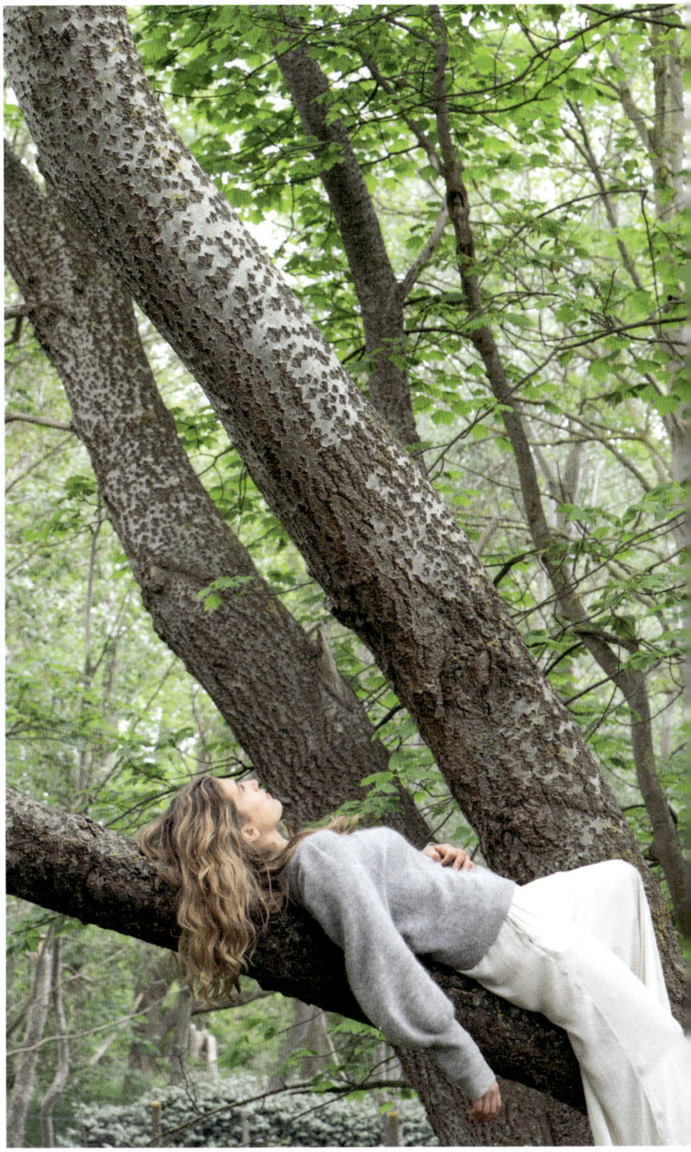

»Der Mensch ist ein Teil des Ganzen, von uns ›Universum‹ genannt … Unsere Aufgabe muss es sein, … unseren Kreis des Mitgefühls so [zu] erweitern, dass er alle Lebewesen und die gesamte Natur in ihrer Schönheit umfasst.«

ALBERT EINSTEIN

REINIGEN

KOPFSCHMERZEN UND MIGRÄNE: SECHS HEILMITTEL

Wenn das ganze Yang aufsteigt
zu allen Seiten des Kopfs –

Mit zehn Drachen durch den Wald.
Liebe in hundert Begegnungen.

Gibt es wirklich nichts, was die unumstößlichen Gesetze der chinesischen Organuhr umgehen kann? Und ob! Einige Phänomene können überall und zu jeder Zeit auftreten. Nämlich: Kopfschmerzen und Migräne!

Laut TCM stehen Kopfschmerzen in der Regel nicht in direktem Zusammenhang mit dem Kopf, sondern vielmehr mit einer Energiestörung irgendwo im Körper. Zum Beispiel besteht ein Energieüberschuss (pochender Schmerz), ein Energiemangel (dumpfer, stechender Schmerz) oder eine Energiestagnation (morgendlicher Schmerz, der im Lauf des Tages nachlässt), Verdauungsprobleme (Schmerzen nach dem Essen), innere Wärme (schwerer Kopf) oder Hormonschwankungen (Kopfschmerzen beim Monatszyklus). Auch Zugluft, Nackenschmerz durch Computerarbeit oder ein ordentlicher Kater können die Ursache sein.

Es ist hilfreich, den Bereich in den Fokus zu nehmen, in dem die Kopfschmerzen auftreten. Auf diese Weise können Sie erkennen, welcher Meridian gestört ist, und eine geeignete Übung oder Massage wählen.

Damit können Sie erreichen, dass Kopfschmerzen und Migräneanfälle nicht so lang andauern, weniger häufig auftreten oder sogar ganz verschwinden. Allerdings gibt es oft tiefer liegende Ursachen wie Stress, Angst, Frustration und Ärger … Diese gestörten Emotionen lassen sich durch eine Anpassung des Lebensstils harmonisieren. Das Praktizieren von Qi Gong – auch mit Bäumen – ist jedenfalls ein erster sinnvoller Schritt.

01

KOPFSCHMERZ – KOPFSEITE

GALLENBLASENMERIDIAN

- »MIT ZEHN DRACHEN DURCH DEN WALD« – Fahren Sie mit allen Fingern oben, seitlich und hinten über den Kopf, schlechte Energie loslassen.

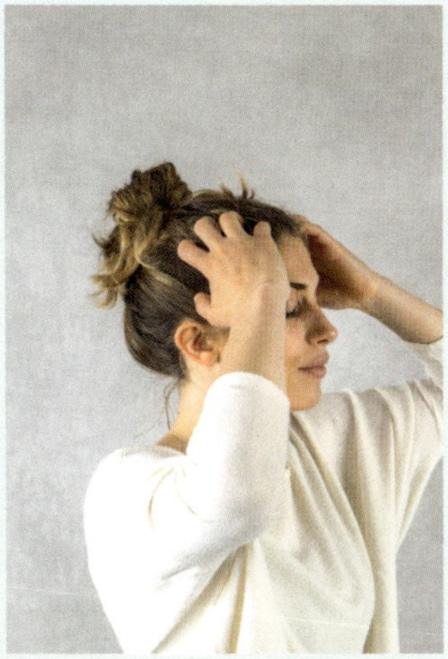

- »MARKT DES WINDES« (GALLENBLASE 31) – Dort, wo der Mittelfinger des ausgestreckten Arms den Oberschenkel berührt, drücken, massieren, spiralförmig drehen. Wirkt schnell. Auch für andere Kopfschmerzen und Migräne geeignet

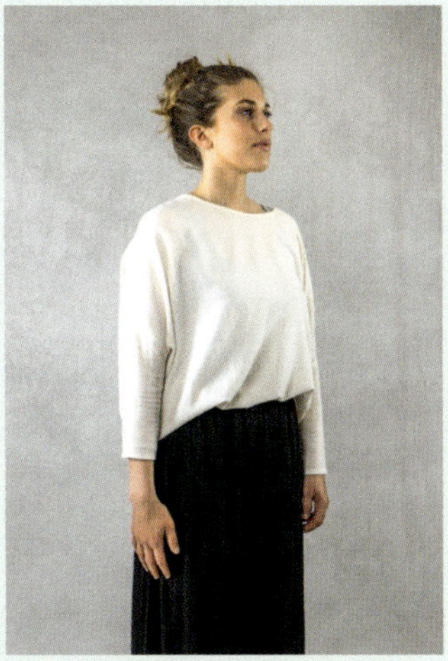

- HANDDRUCKPUNKT 8 – Auf dem Handrücken: Außenseite des Ringfingerknöchels, unterhalb des Gelenks zwischen dem untersten und mittleren Fingerglied

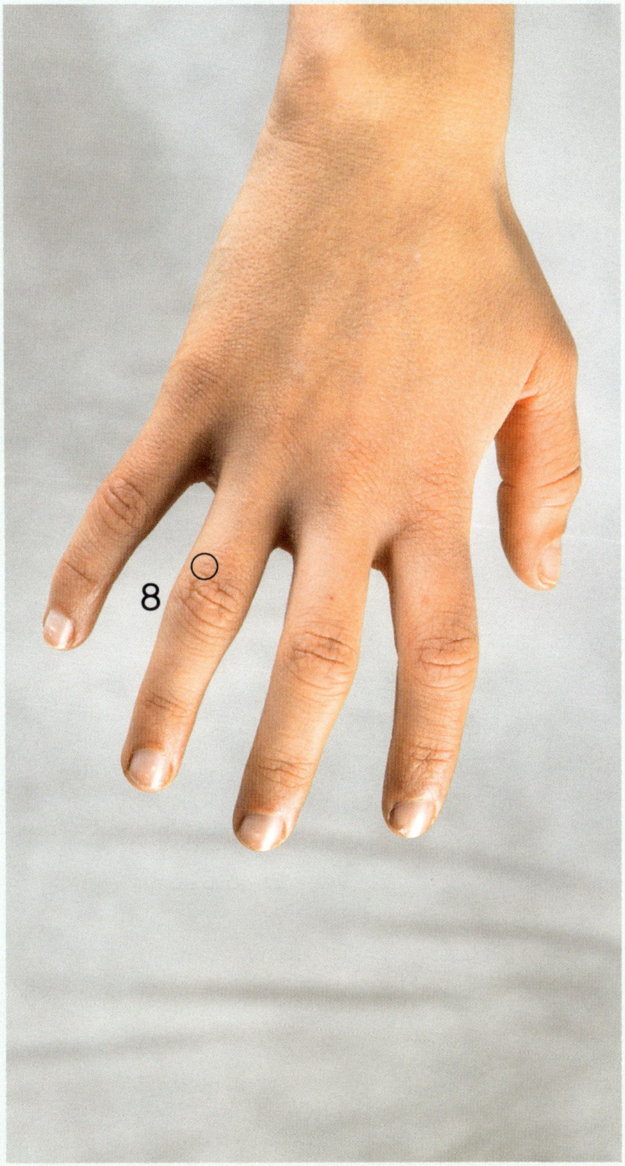

02

KOPFSCHMERZ – STIRN

MAGENMERIDIAN

- »HEBEN EINES FELSBLOCKS« – Hände über den Kopf, Handflächen nach oben. Gehen Sie in die Knie und atmen Sie ein. Stehen Sie auf den Zehenspitzen, atmen Sie aus und strecken Sie sich vorsichtig – als würden Sie einen Felsblock hochheben. Setzen Sie die Darth-Vader-Atmung mit Reibung in der Kehle ein. Die Übung ist auch im Sitzen machbar.

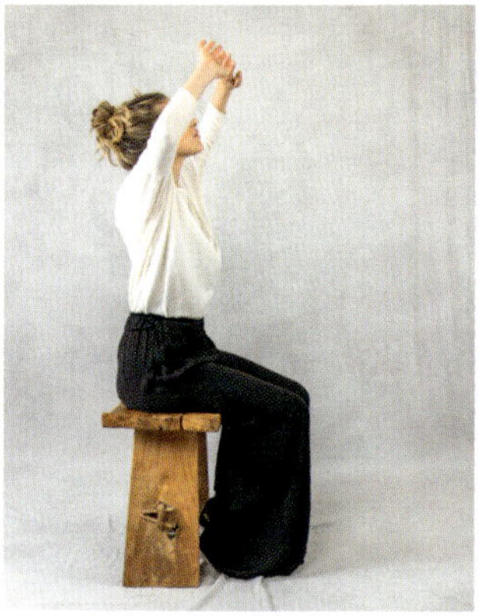

- »VERBINDENDES TAL« (DICKDARM 4) – Auf dem Handrücken: auf dem Muskelhügel, der entsteht, wenn Sie den Daumen gegen die Hand Richtung Mittelhandknochen des Zeigefingers drücken

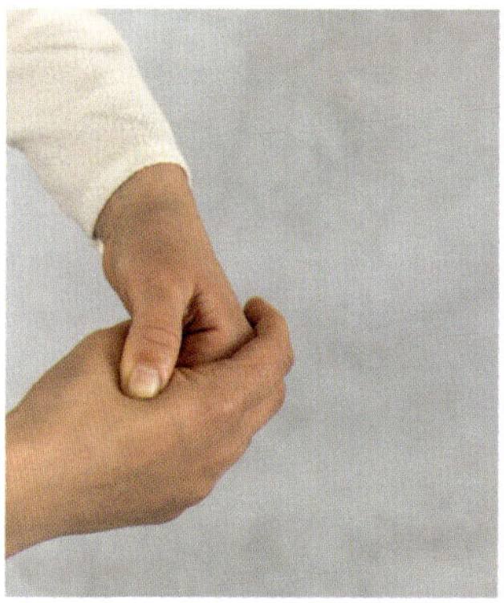

- HANDDRUCKPUNKT 6 – Auf dem Handrücken: unterhalb des Zeigefingerknöchels im Gelenk zwischen dem untersten und mittleren Fingerglied seitlich in Richtung Daumen

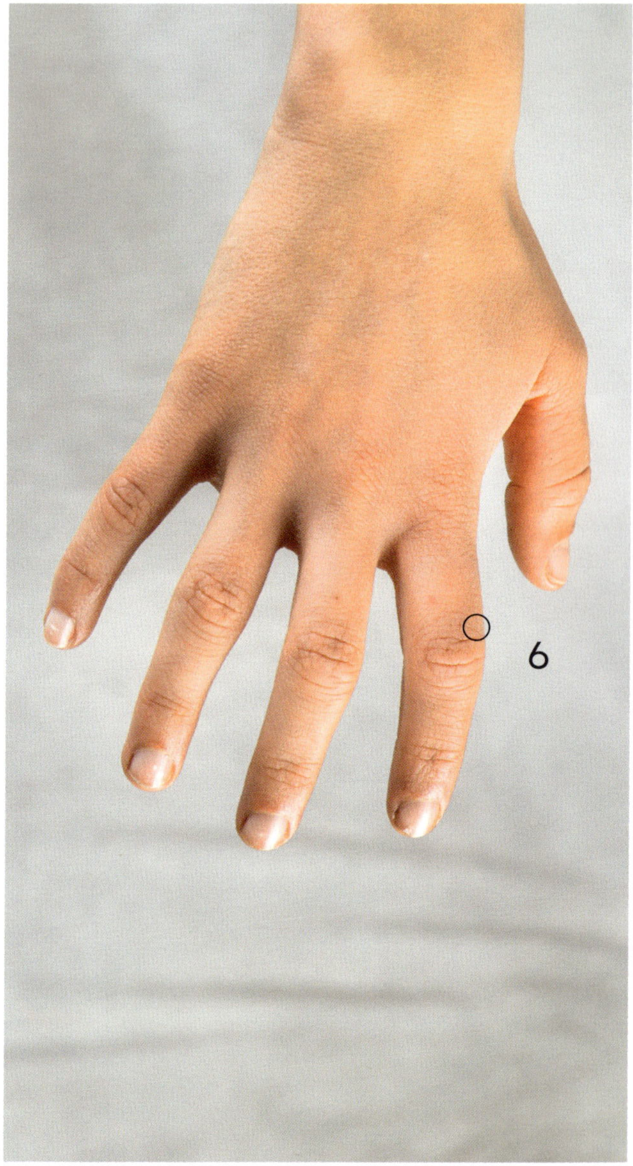

03

KOPFSCHMERZ – HINTERKOPF

BLASENMERIDIAN

- »DAS SCHWERT ZIEHEN« – Rechte Hand über die rechte Schulter auf den Rücken legen, die linke Hand liegt auch auf dem Rücken, als hielten Sie ein Schwert in der Scheide. Leicht in die Knie gehen, einatmen. Ausatmen, das Schwert ziehen: Die rechte Faust bewegt sich schräg nach oben, die linke schräg nach unten. Wenden Sie die Darth-Vader-Atmung mit Reibung in der Kehle an. Seitenwechsel.

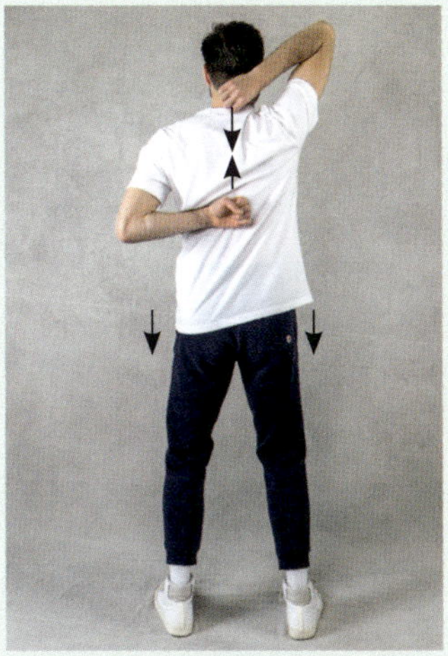

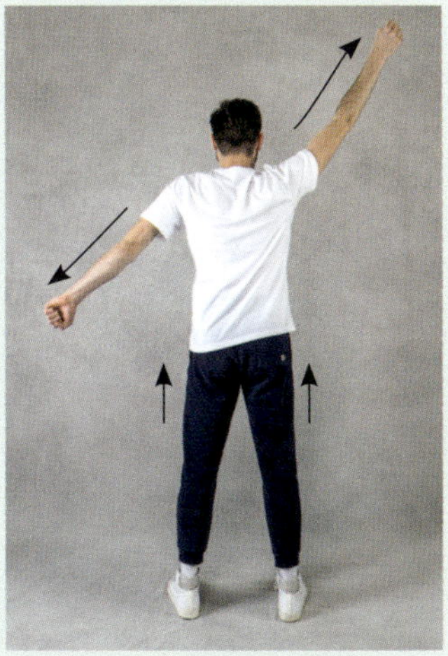

- »POOL DES WINDES« (GALLENBLASE 20) – Am Hinterkopf in den Vertiefungen unterhalb des Schädelrands

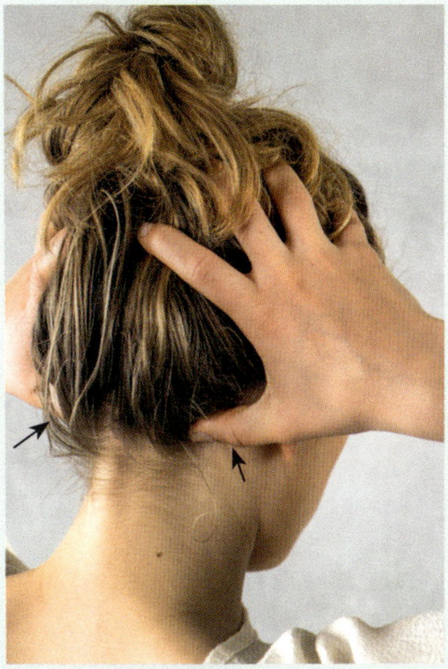

- HANDDRUCKPUNKT 10 – Auf dem Handrücken: außen am kleinen Fingerknöchel im Gelenk zwischen dem untersten und mittleren Fingerglied

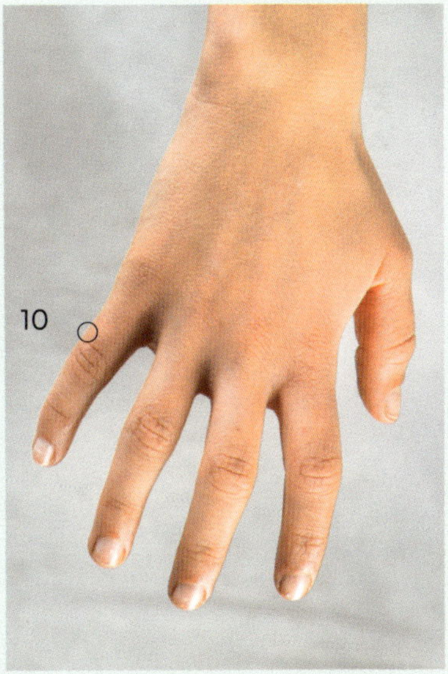

04

KOPFSCHMERZ – SCHEITEL

LEBERMERIDIAN

- »LIEBE IN HUNDERT BEGEGNUNGEN« (GOUVERNEURSGEFÄSS 20) – Ziehen Sie eine imaginäre Linie vom oberen Ohrende zum Scheitel. Halten Sie Ihre Handfläche über diesen Punkt, spüren Sie die energetische Verbindung mit dem Kosmos. Lassen Sie universelle Liebe im Uhrzeigersinn spiralförmig in Ihre Hand fließen. Spüren Sie tiefen Frieden und Harmonie in Ihren Gedanken.

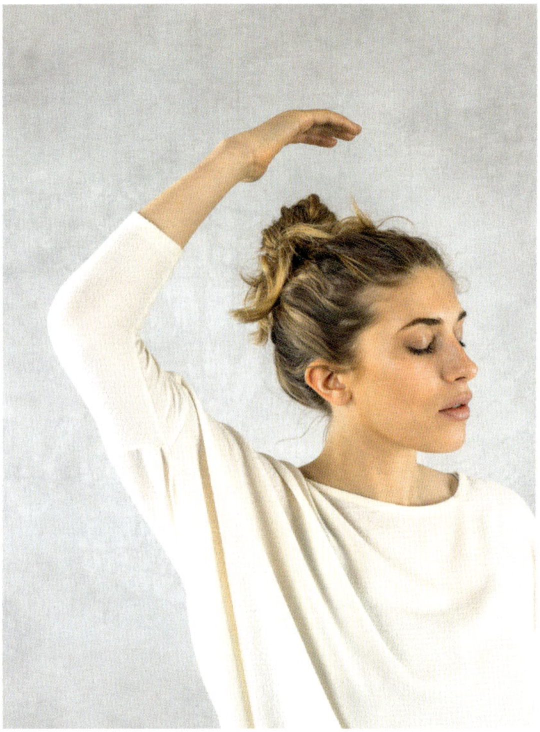

- Bei »Hundert Begegnungen« *(Baihui)* kreuzen sich die Yang-Meridiane. Wenn Yang-Energie in den Kopf steigt, entstehen Stress, Verspannungen, Kopfschmerzen etc. Drehen Sie universelle Liebe mit der Hand spiralförmig in den Scheitel, versetzen Sie Ihren Geist schnell in einen meditativen Zustand von Frieden und Balance.

- HANDDRUCKPUNKT 7 – Auf dem Handrücken: seitlich am Mittelfingerknöchel im Gelenk zwischen dem unteren und mittlerem Fingerglied, zum Zeigefinger hin

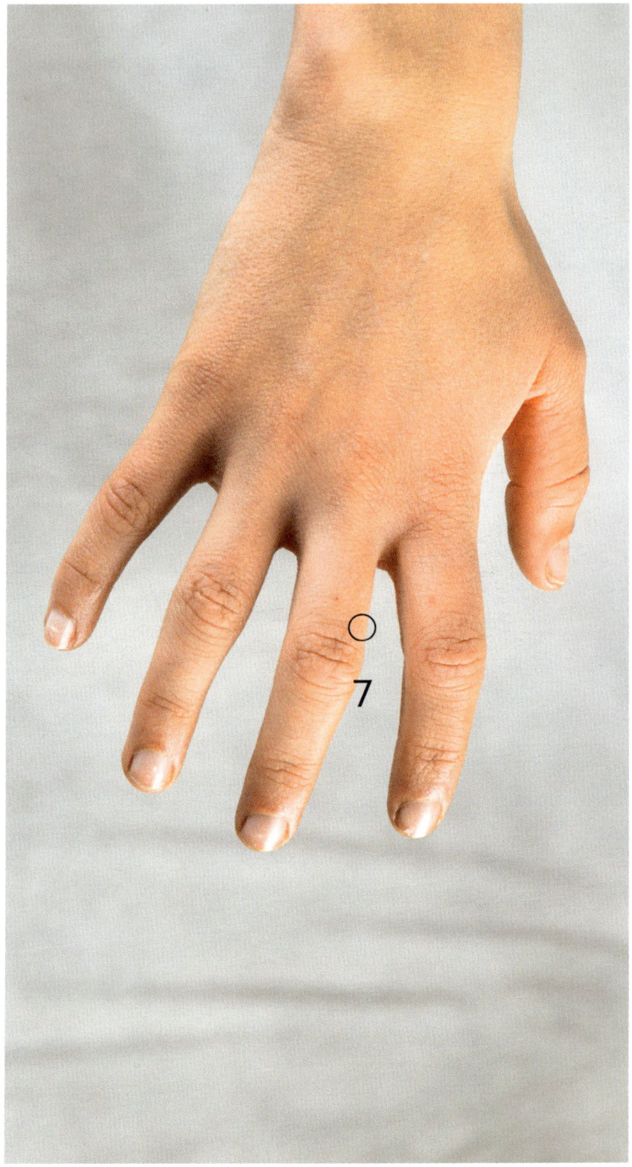

05

KOPFSCHMERZ – ERKÄLTUNG

MÖGE DA BLUT SEIN!

- MEISTER-YODA-OHR – Drücken Sie die Ohrspitze zum Meister-Yoda-Ohr zusammen. Stechen Sie eine Diabetes-Pen-Nadel (aus der Apotheke) hinein und lassen Sie den Stich »bluten«. Ein oder mehrere Minitropfen sind das Ergebnis. So werden pathogene Faktoren nach außen geführt. Aderlass mag mittelalterlich klingen, aber es ist ein wirksames Mittel gegen Erkältungen!

- BADEN DER NASE – Reiben Sie die Rückseiten Ihrer Daumen aneinander, bis sie warm sind. Reiben Sie dann mit ihnen an den beiden Nasenflügeln entlang. Massieren Sie mit den Mittelfingern die Punkte neben den Nasenlöchern (»Empfang des Geruchs« – Dickdarm 20). Dann die Wangen massieren.

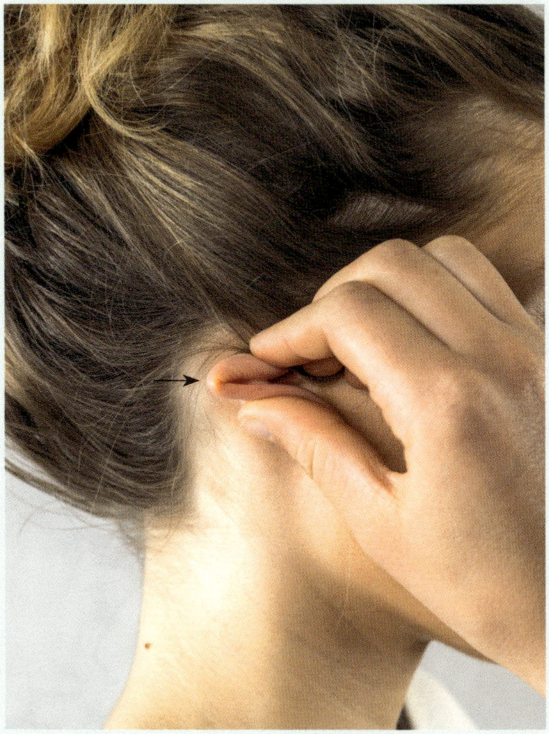

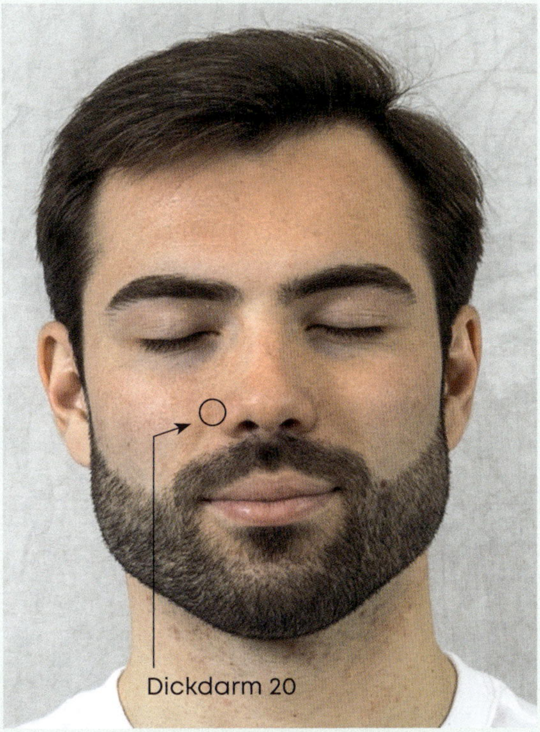

06

MIGRÄNE

IN HÄNDEN, FINGERN UND OHREN

- MIGRÄNE-MUDRA – Legen Sie an beiden Händen den Zeigefinger auf das oberste Daumengelenk. Die anderen Finger bleiben gestreckt.

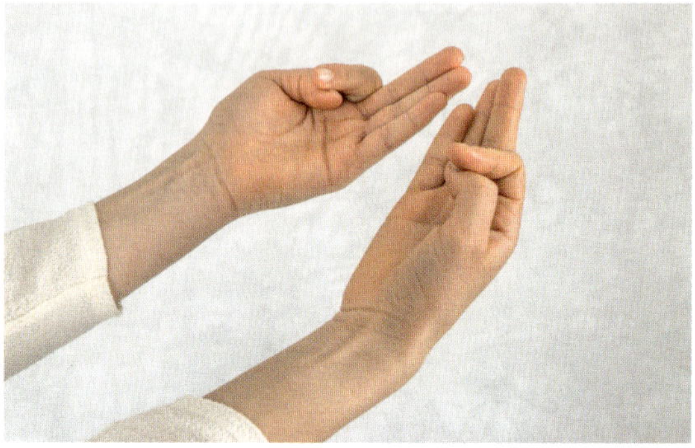

- MIGRÄNE-OHRDRUCKPUNKT – Massieren Sie etwas oberhalb der Mitte des Ohrläppchens.

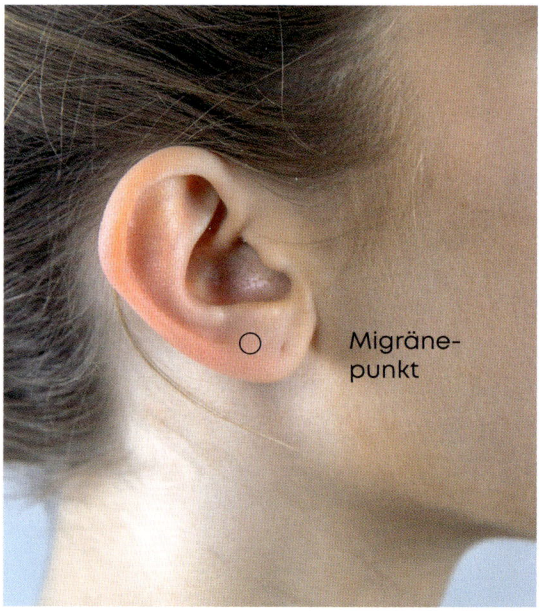

- MIGRÄNE-HANDDRUCKPUNKTE 7 – Auf dem Handrücken: seitlich am Mittelfingerknöchel am Gelenk zwischen erstem und mittlerem Fingerglied, zum Zeigefinger hin; UND 8 – Auf dem Handrücken: Außenseite des Ringfingerknöchels am Gelenk zwischen unterem und mittlerem Fingerglied zum kleinen Finger hin

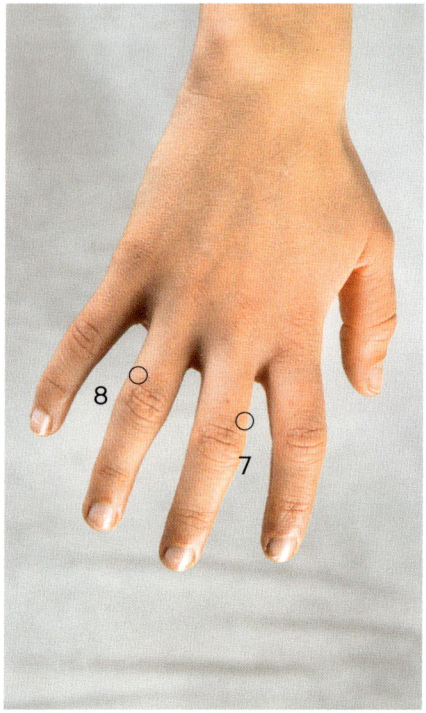

QI GONG UND KOPFSCHMERZ

»Ich hatte Angst, dass ich heute keine zehn Minuten Qi Gong hätte machen können, weil ich den ganzen Tag über starke Kopfschmerzen hatte. Nach der Sitzung musste ich mich an den Schmerz aber erst mal erinnern, denn er war komplett weg!« Viele Qi-Gong-Berichte ähneln dem von Lotte. Ich selbst wurde Qi-Gong-Lehrer während eines einwöchigen Praktikums, das ich krank von der Chemotherapie und mit wenig Hoffnung begann.

STUDIEREN

NACH TAO, FRIEDRICH NIETZSCHE UND MEISTER YODA

Mudras und Qi-Gong-Kugeln
regen mein Gehirn an.
Ich denke mit meinem Körper
und singe mich klug.

Nach der chinesischen Organuhr ist der Morgen die beste Zeit zum Studieren. Zwischen 9:00 und 11:00 Uhr hat die Milz ihren energetischen Höhepunkt, sie ist für Konzentration und Lernfähigkeit verantwortlich. Auch die Bauchspeicheldrüse erhält mehr Energie und liefert ausreichend Insulin. So gelangt Zucker in die Zellen und damit auch ins Gehirn.

»PROFESSOR, DARF ICH ABWESEND SEIN, UM MEINE MILZ RUHEN ZU LASSEN?«

Als Student mit einem vollen Stundenplan können Sie natürlich kaum auf Verständnis hoffen, wenn Sie sich für den Rest des Tages beurlauben lassen, um Ihre Milz zu schonen. Sie können nur freundlich zu Ihrem Organ sein: ein herzhaftes, warmes Frühstück, ein leichtes Mittagessen, ein spärliches Abendessen. Keine kalten Getränke oder kalten Speisen. Keine Milchprodukte, keine fettigen Lebensmittel, keine Süßigkeiten und kein Alkohol (sorry). Stattdessen singen Sie (unter der Dusche zum Beispiel)! Das ist gut für die Milz, für das Gedächtnis und den Intellekt. Das bestätigen chinesische Ärzte und westliche Forschung. Selbst der Philosoph Friedrich Nietzsche bemerkte in einem lichten Moment: »Es steckt mehr Weisheit in deinem Körper als in deinen tiefsten philosophischen Gedanken.« Wer nach dem Mittagessen in einer Vorlesung vor den Augen des Dozenten einnickt, leidet unter einer schwachen Milz – oder hatte eine kurze Nacht …

IST ES DER STOFF ODER DER PROF? – STUDIEREN NACH TCM

Ist es der Lernstoff oder der Professor, der Ihnen nicht liegt? Oder ist es die Angst vor dem Versagen, die Ihnen immer wieder Streiche spielt? Vielleicht haben auch ausgerechnet Sie einen schlecht eingetakteten Zeitplan, sodass Sie alle wunderbaren Sommerpläne wegen Prüfungen absagen müssen? Laut TCM lassen sich Studienprobleme – und menschliche negative Gefühle im Allgemeinen – auf eine Reihe von aus der Balance geratenen Grundemotionen zurückführen. Diese werden durch ein energetisches Ungleichgewicht in den fünf Yin-Organen verursacht. Die nur allzu bekannten Turbulenzen, die bei Vorlesungen, beim Büffeln und bei Prüfungen auftauchen, sind mit Leber, Herz, Milz, Lunge und Nieren verbunden. Wenn Sie die Energie dieser Organe ins Gleichgewicht bringen, zum Beispiel mit heilenden Klängen, Mudras und Qi-Gong-Kugeln, harmonisieren Sie auch Ihre Gefühle.

01

HEILENDE KLÄNGE

IN HÄNDEN, FINGERN UND OHREN

- Tönen Sie die Heilenden Klänge und lassen Sie sie in den in der Tablelle aufgeführten Organen schwingen. Kann mit oder ohne Bewegung (Seite 80) ausgeführt werden
- Atmen Sie ein und führen Sie die Hände seitlich über den Kopf. Atmen Sie aus und bewegen Sie die Hände von der Brust nach unten zum Bauch, Handflächen nach unten.
- Tönen Sie einen oder mehrere Klänge. Oder alle entsprechend den Fünf Bewegungen: Leber, Herz, Milz, Lungen, Nieren (Seite 26).

EMOTION AUS DEM GLEICHGEWICHT	ORGAN	KLANG
Irritation, Frustration, Ärger, Selbstvorwürfe	Leber	SCHÜÜÜ
Mangel an Freude, Geduld, Respekt, (Selbst-)Liebe	Herz	HAAA
Mangel an Lerngedächtnis und Intellekt, zu wenig Selbstbewusstsein	Milz	CHUUU
Traurigkeit, Bedauern, Depression aufgrund enttäuschender Ergebnisse und Ähnliches	Lungen	SSS
Angst vor dem Scheitern	Nieren	TSJUUI

02

»MÖGE QI MIT DIR SEIN!«

STUDENTEN-MUDRAS

»YES, I CAN!« – MUDRA GEGEN VERSAGENSANGST

- Rechte Hand: den äußeren Rand des Daumennagels gegen das untere Ringfingergelenk
- Linke Hand: Daumen und Ringfinger aneinander

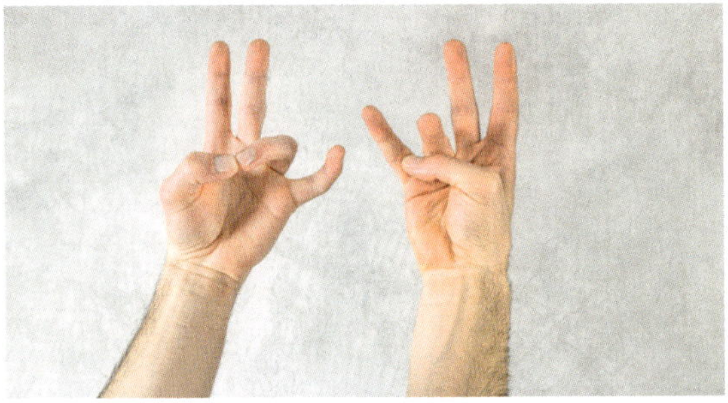

LERNEN

- Rechte Hand: Zeigefinger auf das obere Daumengelenk
- Linke Hand: Daumennagel außen gegen das mittlere Mittelfingergelenk

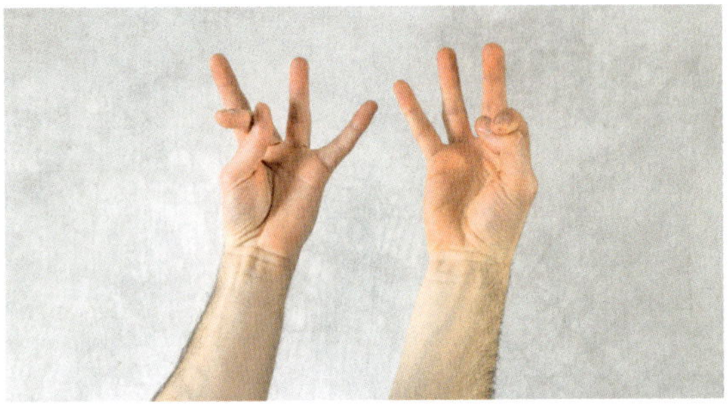

SEIEN SIE MILDE MIT IHRER MILZ! – MUDRAS FÜR DAS GEDÄCHTNIS, LERNEN UND DENKEN

GEDÄCHTNIS

- Rechte Hand: Daumen, Zeige-, Mittel- und Ringfinger aneinander
- Linke Hand: Daumen, Zeige- und Ringfinger aneinander, kleiner Finger an die Daumenwurzel

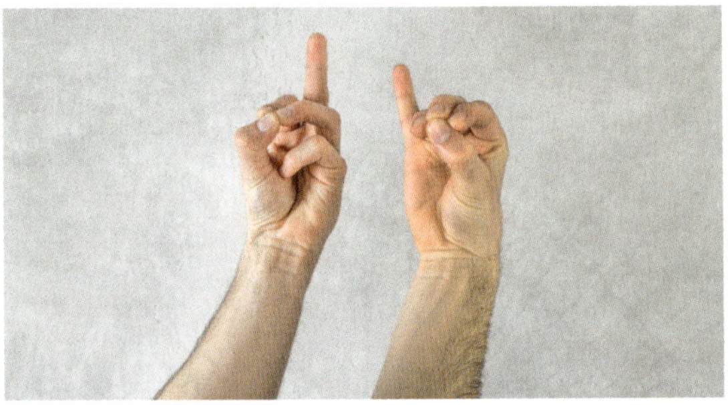

DENKEN

- Rechte Hand: Daumen auf den Nagel des Ringfingers
- Linke Hand: innerer Rand des Daumennagels an der Innenseite des oberen Mittelfingerglieds

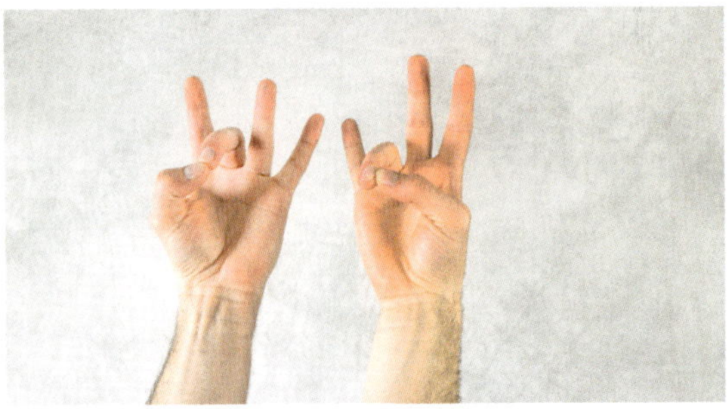

»EIN MEER AN ZEIT (FÜR EINE SEKUNDE)« – MUDRA, UM IM JETZT ZU BLEIBEN

- Daumen, Zeige- und Ringfinger aneinander
- Harmonisiert das Herz

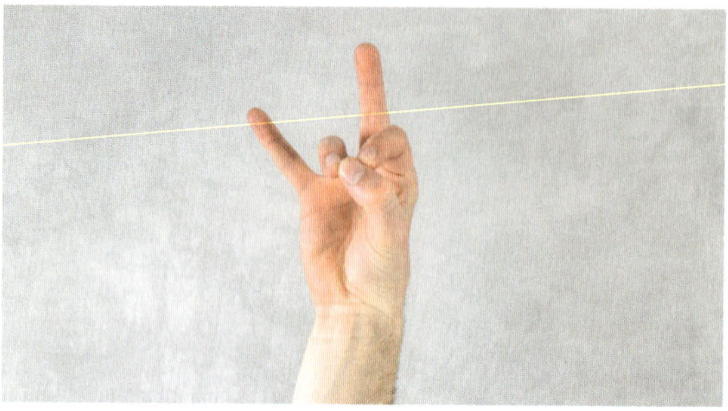

»WARUM UM ALLES IN DER WELT IMMER ICH?« – UMGANG MIT IRRITATION, FRUSTRATION, ÄRGER

- Rechte Hand: Daumen, Mittelfinger und kleiner Finger aneinander
- Linke Hand: Oberer Daumen auf den Nagel des kleinen Fingers
- Harmonisiert die Leber

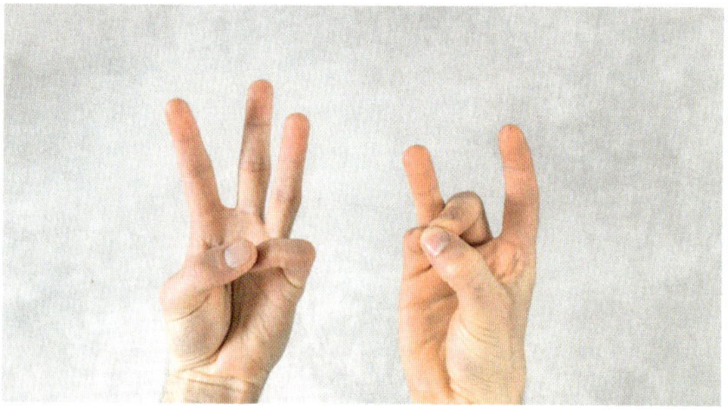

»TUT MIR LEID, ICH BRAUCHE DAS NICHT ...« – MUDRA ZUR BEWÄLTIGUNG VON TRAUER, DEPRESSION, BEDAUERN, BEI NICHT-LOSLASSEN-KÖNNEN

- Rechte Hand: Daumen, Zeige- und Mittelfinger aneinander
- Linke Hand: Daumen, Mittel- und Ringfinger aneinander
- Stärkt die Lungen

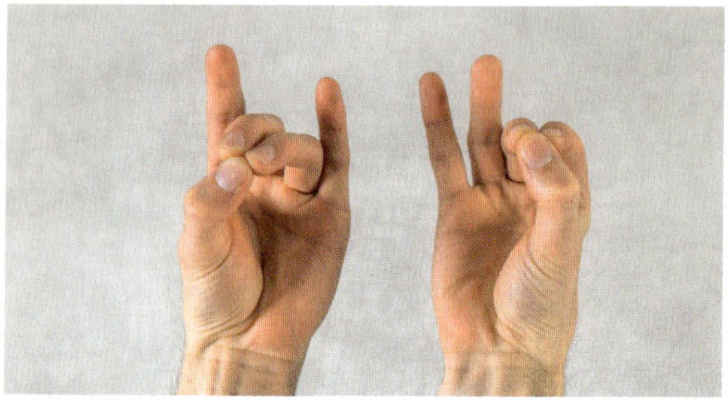

03

STÄRKUNG DES GEHIRNS MIT QI-GONG-KUGELN

VERGESSEN SIE NICHT, DEM VERGESSEN VORZUBEUGEN

- Legen Sie beide Qi-Gong-Kugeln in Ihre Handfläche. Drehen Sie sie mit Ihren Fingern, abwechselnd rechts und links herum.
- Wechseln Sie beliebig oft die Hände. Kommen Sie durch den Klang in einen Qi-Gong-Zustand.

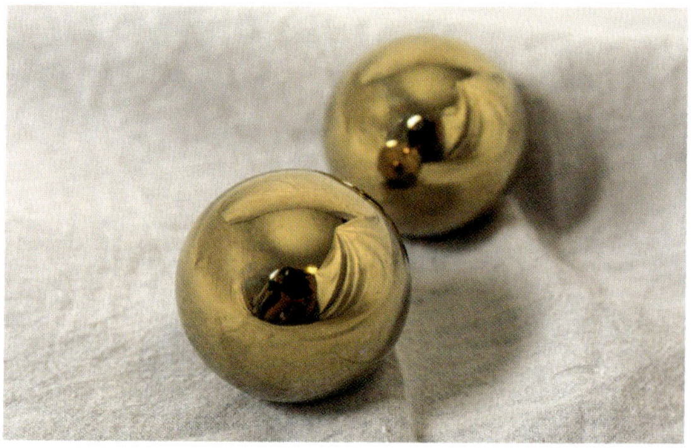

Qi-Gong-Kugeln oder Meridiankugeln sind als einer der drei Schätze der chinesischen Stadt Baoding bekannt. Seit der Ming-Dynastie (1368–1644) wurden sie von lokalen Handwerkern perfektioniert. Heute kommen sie über eine Internetbestellung in Ihren Briefkasten. Speziell hilfreich für viel sitzende Studenten.

Die beiden unterschiedlichen Klänge versetzen Sie in einen Zustand der Meditation. Das Kreisen der Qi-Gong-Kugeln wirkt auf Druckpunkte und Energiebahnen in der Hand. So stimuliert es den Energie- und Blutfluss zu Gehirn, Muskeln, Knochen und Organen. So halten Sie sich fit und verlängern Ihr Leben. Gut gegen Demenz. Vergessen Sie nicht, dem Vergessen vorzubeugen!

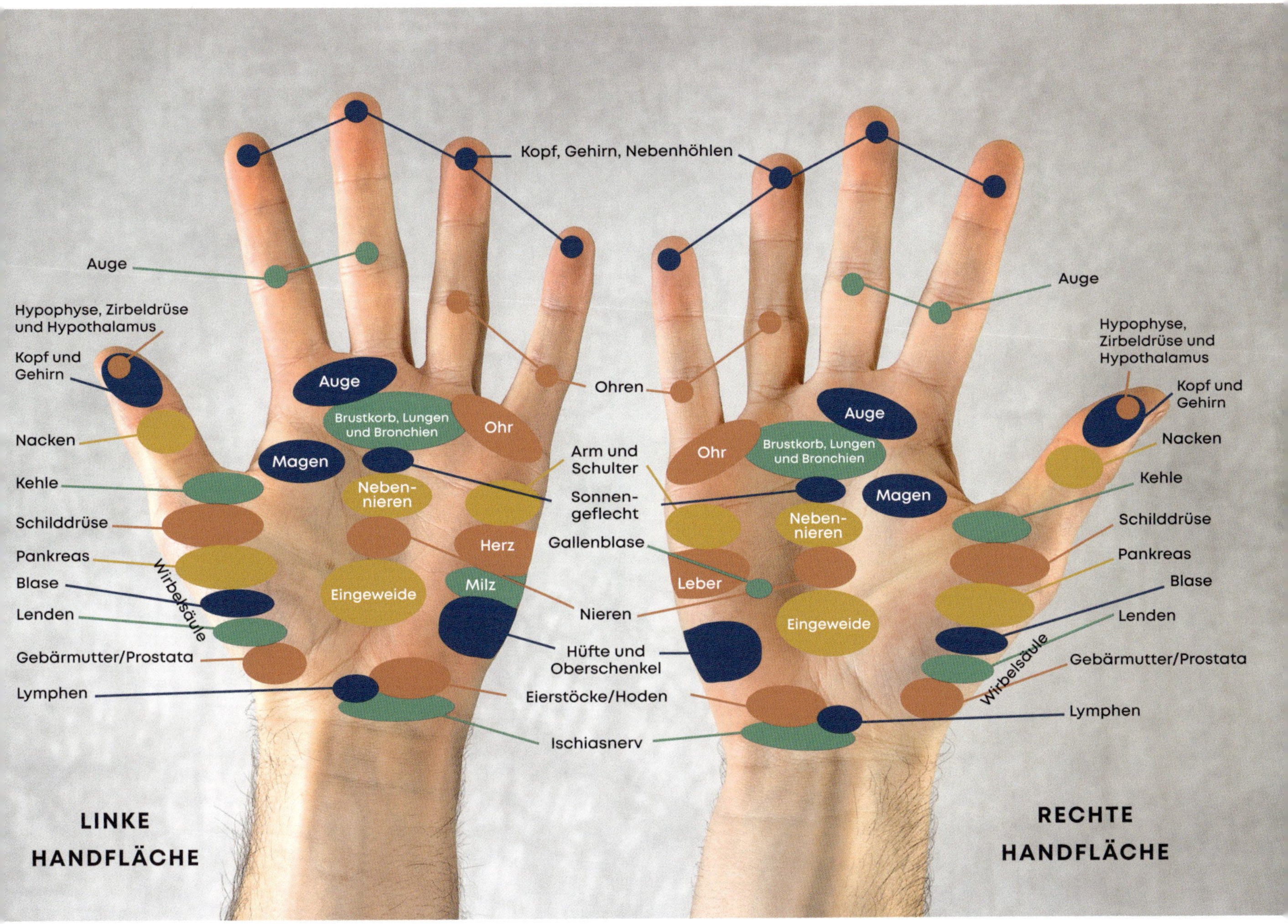

BEGEGNUNGEN

DIE FÜNF QI-GONG-PERSÖNLICHKEITSTYPEN

Ich liebe mich selbst und umarme mich,
weil ich so bin, wie ich bin.

Mit einem Fremden zu Mittag zuessen und auf einen Blick zu wissen, welche Art von Person Sie vor sich haben, ohne Hilfe von Google oder Instagram? Das geht.

Auf Grundlage der Fünf Bewegungen (Seite 26) entwickelten die alten Chinesen fünf Persönlichkeitstypen. Diese erlauben einen erstaunlichen tiefenpsychologischen Einblick in andere und sich selbst. Es ist befreiend herauszufinden, warum man so ist, wie man ist. Sie fangen an, sich selbst zu lieben, und begegnen anderen in einer Energie von universeller Liebe und Mitgefühl.

Wir alle tragen Merkmale der Fünf Bewegungen in uns: das sich ausbreitende Frühlingsholz, das aufsteigende Sommerfeuer, die zentrierende Spätsommererde, das sich verdichtende Herbstmetall, das absteigende Winterwasser. Aber in jedem von uns sind zwei oder mehr davon deutlicher vorhanden. Diese Persönlichkeitsanteile lassen sich nicht verändern, jedoch können Sie sie durch Umarmungen, Qi-Gong-Übungen und Meditationen harmonisieren. Die fünf Persönlichkeitstypen lassen sich auch auf die Funktionen und Energien von Unternehmen übertragen. In der folgenden Übersicht können Sie Kollegen, Prominente und sich selbst erkennen.

HOLZ – DER LEBER-TYP

KEIRA KNIGHTLEY AUS FORSCHUNG UND DESIGN

- Ideengeber aus Forschung und Design, der über den Tellerrand hinausdenkt
- Freundlich, begeistert, flexibel, stressresistent, wettbewerbsfähig. Liebt es zu gewinnen. Immer mit der Arbeit beschäftigt. Sucht die perfekte Ursache.
- Stärke: der Pionier, der neue Horizonte erkundet und alle mitreißt
- Talent: Initiative ergreifen. Tugend: Leidenschaft. Sein Weg: Aktion
- Körperbau: geschmeidig, muskulös, kantig, markante Augenbrauen, ausgeprägter Brauenknochen, breiter Kiefer, grobe, gebräunte Haut
- Sex: »Mehr, besser, länger!«
- Im Übermaß: impulsiv, aggressiv, arrogant, oftmals unberechenbar, unfähig
- Süchtig nach: Aufgeregtheit. Besessenheit: Lösungen und Veränderungen
- Rat: Intensität mäßigen, flexibel bleiben, lernen, sich gegebenenfalls zurückziehen
- Qi Gong: Stärkung von Leber und Sehnen, heilender Klang »SCHÜÜÜ«, Sport, Meditation

FEUER – DER HERZ-TYP

JIM CARREY AUS VERTRIEB UND MARKETING

- Der kundenfreundliche Marketing-Promoter mit dem ansteckenden Lächeln
- Lebendig, charismatisch, zärtlich, einfühlsam, romantisch. Nimmt gerne. Immer mit Leidenschaft dabei. Sucht den perfekten Liebhaber
- Stärke: der Magier, der allen Wärme, Licht, Freude und Zufriedenheit bringt. Kopf hoch, Leute: »Das Leben ist ein Fest!«
- Talent: Kommunikation. Tugend: Charisma. Sein Weg: Mitgefühl
- Körperbau: weicher, geschmeidiger Körper, zierliche Hände und Füße, langer Hals und lange Arme
- Sex: »Möchtest du mit mir durch einen Orgasmus auf intime Weise verschmelzen?«
- Im Übermaß: geschwätzig, pompös, sentimental, häufig unbeherrscht, egoistisch
- Süchtig nach: Verliebtsein. Besessenheit: Vergnügen und das Göttliche
- Rat: Mäßigen Sie Ihre Chemie und Ihren Verstand.
- Qi Gong: Stärkung des Herzens, heilender Klang »HAAA«, Yin-Übungen und Meditationen

ERDE – DER MILZ-TYP

PRINZESSIN KATE MIDDLETON AUS PRODUKTION UND PERSONALMANAGEMENT

- Mütterlicher Typ aus Produktion und HR-Management
- Sympathisch, kontaktfreudig, zuverlässig, ausgeglichen, aufmerksam. Mischt sich gerne ein. Immer auf Details bedacht. Sucht die perfekte Familie
- Stärke: Friedensstifter, der verbindet, nährt, unterstützt
- Talent: Verhandlung. Tugend: Loyalität. Sein Weg: Hilfsbereitschaft
- Körperbau: rundes Gesicht, volle Lippen, großer Kopf, kräftige Muskeln, runder Bauch, kleine Hände und Füße, weiche Pfirsichhaut
- Sex: »Ich werde dich mit Haut und Haaren fressen.«
- Im Übermaß: fürsorglich, schwerfällig, starrköpfig, häufig unentschlossen, intrigant
- Süchtig nach: Erwünschtsein. Besessenheit: Manipulation, andere erfreuen
- Rat: Trauen Sie sich, unabhängig, selbstbestimmt und (einige Zeit) allein zu sein.
- Qi Gong: Stärkung von Milz, Magen und Muskeln, heilender Klang »CHUUU«, keine Milch und Milchprodukte, kalten Getränke oder kalten Speisen (Ernährungstipps siehe Seite 108)

METALL – DER LUNGEN-TYP

ROBIN WRIGHT AUS FINANZ- UND RECHNUNGSWESEN

- Der distinguierte, integere Kollege aus dem Finanz- und Rechnungswesen
- Ruhig, präzise, zurückhaltend, strukturiert, spirituell. Liebt die Schönheit. Liebt die Kontrolle. Mit Ritualen beschäftigt. Suche nach dem perfekten System
- Stärke: Alchemist, der alles erschafft und veredelt
- Talent: Unterscheidungsvermögen. Tugend: Rechtschaffenheit. Sein Weg: Disziplin
- Sex: »Nicht ohne eine rituelle Zeremonie – ich lege einen Termin fest und gebe Bescheid.«
- Körperbau: symmetrisch, feiner, zarter Knochenbau, stolze Haltung, eher dünn, blasses, ebenmäßiges »Hollywood-Gesicht«
- Im Übermaß: perfektionistisch, kalt, mürrisch, dogmatisch, häufig bedrückend, heuchlerisch
- Süchtig nach: Rechthaben. Besessenheit: Ordnung, Unterschiede
- Rat: Trauen Sie sich, leidenschaftlich, spontan und sozial engagiert zu sein.
- Qi Gong: Stärkung der Lunge, heilender Klang »SSS«, Atemübungen, Meditation

WASSER – DER NIEREN-TYP

LEONARDI DI CAPRIO AUS SERVICE UND INFO

- Der bescheidene Manager aus dem Bereich Service und Information, der die Anonymität liebt
- Sprachgewandt, klug, unabhängig, künstlerisch, weise. Liebt es zu kritisieren. Immer mit Geheimnissen beschäftigt. Sucht den perfekten Lehrer
- Stärke: der Philosoph, der die Rätsel löst
- Talent: Vorstellungskraft. Tugend: Ehrlichkeit. Sein Weg: Wissen
- Sex: »Ja, also, ich dringe gern ein, weil ich auf der Suche nach verborgenen Geheimnissen bin.«
- Körperbau: kräftige Knochen, großer Kopf, tief liegende Augen, schmale Schultern, breite Hüften, lange Finger und Zehen
- Im Übermaß: zynisch, unnahbar, unverblümt, exzentrisch, häufig ängstlich, einsam
- Süchtig nach: Schutz. Besessenheit: Geheimnisse, Tod
- Rat: Sei behutsam, sensibel, offen und sanft.
- Qi Gong: Stärkung von Nieren und Knochen (Seite 88), heilender Klang »TSJUUI«

DIE FÜNF QI-GONG-PERSÖNLICHKEITSTYPEN

TYP	HOLZ – LEBER	FEUER – HERZ	ERDE – MILZ	METALL – LUNGEN	WASSER – NIEREN
PROTOTYP	Keira Knightley	Jim Carrey	Prinzessin Kate Middleton	Robin Wright	Leonardo Di Carpio
ENERGIE	Ausbreitend	Steigend	Zentrierend	Verdichtend	Fallend
JAHRESZEIT	Frühling	Sommer	Spätsommer	Herbst	Winter
TAGESZEIT	Morgen	Mittag	Nachmittag	Abend	Nacht
TYP	Pionier	Zauberer	Friedensstifter	Alchimist	Philosoph
UNTERNEHMENS-TYP	Forschung und Design	Marketing	Produktion und HR-Management	Finanzen und Buchhaltung	Service und Information
TALENT	Initiative ergreifen	Kommunikation	Verhandeln	Unterscheidungskraft	Vorstellungskraft
TUGEND	Hingabe	Charisma	Loyalität	Rechtschaffenheit	Ehrlichkeit
WEG	Aktion	Mitgefühl	Hilfsbereitschaft	Disziplin	Wissen
SEX	»Mehr, besser, länger!«	Im Orgasmus verschmelzen	Allumfassende Verbundenheit	Heilige, rituelle Zeremonie	Eindringen, um Geheimnis aufzudecken
EMOTION IM GLEICHGEWICHT	Freundlich, flexibel, belastbar, wettbwerbsfähig	Lebendig, charismatisch, einfühlsam, romantisch	Sympathisch, gesellig, zuverlässig, ausgeglichen	Genau, zurückhaltend, strukturiert, spirituell	Eloquent, klug, unabhängig, weise
EMOTION AUS DEM GLEICHGEWICHT	Impulsiv, aggressiv, arrogant, kapriziös, unfähig	Geschwätzig, aufgeblasen, sentimental, kokett, egoistisch	Überfürsorglich, lästig, stur, unentschlossen, unheimlich	Perfektionistisch, kalt, mürrisch, heuchlerisch	Zynisch, distanziert, stumpf, ängstlich, einsam
QI-GONG-RAT	Stärken von Leber und Sehnen, heilender Klang »SCHÜÜÜ«	Stärkung des Herzens, heilender Klang »HAAA«	Stärkung von Milz und Muskeln, heilender Klang »CHUUU«	Stärkung der Lunge, heilender Klang »SSS«	Stärkung von Nieren und Knochen, heilender Klang »TSJUUI«
DENKANSTOSS	Intensität mäßigen, flexibel bleiben, gegebenenfalls zurückziehen	Chemie und Eifer mäßigen	Trau dich, unabhängig und allein zu sein und dich selbst auszudrücken.	Mehr Leidenschaft, spontanes soziales Engagement	Trau dich, zart, sensibel, offen und sanft zu sein.
KÖRPERLICHE MERKMALE	Geschmeidig, muskulös, quadratischer Körperbau, kräftige Augenbrauen, breiter Kiefer, grobe Haut, gebräunt	Zarter, geschmeidiger Körperbau, zierliche Hände und Füße, langer Hals und lange Arme, lockiges oder spärliches Haar	Rundes Gesicht, volle Lippen, großer Kopf, starke Muskeln, runder Bauch, zierliche Hände und Füße, Pfirsichhaut	Symmetrischer Körperbau, feine Knochen, stolze Haltung, blasses, ebenmäßiges »Hollywood-Gesicht«, eher mager	Feste Knochen, großer Kopf, tiefliegende Augen, schmale Schultern, breite Hüften, lange Finger und Zehen

VERDAUEN

DREI ÜBUNGEN FÜR GESUNDES VERARBEITEN

Der Dünndarm trennt Reines und Unreines.
Die Leber macht eine Ruhepause.

Ich nehme auf, verarbeite, entscheide,
was gut für mich ist.

Ab 13:00 Uhr bekommt der Dünndarm maximale Energie. Nach der TCM zerlegt er die Nahrung: Er schickt alles Reine zur Milz, das Unreine zum Dickdarm. Auch auf emotionaler Ebene trennt der Dünndarm nützliche von schädlichen Eindrücken, Bildern und Gedanken. Ein paar Übungen und Meditationen unterstützen diesen Prozess.

01

DEHNEN

MILZ UND MAGEN

- Stellen Sie sich mit geschlossenen Beinen hin. Ziehen Sie mit der rechten Hand die rechte Ferse zur rechten Pobacke. Gleichzeitig den linken Arm nach oben strecken, Handfläche nach vorne. Stellen Sie sich vor, wie die Magenenergie sinkt und die Milzenergie steigt. Lächeln Sie Selbstvertrauen zur Milz und Liebe zum Magen.
- Wiederholen Sie die Übung mit Seitenwechsel.

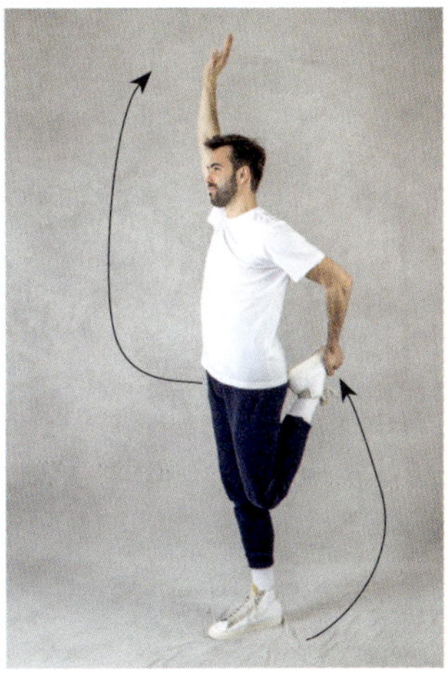

02

BERGDRÜCKEN

DÜNNDARM

- Praktizieren Sie den Feueratem (mit Reibung in der Kehle, Seite 70). Mit abgewinkelten Armen ziehen Sie die Hände Richtung Achseln, Handflächen nach oben. Beim Ausatmen Hände nach vorn drücken, Handflächen nach außen.
- Regt die Verdauung an. Aus Unsicherheit wird Klarheit.

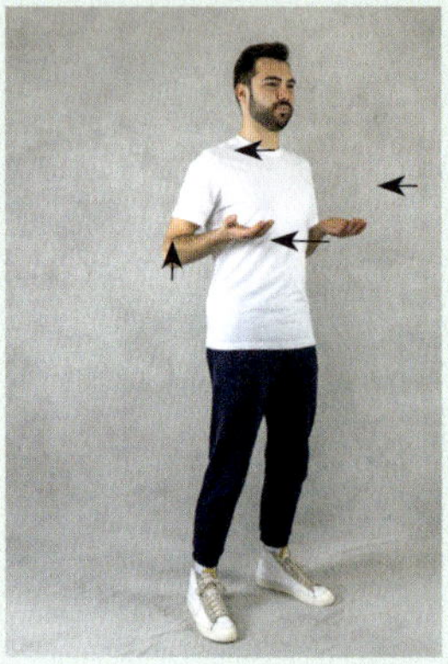

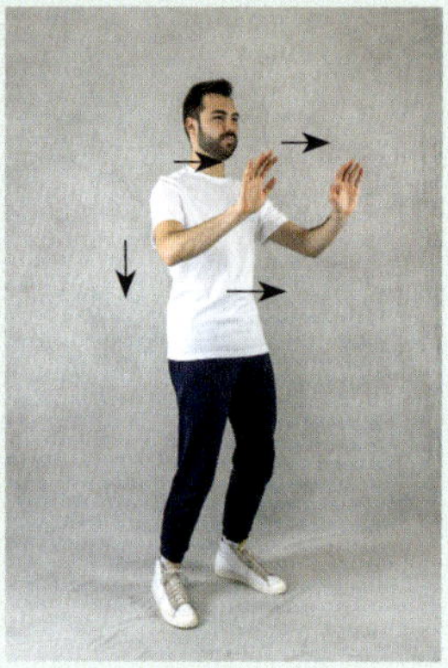

03

LÄCHELN

MEDITATION FÜR EINE GUTE VERDAUUNG

- Führen Sie Ihr inneres Lächeln über das dritte Auge und die Augen zum Mund. Regen Sie den Speichelfluss an, indem Sie die Zunge bewegen. Zunge an den Gaumen legen und den Speichel auf drei Male fest hinunterschlucken.
- Folgen Sie ihm mit dem inneren Lächeln durch die Speiseröhre zum Magen. Danken Sie dafür, dass er die Nahrung verflüssigt und verdaut.
- Lächeln Sie Ihren Dünndarm an. Danken Sie dafür, dass er Reines von Unreinem trennt und Nährstoffe aufnimmt, die Sie vital und gesund halten.
- Lächeln Sie Ihren Dickdarm an. Danken Sie dafür, dass er Reststoffe und negative Emotionen loslässt.
- Führen Sie Ihr inneres Lächeln zurück zu den Augen. Wiederholen Sie die Übung, bis sich alle verbleibenden Spannungen aufgelöst haben.

»Der Dünndarm ist für das Annehmen und das Gedeihen zuständig. Er macht die guten Dinge verfügbar.«

INNERE SCHRIFTEN DES GELBEN KAISERS

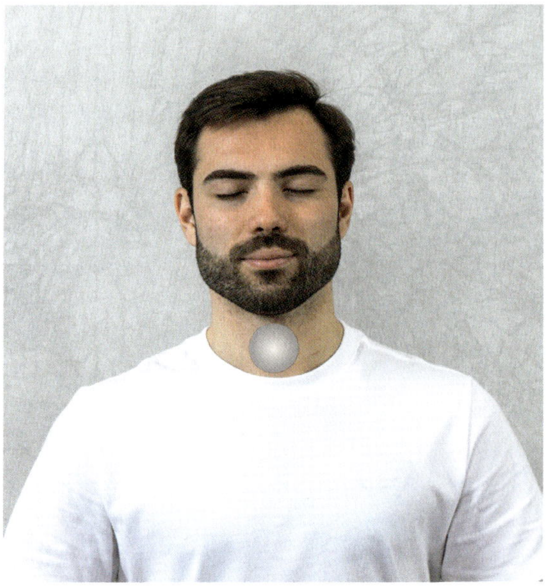

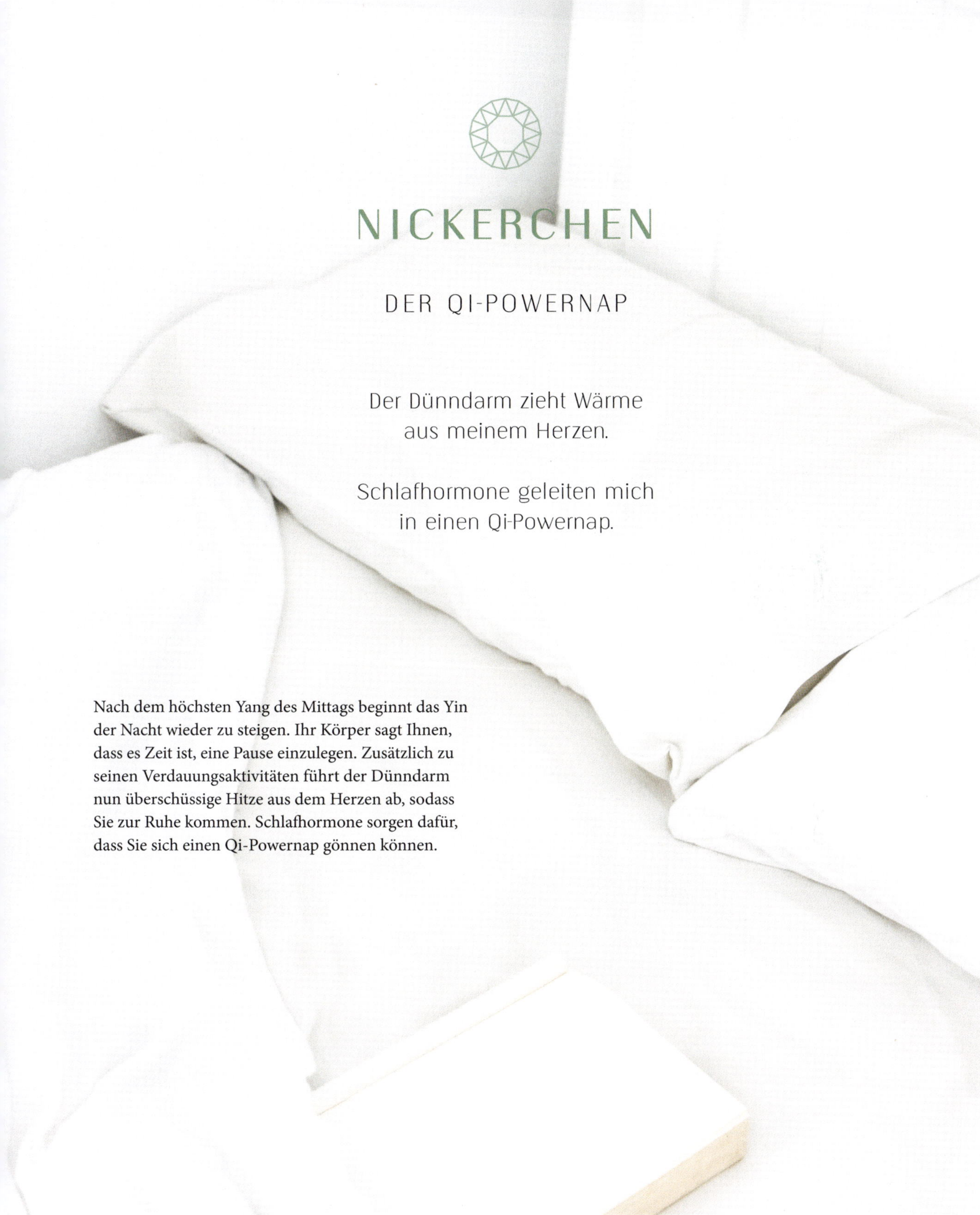

NICKERCHEN

DER QI-POWERNAP

Der Dünndarm zieht Wärme
aus meinem Herzen.

Schlafhormone geleiten mich
in einen Qi-Powernap.

Nach dem höchsten Yang des Mittags beginnt das Yin der Nacht wieder zu steigen. Ihr Körper sagt Ihnen, dass es Zeit ist, eine Pause einzulegen. Zusätzlich zu seinen Verdauungsaktivitäten führt der Dünndarm nun überschüssige Hitze aus dem Herzen ab, sodass Sie zur Ruhe kommen. Schlafhormone sorgen dafür, dass Sie sich einen Qi-Powernap gönnen können.

- Setzen Sie sich mit geradem Rücken auf Ihr Bett oder auf den Boden.
- Legen Sie Ihre Hände auf Ihre Oberschenkel. Entspannen Sie alle Muskeln von den Zehen bis zu den Hüften.
- Senken Sie das Kinn etwas ab.
- Ihre Ohrenspitzen zeigen nach oben.
- Lassen Sie die Wirbelsäule nach unten sacken, die Bewegung verläuft Wirbel für Wirbel.
- Atmen Sie heilende Energie in den unteren Rücken und verdichten Sie sie beim Ausatmen.
- Variante: Spannen Sie beim Einatmen die Muskeln an, entspannen Sie sie beim Ausatmen.

Der Qi-Powernap ist ein »Schlaf ohne Schlaf«, der Ihre Energie nährt und stärkt. Sie entspannen sich, öffnen den unteren Rücken, sammeln Qi und entschlacken. Sie stärken Ihre Nieren, was wiederum Ihre Erholung fördert. Ihre Augen blicken wie von selbst hin zu Ihrem dritten Auge. Ihr Fokus richtet sich auf das Lebenstor (*Mingmen*, Nierenzentrum). Sie können dazu Heilende Klänge (Seite 80) kombinieren, die Übung auf einem Stuhl oder sogar im Stehen durchführen. Fünf Minuten Qi-Powernap sind so viel wert wie ein 15-minütiges Nickerchen auf dem Sofa.

»Im ewigen Schlaf ist der Atem der Welt.«

CHEN TUAN (871–989), INITIATOR VON SHUI GONG (SCHLAFMEDITATION), »VATER DES QI GONG«

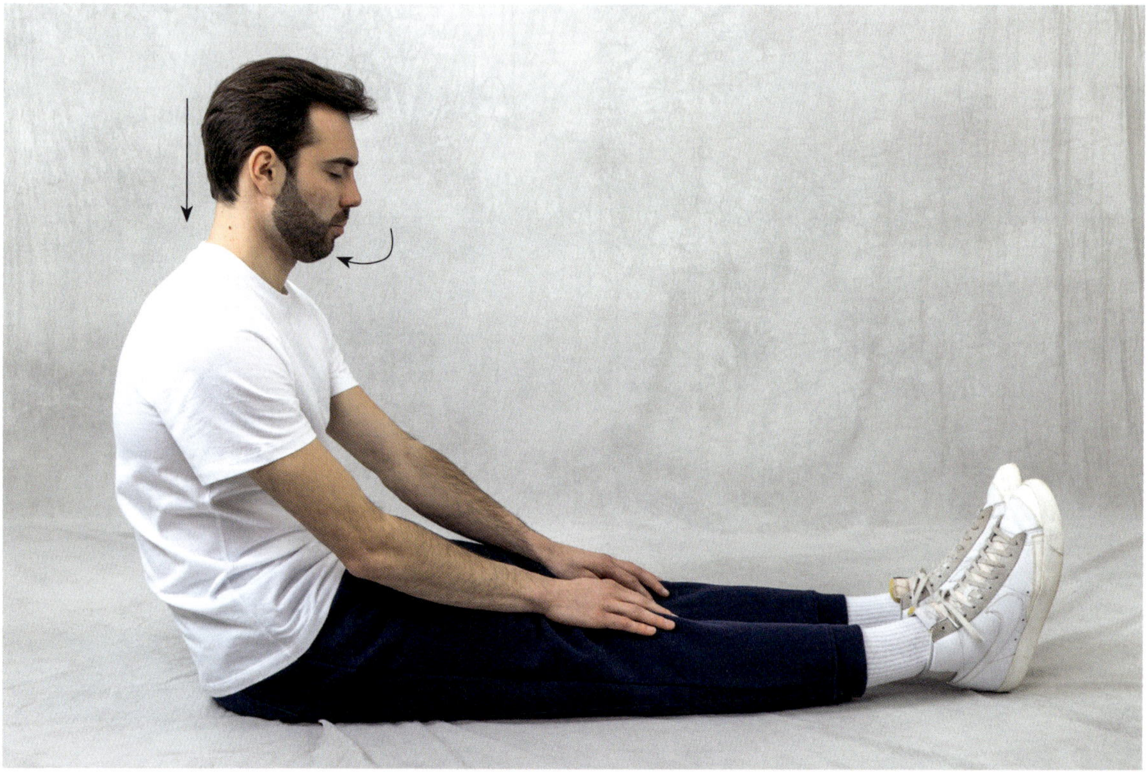

STÄRKEN

DREI WEGE ZUR KRÄFTIGUNG DES IMMUNSYSTEMS

Mein Qi und Blut fließen
frei und in Hülle und Fülle.
Meine Organe und Funktionskreise
funktionieren optimal.
Licht strahlt aus meinen Knochen.
Die Liebe in meinem Herzen umarmt
das Qi des Universums.

Der chinesische Arzt Sun Simiao sagte im 7. Jahrhundert: »Wenn die Menschen mit ihrem Körper Übungen machen, können die 100 Krankheiten nicht auftreten.« Auch die westliche Medizin ist davon überzeugt, dass Bewegung die Abwehr des Körpers stärkt und ein starkes Immunsystem zur Vorbeugung von Krankheiten beiträgt.
Aus dem, was ich im medikamentenfreien Krankenhaus des Dr. Pang Ming gelernt hatte, wählte ich neben dem Hocken drei weitere starke Übungen aus. Vor Ort ausgebildete Anleitende geben diese ebenfalls an andere Menschen weiter und empfehlen sie auch bei Corona.
Machen Sie jede Übung 5–20 Minuten pro Tag.

01

DEHNEN

HERZ UND GEIST REINIGEN

- Nehmen Sie die Grundposition ein. Heben Sie die gestreckten Arme seitlich an, Hände in Hüfthöhe, Handflächen nach unten. Winkeln Sie die Handgelenke an und drücken Sie die Handflächen nach außen.
- Ziehen Sie die Schulterblätter nach innen und oben, Arme und Hände bewegen sich mit.

Das Qi wird schnell geweckt, die Energiekanäle öffnen sich. Das innere und das äußere Qi werden verbunden und ausgeglichen, die Wahrnehmung des Qi steigt. Gut für Herz und Lunge, ebenso für Meridiane, Nerven, Muskeln und Sehnen im oberen Rücken rund um die Schulterblätter

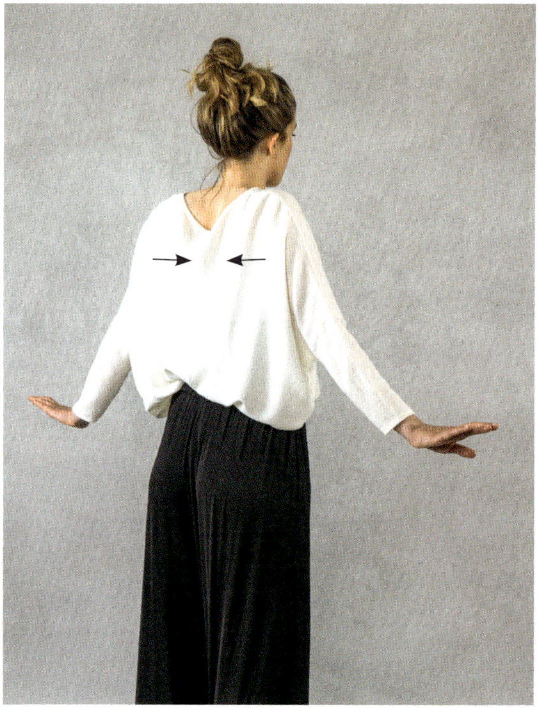

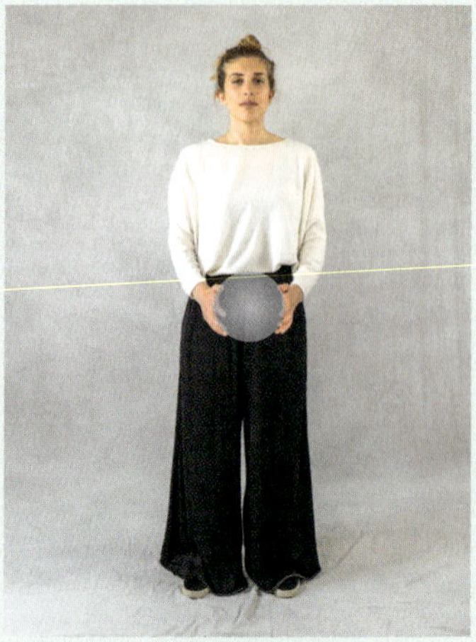

02

SAMMELN VON QI

ÖFFNEN UND SCHLIESSEN

- Stehen, liegen oder sitzen Sie in entspannter Position. Bringen Sie die Hände vor den Bauch und halten Sie einen Qi-Ball in den Händen. Bewegen Sie die Hände voneinander weg und wieder aufeinander zu. Spüren Sie, wie sich der Qi-Ball in Ihrem Körper mit der konzentrierten Bewegung ausdehnt und zusammenzieht.
- Denken Sie beim Öffnen der Arme an das Universum, beim Schließen an das Innere Ihres Körpers. Sie nehmen äußeres heilendes Qi auf.
- Legen Sie die Hände auf den Bauchnabel. Spüren Sie, wie sich die ganze Energie in Ihrem Bauch sammelt. Genießen Sie dieses Gefühl.

Verbessert die Wahrnehmung des Qi und ermöglicht es, äußeres heilendes Qi aufzunehmen. Sie können sich oder andere bewusst damit heilen. Achten Sie auf den Bereich des Körpers, der zusätzliche Energie braucht. Stellen Sie sich vor, dass er bereits gesund ist. Die spektakulären Heilungseffekte wurden vom Qi-Gong-Meister Luke Chan beschrieben, der auch historische Videos aus Dr. Pang Mings medikamentenfreiem Krankenhaus veröffentlichte (zu finden bei YouTube).

03

BAUCHMASSAGE

»PALAST DER MITTE«

- Legen Sie die Handfläche der rechten Hand auf das Sonnengeflecht (zwischen Brustbein und Nabel) und die Handfläche der linken Hand auf die rechte Hand. Massieren Sie im Uhrzeigersinn um den Bauchnabel herum.
- Ihre Hände drücken auf Ihren Körper, während sie Kreise formen.

Sorgt für einen guten Qi-Fluss, Kraft und Vitalität. Heilend für Darm und Magen. Nach einer Woche werden Sie spüren, wie Ihr zentrales Qi fließt. Nach ein bis drei Monaten wird sich Ihre Qi-Kraft verdoppelt haben.

»Das Wichtigste ist, nicht das Qi zu kultivieren, sondern Deinen Geist.

Die Kontrolle des Qi wird erst durch die Kontrolle des Bewusstseins möglich.«

DR. PANG MING

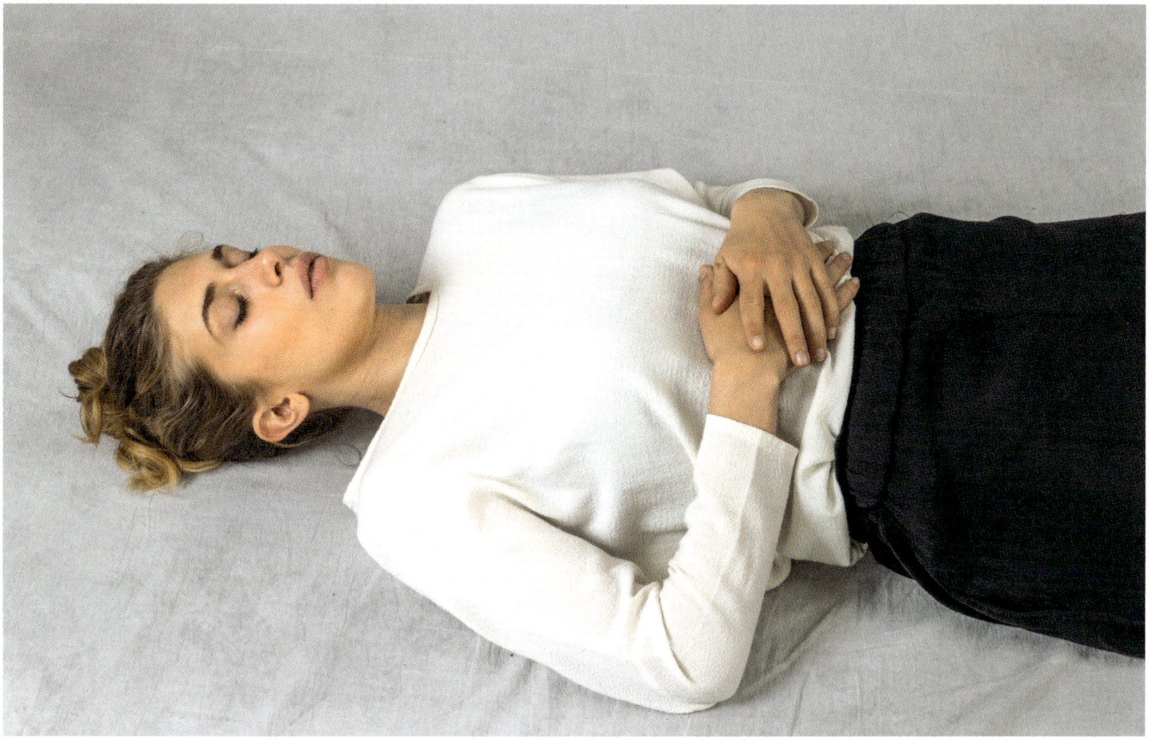

SCHÖN SEIN

CHINESISCHES FACELIFTING

Meine reinen Organe leuchten
ihre echten Farben nach außen.

Mit meinem wahren Gesicht
wandele ich auf meinem goldenen Weg.

»Wahre Schönheit kommt von innen«, sagt ein Sprichwort. Als wäre sie von außen oft nicht erkennbar. Die Kunst des chinesischen Gesichtslesens ist da anderer Auffassung. Ob schön oder hässlich, das Innere eines Menschen ist immer in den Linien seines Gesichts zu finden. Wenn die Augen der Spiegel der Seele sind, dann ist das Gesicht die Landkarte der Gefühle, das Hologramm des Lebens.

Die gute Nachricht lautet: Wenn Sie Ihr Inneres verändern – zum Beispiel Ihre Gefühle harmonisieren –, passiert das Gleiche mit Ihrem Äußeren. Zaubern Ihre Organe dank Ihres inneren Lächelns universelle Liebe, Mitgefühl und Dankbarkeit auf Ihr Gesicht, bilden sich (bestimmte) Falten zurück. So kommt Ihr wahres Gesicht allmählich zum Vorschein. Das chinesische Facelift ist schmerzlos, kostet nichts und wärmt das Herz.

01

REINIGEN DER ORGANE

MIT UNIVERSELLER LIEBE, MITGEFÜHL UND DANKBARKEIT

- Führen Sie Ihr inneres Lächeln durch Ihr drittes Auge nach innen. Spüren Sie universelle Liebe, Mitgefühl und Dankbarkeit in Ihrem Herzen und lassen Sie diese Gefühle in Ihre Organe strahlen.
- Lächeln Sie Freundlichkeit in die Leber, Glück ins Herz, Vertrauen in die Milz und in den Magen, das Loslassen in die Lungen und Ruhe in die Nieren.

02

GESICHTSREINIGUNG

MIT UNIVERSELLER LIEBE, MITGEFÜHL UND DANKBARKEIT

- Lächeln Sie Freundlichkeit von der Leber zu den Augenbrauen und zum Kiefer, Glück aus dem Herzen zu den Augen und zur Nasenspitze, Vertrauen von Milz und Magen bis zur Nasenspitze und zum Bereich zwischen Nase und Lippen, das Loslassen von der Lunge bis zu den Wangen, Gelassenheit und Willenskraft von den Nieren bis zur Stirn und zum Kinn.
- Bekräftigung: »Meine reinen Organe leuchten ihre echten Farben nach außen. Mit meinem wahren Gesicht wandle ich auf meinem goldenen Weg.«

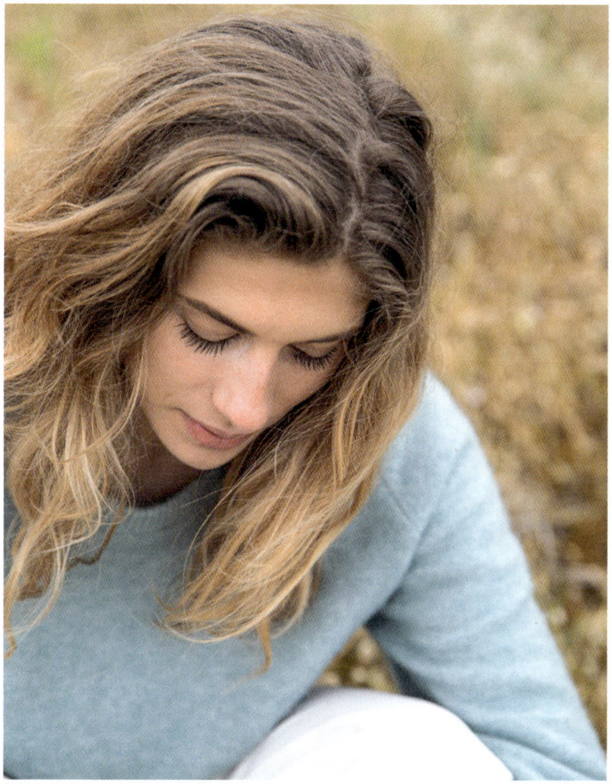

Mian Xiang oder die Kunst des chinesischen Gesichtslesens ist ein Zweig der TCM, der seit 3000 Jahren praktiziert wird. Im alten China war es für einen Arzt unschicklich, seine Patientinnen zu berühren, das Gesichtslesen war also ein Hilfsmittel von unschätzbarem Wert bei der medizinischen Diagnose. Zudem ist das Gesichtslesen ein bemerkenswert hilfreiches Werkzeug, um das Befinden einer Person zu überprüfen. Mit ihm lässt sich etwas über Charakter, Stärken und Schwächen, Talente, Leidenschaften, den sozialen Status und sogar über die mögliche Lebenszeit eines Menschen herausfinden. Sehr aufschlussreich für die Suche nach dem wahren Ich und Ihrem goldenen Weg – der Weg, den Sie gehen müssen, um Ihr Lebenswerk zu vollenden. Der Sinn des Lebens, erläutert die Mian-Xiang-Meisterin Lillian Bridges, sei es, möglichst man selbst zu sein. Voraussetzung dafür sei es, die angeborenen Talente und Fähigkeiten mit der eigenen Lebenserfahrung zu kombinieren und diese Mischung wiederum mit dem ursprünglichen Geist zu verbinden. Dann würden wir uns als ein Geschenk an die Welt zurückgeben.

»Von der Geburt bis zum Alter von zweieinhalb Jahren haben Sie das Gesicht, das Ihre Mutter Ihnen gab. Von 25 bis 50 schaffen Sie sich Ihr eigenes Gesicht. Ab dem 50. Lebensjahr haben Sie das Gesicht, das Sie verdienen. Auch nach 50 können Sie Ihr Gesicht noch verändern.«

MARY CHIEN LOWE, MIAN-XIANG-MEISTERIN, CHINESISCHES GESICHTSLESEN

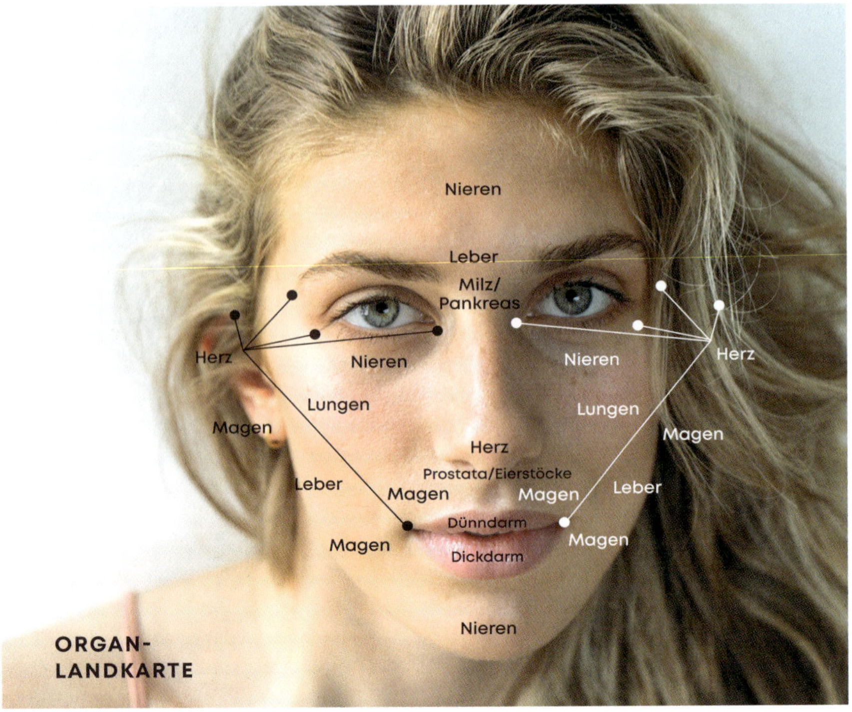
Nieren
Leber
Milz/
Pankreas
Herz
Nieren
Nieren
Herz
Lungen
Lungen
Magen
Magen
Herz
Prostata/Eierstöcke
Leber
Magen
Magen
Leber
Dünndarm
Magen
Magen
Dickdarm
Nieren
ORGAN-
LANDKARTE

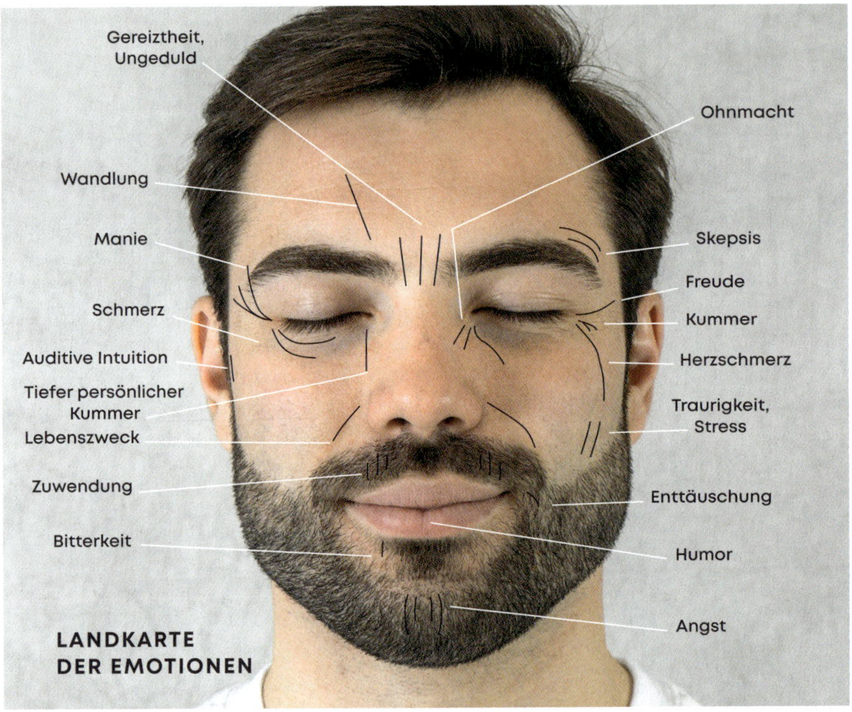
Gereiztheit,
Ungeduld
Ohnmacht
Wandlung
Manie
Skepsis
Freude
Schmerz
Kummer
Auditive Intuition
Herzschmerz
Tiefer persönlicher
Kummer
Traurigkeit,
Stress
Lebenszweck
Zuwendung
Enttäuschung
Bitterkeit
Humor
Angst
LANDKARTE
DER EMOTIONEN

GUTES TUN

RAT DES TAO FÜR EIN TUGENDHAFTES LEBEN

»Ich [das Tao] habe immer drei Schätze, die ich nutze und bewahre:
Der erste ist Mitgefühl,
der zweite ist Mäßigkeit,
der dritte ist, mich nie in den Vordergrund zu stellen.

Wahrlich! Weil ich Mitgefühl habe, kann ich mutig sein.
Weil ich mich mäßige, kann ich großzügig sein.
Weil ich mich nicht in den Vordergrund dränge,
kann ich der vorderste aller Begabten sein.«

LAOTSE
DAS BUCH DES TAO UND DER INNEREN KRAFT

MEDITIEREN

FÜR KOSMISCHE LIEBE, MITGEFÜHL UND DANKBARKEIT

Das Zen der Sonne.
Die Schönheit des Betons.
Als ob ich die Dinge von innen
fühle und verstehe.

Auch wenn Sie um 17:00 Uhr noch voller Energie sind, ist Weiterarbeiten keine gute Idee. Ihre Leistungsfähigkeit geht langsam zurück. Ihre Körperfunktionen werden schwächer und Entspannung setzt ein. Beenden Sie also den Tag und füllen Sie die Nierenenergie wieder auf. Genießen Sie Zeit mit der Familie oder Freunden. Essen Sie eine leichte Mahlzeit. Schaffen Sie eine ruhige Atmosphäre. Nehmen Sie sich Zeit zum Meditieren.

- Entspannen Sie sich. Lassen Sie Ihr inneres Lächeln zu. Spüren Sie universelle Liebe, Mitgefühl und Dankbarkeit in Ihrem Herzen.
- Stellen Sie sich vor, dass Sie sterben und Ihr Körper eiskalt wird. Gliedmaßen, Herz, Bauch, Kopf. Lassen Sie die Angst in den Nieren zu.
- Stellen Sie sich vor, dass Ihr Körper brennt und glühend heiß wird. Alle Zellen gleichzeitig. Stellen Sie sich vor, dass von Ihrem Körper nur Asche bleibt. Lassen Sie die Angst in den Nieren zu.
- Pusten Sie die Asche ins Universum hinaus. Nehmen Sie wahr, wie sie zu reinem Bewusstsein und kosmischer Energie wird. Spüren Sie die Verbindung mit jedem Teilchen im Raum. Fühlen Sie warme kosmische Liebe in sich und allem gleichzeitig. Haben Sie Mitgefühl für alle lebenden und nicht lebenden Wesen. Spüren Sie Dankbarkeit für die heilende Energie, die Sie und den Kosmos durchleuchtet. Speichern Sie alle Empfindungen in Ihrem Inneren Heiler.
- Kehren Sie zurück in Ihren Körper. Führen Sie eine Qi-Selbstmassage durch (Seite 85). Spüren Sie kosmische Liebe, Mitgefühl und Dankbarkeit im Herzen. Strahlen Sie sie aus, jede Sekunde des Tages und der Nacht. Für diejenigen, die Sie lieben. Für all diejenigen, die Sie verletzen und traurig machen.
- Lächeln Sie in jede Zelle. Spüren Sie Ruhe und kosmische Kraft in Ihren Nieren.

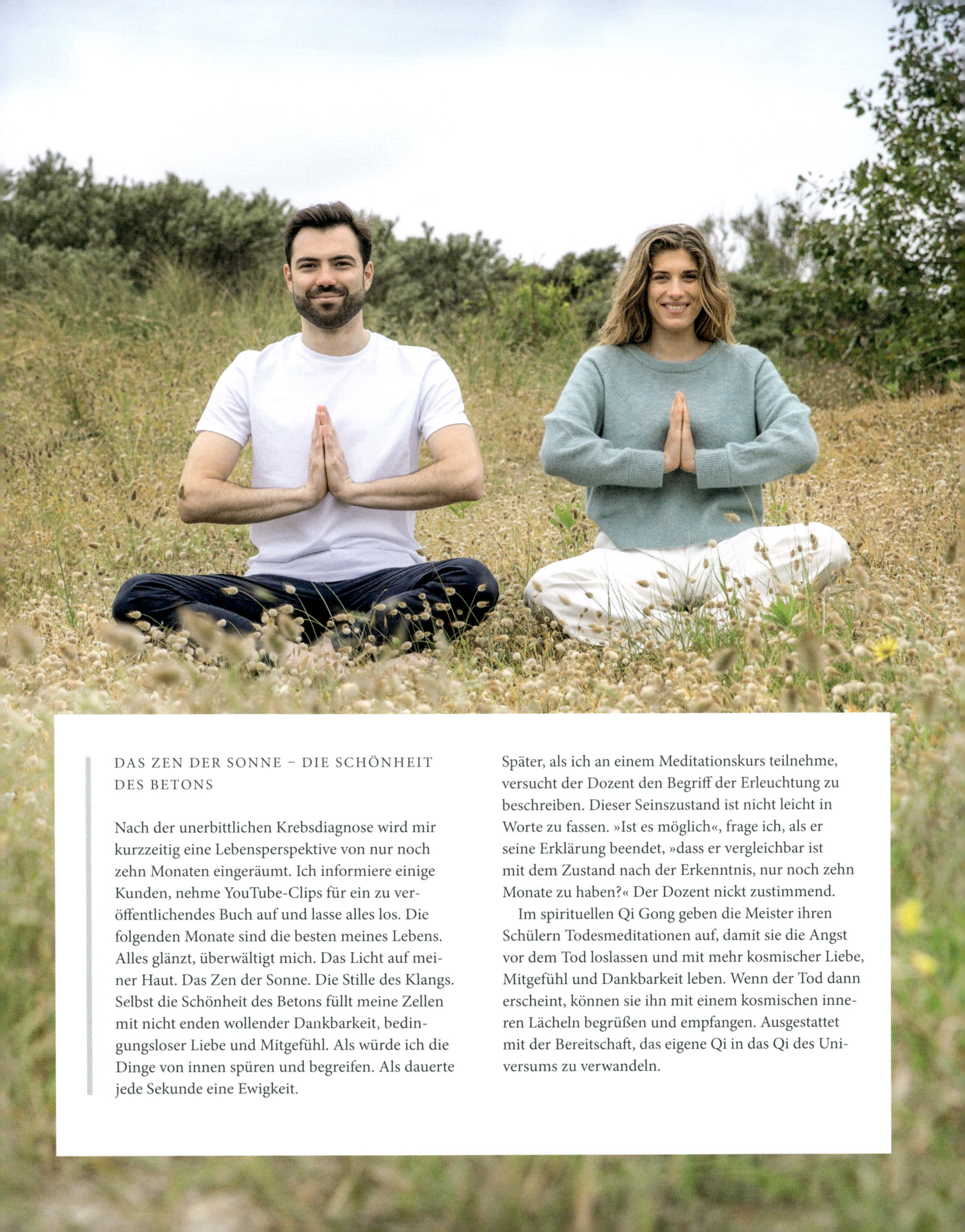

DAS ZEN DER SONNE – DIE SCHÖNHEIT DES BETONS

Nach der unerbittlichen Krebsdiagnose wird mir kurzzeitig eine Lebensperspektive von nur noch zehn Monaten eingeräumt. Ich informiere einige Kunden, nehme YouTube-Clips für ein zu veröffentlichendes Buch auf und lasse alles los. Die folgenden Monate sind die besten meines Lebens. Alles glänzt, überwältigt mich. Das Licht auf meiner Haut. Das Zen der Sonne. Die Stille des Klangs. Selbst die Schönheit des Betons füllt meine Zellen mit nicht enden wollender Dankbarkeit, bedingungsloser Liebe und Mitgefühl. Als würde ich die Dinge von innen spüren und begreifen. Als dauerte jede Sekunde eine Ewigkeit.

Später, als ich an einem Meditationskurs teilnehme, versucht der Dozent den Begriff der Erleuchtung zu beschreiben. Dieser Seinszustand ist nicht leicht in Worte zu fassen. »Ist es möglich«, frage ich, als er seine Erklärung beendet, »dass er vergleichbar ist mit dem Zustand nach der Erkenntnis, nur noch zehn Monate zu haben?« Der Dozent nickt zustimmend.

Im spirituellen Qi Gong geben die Meister ihren Schülern Todesmeditationen auf, damit sie die Angst vor dem Tod loslassen und mit mehr kosmischer Liebe, Mitgefühl und Dankbarkeit leben. Wenn der Tod dann erscheint, können sie ihn mit einem kosmischen inneren Lächeln begrüßen und empfangen. Ausgestattet mit der Bereitschaft, das eigene Qi in das Qi des Universums zu verwandeln.

SPORT

SECHS TIPPS FÜR MEHR INNERE STÄRKE

Je mehr ich übe,
desto mehr Energie habe ich.

Je mehr Wettkämpfe ich verliere,
desto mehr Weisheit gewinne ich.

Qi Gong wird als die Mutter des Tai Chi und aller Kampfsportarten bezeichnet. Mit etwas gutem Willen kann man auch von der »Mutter aller Sportarten« sprechen. Fußball, Tennis, Schwimmen, Golf …
Qi Gong bietet Sportlern aller Disziplinen zusätzliche Vorteile zu denen, die mit den westlichen Trainingstechniken sowieso schon verbunden sind:

- Stärkere Sehnen und Knochen
- Bessere Entgiftung, weniger Verletzungen, mehr Widerstandskraft
- Mehr Energie und Atem, mehr Geschwindigkeit und Beweglichkeit
- Mehr Konzentration, weniger Stress
- Bessere Leistung, mehr innere Stärke
- Engere Mannschaftsbindung bei Gruppensport

Eine guter Zeitraum zum Sporttreiben ist laut chinesischer Organuhr der von 19:00 bis 21:00 Uhr, bevor sich alle Aktivitäten für die Nacht von außen nach innen richten. Das Perikard, auch Beschützer des Herzens genannt, das für einen harmonischen Blutkreislauf sorgt, erhält die meiste Energie.
Jeder zusätzliche Sauerstoff ist willkommen, damit die Zellen heilen und sich erneuern können. Natürlich können Sie das auch am Morgen machen, wenn das Yang ansteigt.

SPORT	QI GONG
• Verursacht Energieverluste	• Baut Energie auf (zum Beispiel durch die Aufnahme von externem Qi)
• Führt zu Muskelschmerzen und Müdigkeit	• Sorgt für Ruhe und Vitalität
• Mehr Ausdauer, Muskelaufbau und Wiederherstellung des Körpergleichgewichts (Homöostase, Superkompensation) erst in der Erholungs- und Regenerationsphase	• Sofortige Heilwirkung
• Danach kurzzeitig »gutes Gefühl«	• Langfristiges Wohlbefinden
• Entwicklung spezifischer Muskeln	• Größere Vielfalt an Muskelübungen, stärkerer Fokus auf Sehnen und Knochen
• Risiko von Verletzungen	• Beugt Verletzungen vor
• Leistungsorientiert	• Entspannen bei der Anstrengung
• Atem liefert Sauerstoff an und führt Kohlendioxid ab	• Atem als Autobahn des Qi (Kreislauf)
• Zirkulation von Energie durch Bewegung	• Lenkt die Energie bewusst mit dem Geist
• Sportlichkeit wird durch Spielregeln umgesetzt.	• Qi Gong-»Tugenden« können aktiv durch die Energie gebildet werden.

01

AUFWÄRMEN

ABKÜHLEN

Qi Gong lässt sich vor oder nach einem Wettbewerb oder dem Training zum Aufwärmen oder Abkühlen praktizieren. Teil zwei umfasst eine vollständige Qi-Gong-Sitzung, die 30–90 Minuten dauern kann.

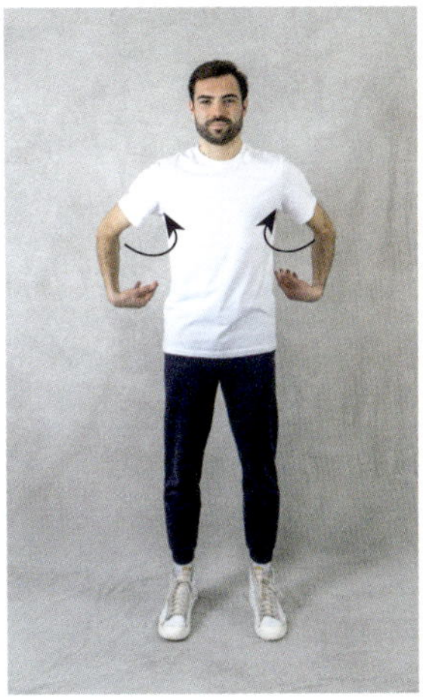

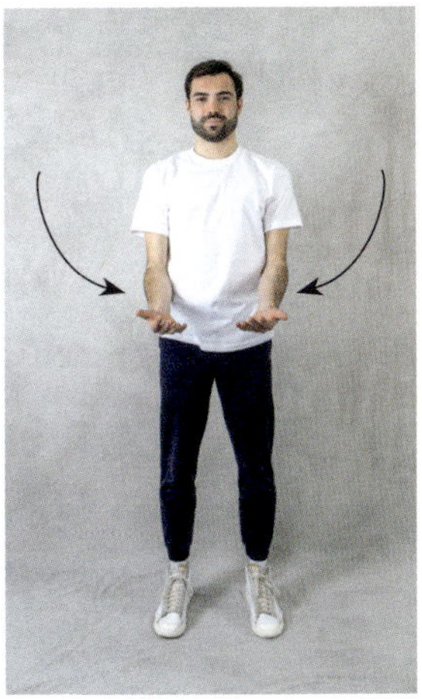

02

ÜBEN, ÜBEN, ÜBEN

ERLEUCHTUNG DURCH TIEFES QI GONG

Sportler entscheiden sich häufig für ein tiefes Qi Gong. Übungen werden öfter durchgeführt, bis zu 50-mal. Lassen Sie zwischen den Serien die Energie ihren Weg finden und Ihre Gedanken zur Ruhe kommen. Erleuchtung entsteht nicht nur durch (Sitz-)Meditation, sondern auch durch den energetischen Weg des tiefen Qi Gong. Ein paar Vorschläge nach Disziplinen:

- Verteidiger in verschiedenen Sportarten, Tennisspieler (die auf einer Stelle stehen müssen): Übungen zur Erdung. Fußgelenk-, Knie- und Hüftkreisen. Hocken. Übungen für die Knochen: Knochenmark-Neigong (Seite 88), Wuji und langsame Bewegungen (erhöhen die Knochendichte um das Dreifache)
- Angreifer, Läufer: Sehnen-Qi-Gong (Yi Jin Jing, Seite 56). Übungen für die Lunge
- Förderung der Ausdauer: Übungen für die Nieren (Stimulieren des Jing). Hocken
- Übungen zur Energiesteigerung (Seite 151)

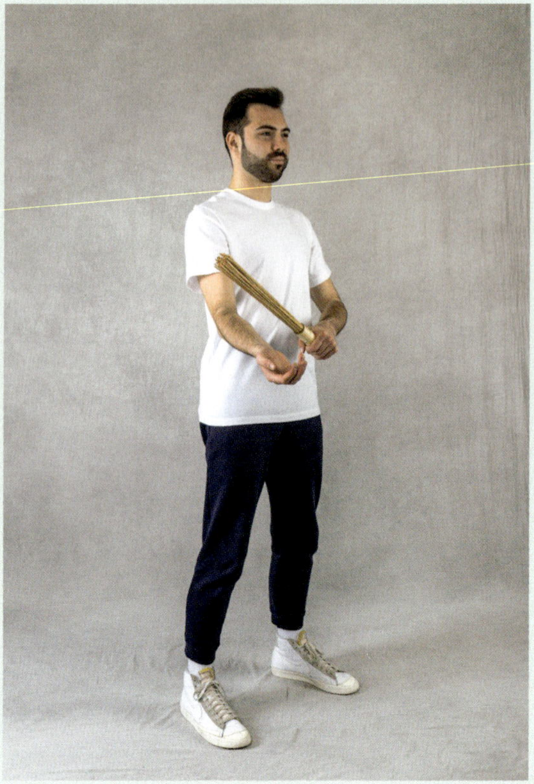

03

FOKUSSIEREN

DEN GEIST PROGRAMMIEREN

- Spielen Sie Ihr Spiel, laufen Sie Ihren Marathon, überlisten Sie Ihren Gegner im Voraus mit Ihrem Verstand. »Das Qi geht dorthin, wohin das Yi geht«, heißt es im Qi Gong. Oder: Die Energie folgt Ihrer Aufmerksamkeit. Korrigieren und motivieren Sie sich selbst. Löschen Sie negative Gedanken.
- Schauen Sie in den Spiegel und verwenden Sie Mantras. Denn wie Michael Jordan sagte: »Großartige Spieler schauen nie in den Spiegel und fragen sich: Bin ich ein guter Basketballspieler? Sie fragen sich: Bin ich der beste Spieler, der ich sein kann?«
- Verbinden Sie sich mit dem Qi-Feld Ihres Teams, dem Ihres Gegners und dem aller Sportler. Sie treiben Sport für das höchste Gut und zum Wohle aller. Um sämtliche Energie zu harmonisieren, das Herz zu erwärmen und den Verstand weiser zu machen. Je mehr Wettkämpfe Sie verlieren, desto mehr Weisheit gewinnen Sie.

04

DEN HIMMEL ANHEBEN

DIE WUNDEN HEILEN

Das »Heben des Himmels« fördert den Energiefluss im ganzen Körper und wird in den chinesischen Kampfkünsten zur Heilung von Verletzungen eingesetzt. Zentral sind schnelles, kräftiges Ausatmen, Visualisierungen und Mantras. Öffnen Sie Ihre Zellen und nehmen Sie sich Zeit für 20 bis 50 Ausführungen oder ein Vielfaches davon. Laut einiger Qi-Gong-Meister ist dies die Übung aller Übungen – eine Auszeichnung, die sie allerdings auch anderen Übungen verleihen.

- Stehen Sie gerade, die Füße schulterbreit auseinander. Atmen Sie aus, entspannen Sie sich.
- Legen Sie die Hände vor den Bauch. Handflächen nach unten, Fingerspitzen aneinander, Arme etwas gebeugt. Den Kopf leicht neigen.
- Atmen Sie sanft, aber tief und heben Sie die Arme seitlich. Drücken Sie die Handflächen nach oben und strecken Sie die Wirbelsäule.
- Halten Sie den Atem 5–10 Sekunden an.
- Atmen Sie schnell und kräftig durch den Mund aus und lassen Sie die Arme seitlich sinken.
- Heilende Energie findet ihren Weg zur Verletzung. Erleben Sie die Selbstheilung. Sprechen Sie laut das Mantra: »Ich bin geheilt.«
- Führen Sie die Hände wieder zum Bauch und wiederholen Sie die beschriebenen Schritte.

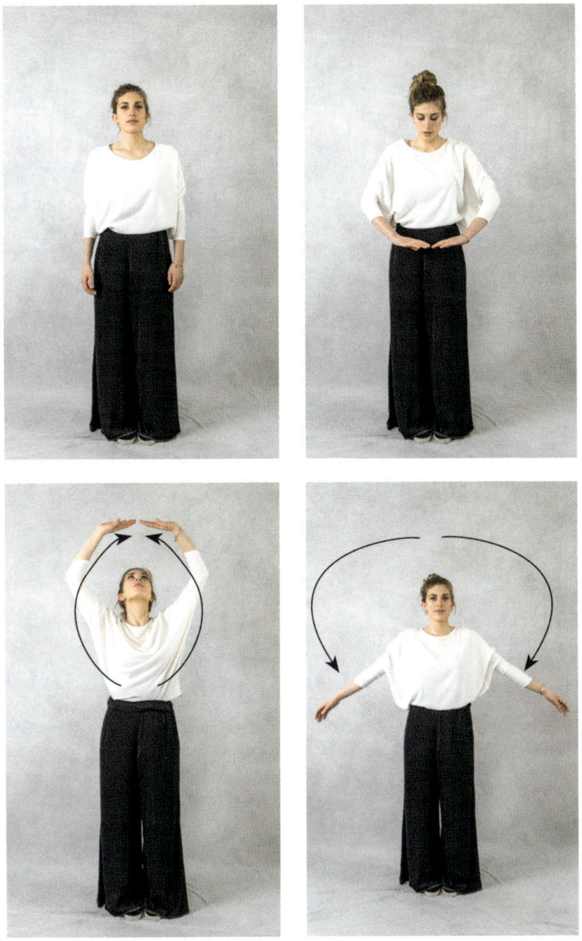

05

FINGERKREUZEN

SPORTMUDRA

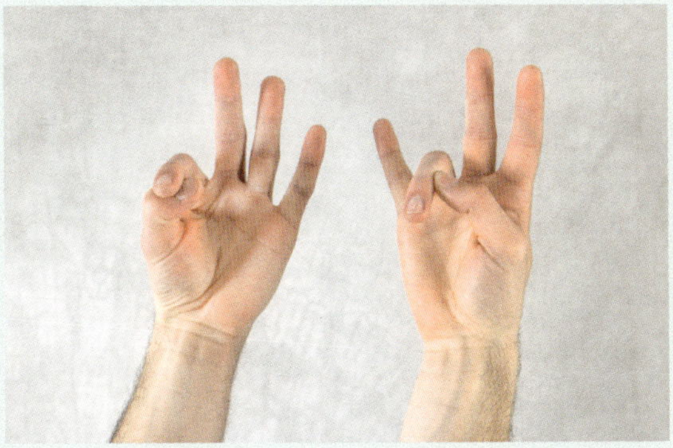

- Rechts: Daumennagel gegen die Innenseite des oberen Ringfingergelenks
- Links: Zeigefinger auf das oberste Gelenk des Daumens

06

ANRUFEN

ZENTRIEREN DER KRAFT

- Winkeln Sie die Arme ab und ziehen Sie die Hände zu den Achselhöhlen, die Handflächen zeigen nach oben. Atmen Sie durch den Scheitel ein und bringen Sie die ganze Energie in den Bauch.
- Setzen Sie sich in die Wolken, drücken Sie die Hände nach vorn und rufen Sie: »Ha!« (nicht allein mit der Stimme, sondern vor allem mit dem Qi aus dem Bauch).
- Spüren Sie, wie alle Energie in den Bauch fließt. Wiederholen Sie die Übung beliebig oft.
- Sinnvoll nach einem Spiel oder nach einer Trainingseinheit

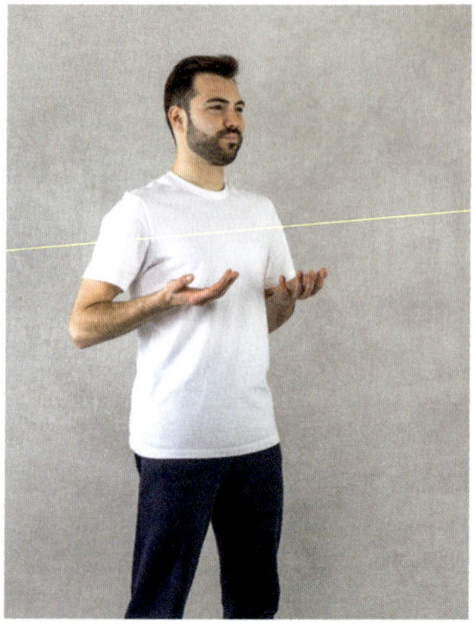

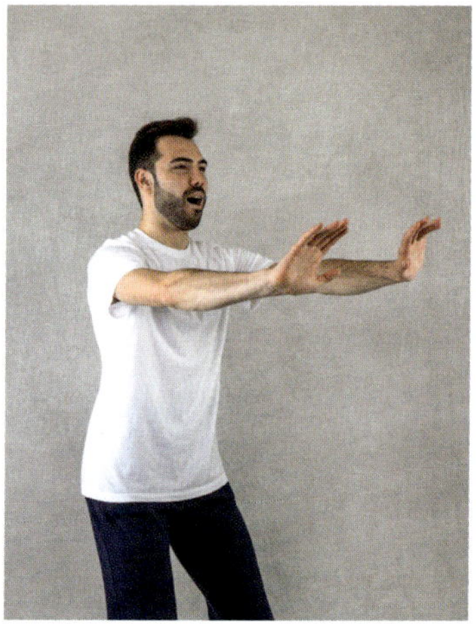

»Ich habe in meiner Karriere mehr als
9000 Würfe verfehlt. Fast 300 Spiele verloren.
Und 26-mal den Siegeswurf verpasst.

Ich habe in meinem Leben immer wieder versagt.
Und deshalb Erfolg gehabt.«

MICHAEL JORDAN

SCHAUEN, LESEN

ZEHN TIPPS FÜR KLARES SEHEN

Blut und Sauerstoff
erneuern meine Zellen.

Meine Leber öffnet sich
in meinen Augen und
macht meine Sicht frei.

Die Zeit zwischen 19:00 und 21:00 Uhr ist auch gut zum Lesen geeignet. Ihr Herzbeutel (Perikard) bringt alle Nährstoffe an die richtige Stelle. Schwere geistige Arbeit sollten Sie besser vermeiden.

Qi Gong und die TCM betrachten die Augen als Spiegel unserer gesamten Gesundheit. Augenprobleme können mit einem gestörten Gleichgewicht in Organen und Meridianen, oft Leber und Nieren, zu tun haben. Es lohnt sich, neben westlichen Behandlungen auch die folgenden ganzheitlichen Techniken auszuprobieren, um Augenleiden vorzubeugen und zu heilen.

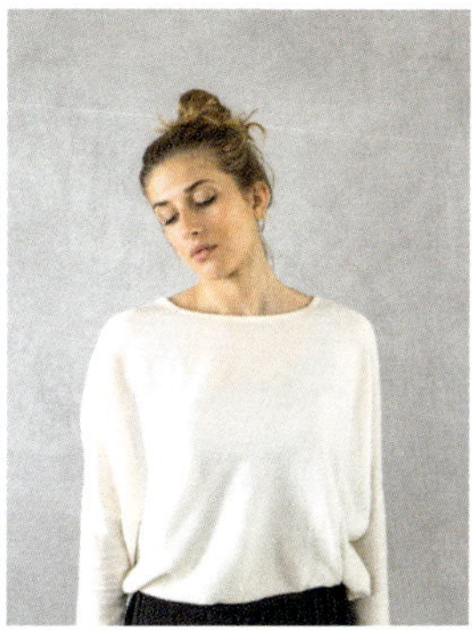

01

HALS UND SCHULTERN

KREISEN

- Ziehen Sie die Schultern hoch und lassen Sie den Kopf nach links wie in einer Schüssel kreisen. Wiederholen Sie den Vorgang nach rechts.
- Stärkt die Blutzirkulation, auch zu den Augen.

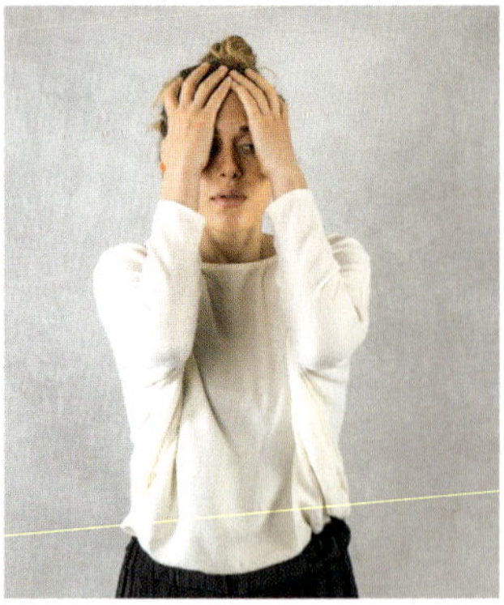

02

GESICHT

STREICHEN

- Legen Sie die Hände auf die Stirn und lassen Sie sie zum Kinn gleiten.
- Streichen Sie mit ihnen wieder nach oben über die Seiten Ihres Kopfs zum Scheitel.
- Dann geht es über den Hinterkopf, den Nacken und über die Schultern entlang nach unten.

03

AUGENLIDER

HOCHZIEHEN

- Greifen Sie die oberen Augenlider mit Daumen und Zeigefingern.
- Ziehen Sie sie vom Augapfel weg.

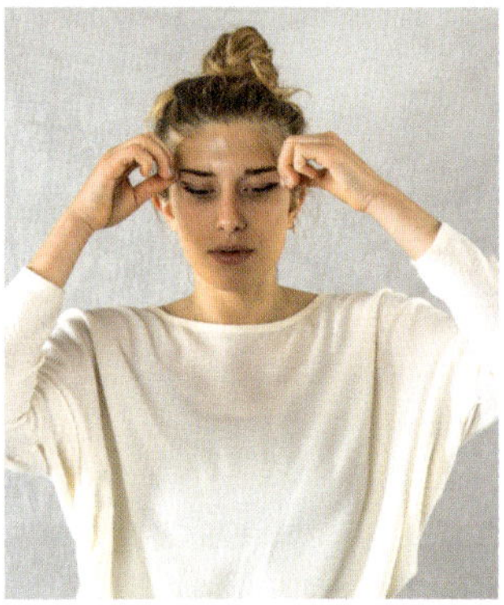

04

AUGENFLÜSSIGKEIT

BLINZELN

- Blinzeln Sie zehnmal, schließen Sie die Augen für 15 Sekunden. Wiederholen Sie den Vorgang beliebig oft.
- Befeuchten und reinigen Sie den Augapfel.

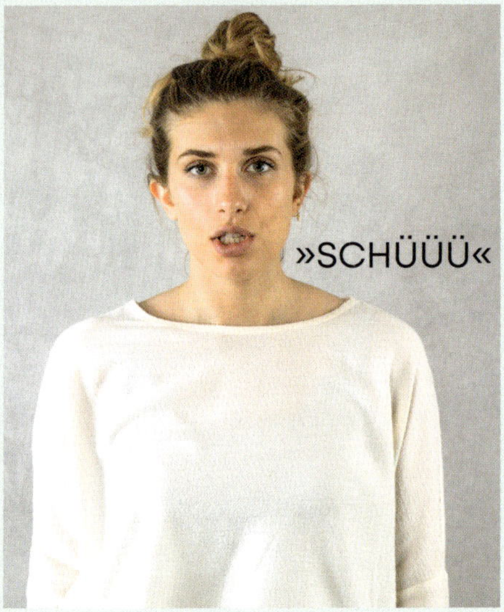

05

AUGEN

DIE LEBER ÖFFNET SICH IN DEN AUGEN

- Schließen Sie die Augen, atmen Sie grüne Energie in Ihre Leber.
- Öffnen Sie die Augen so weit wie möglich, tönen Sie den Leberklang »SCHÜÜÜ«.
- Spüren Sie, wie schlechte Leberenergie aus Ihren Augen fließt.
- Wiederholen Sie dies dreimal. Dann atmen Sie durch Ihre Augen.

06

AUGENMUSKELN

DER TRÄUMENDE DRACHE ROLLT MIT DEN AUGEN

Setzen oder legen Sie sich hin. Schließen Sie die Augen, atmen Sie ein und aus. Lassen Sie Ihr inneres Lächeln in Ihre Augen fließen. Führen Sie die folgenden Bewegungen dreimal durch. Spüren Sie sie nicht nur in den Augen, sondern auch im Bauch. Auf diese Weise erweitern Sie den Aktionsradius der Augen und massieren gleichzeitig Ihren Bauch.

- WAAGERECHT: Bewegen Sie Ihre Augäpfel nach links und nach rechts.
- SENKRECHT: Bewegen Sie sie auf und ab.
- DIAGONAL: Bewegen Sie sie nach links oben, nach rechts unten. Nach rechts oben, nach links unten.
- IM KREIS: Bewegen Sie sie kreisförmig. Ändern Sie dabei mal die Richtung.
- LEMNISKATE: Führen Sie eine liegende Acht aus. Ändern Sie auch hierbei die Richtung.

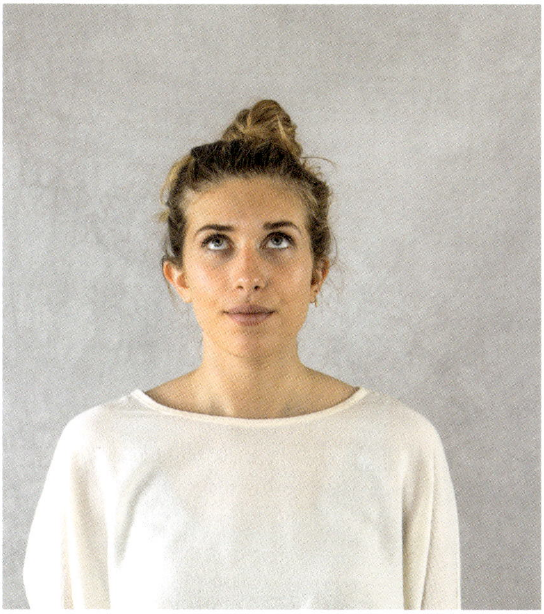

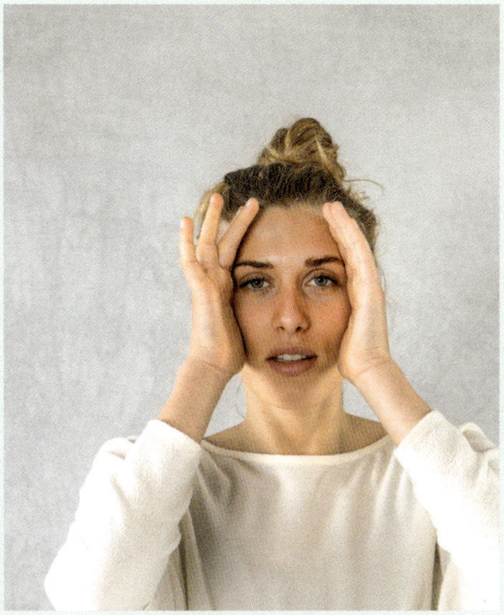

07

ABSCHIRMEN

ANREGEN

- Decken Sie mit den Händen Ihre Augen ab, sodass Sie das Dunkel sehen. Entspannen Sie sich.
- Öffnen Sie die Hände, um das volle Sonnenlicht einzulassen. Wiederholen Sie diese Schritte.
- Führen Sie die Übung so oft wie möglich durch.

Augen und Gehirn werden tief entspannt. Die Aktivierung lichtempfindlicher Zapfen auf der Netzhaut bewirkt, dass wir klarer sehen. Zusätzlich stimuliert Sonnenlicht die Produktion von Hormonen, die Glücksgefühle auslösen.

»Können Sie die Türen der Wahrnehmung reinigen und wieder klar sehen?«

LAOTSE

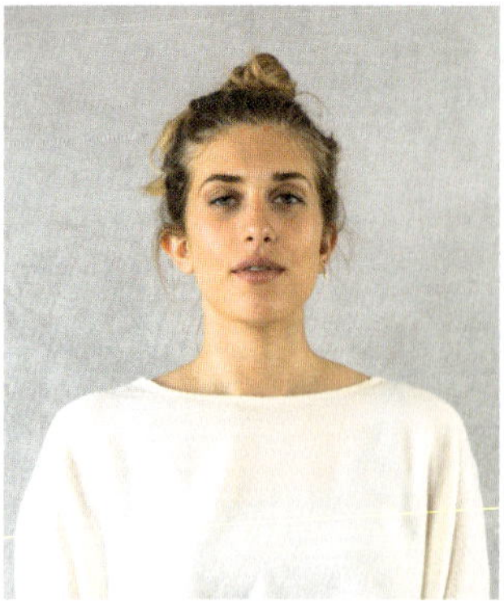

08

FOKUSSIEREN

DER LÖWE IN DER SAVANNE

- Entspannen Sie Ihre Augen und schauen Sie ohne einen speziellen Fokus in die Ferne.
- Blick auf ein Objekt richten und heranzoomen.
- Wechseln Sie zwischen diffusem und klarem Sehen.

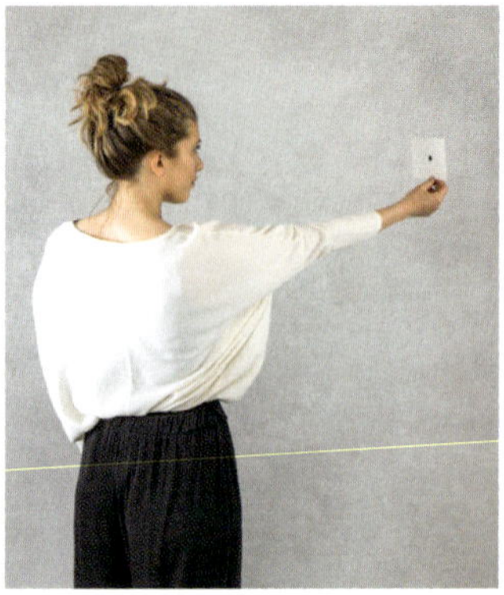

10

FOLGEN

DER MOND VERLÄSST SEINE BAHN

- Halten Sie mit gestrecktem Arm ein Blatt Papier mit einer Mondzeichnung vor sich. Bewegen Sie es in alle Richtungen. Folgen Sie dem Mond nur mit den Augen, der Kopf bleibt regungslos.
- Nach oben, nach unten, links, rechts, schräg

09

ZUSAMMENSPIEL

DAS GOLDENE FINGERTOR

- Heben Sie die Arme und winkeln Sie sie ab, Zeigefinger auf Augenhöhe nach oben ausgestreckt. Halten Sie den linken Zeigefinger zehn Zentimeter mitten vor die Augen, den rechten dahinter auf gleicher Linie.
- Schauen Sie auf den linken Zeigefinger (Nahaufnahme). Stellen Sie fest, dass Ihr rechter Zeigefinger zweimal zu sehen ist und mit dem linken Zeigefinger in der Mitte ein Tor bildet.
- Schauen Sie auf den rechten Zeigefinger (Weitsicht). Der linker Zeigefinger ist zweimal zu sehen.
- Wechseln Sie den Blick zwischen den Fingern.
- Einatmen: nah. Ausatmen: weit

Dient dem Zusammenspiel beider Augen. Gut bei Kurzsichtigkeit, Weitsichtigkeit und Schielen. Das schwächere Auge wird zum Arbeiten gezwungen.

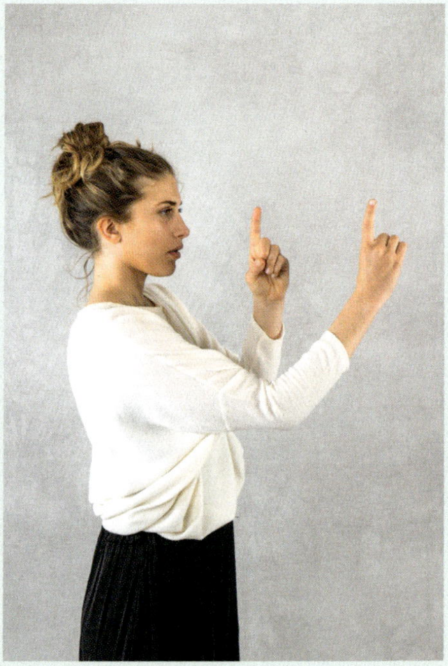

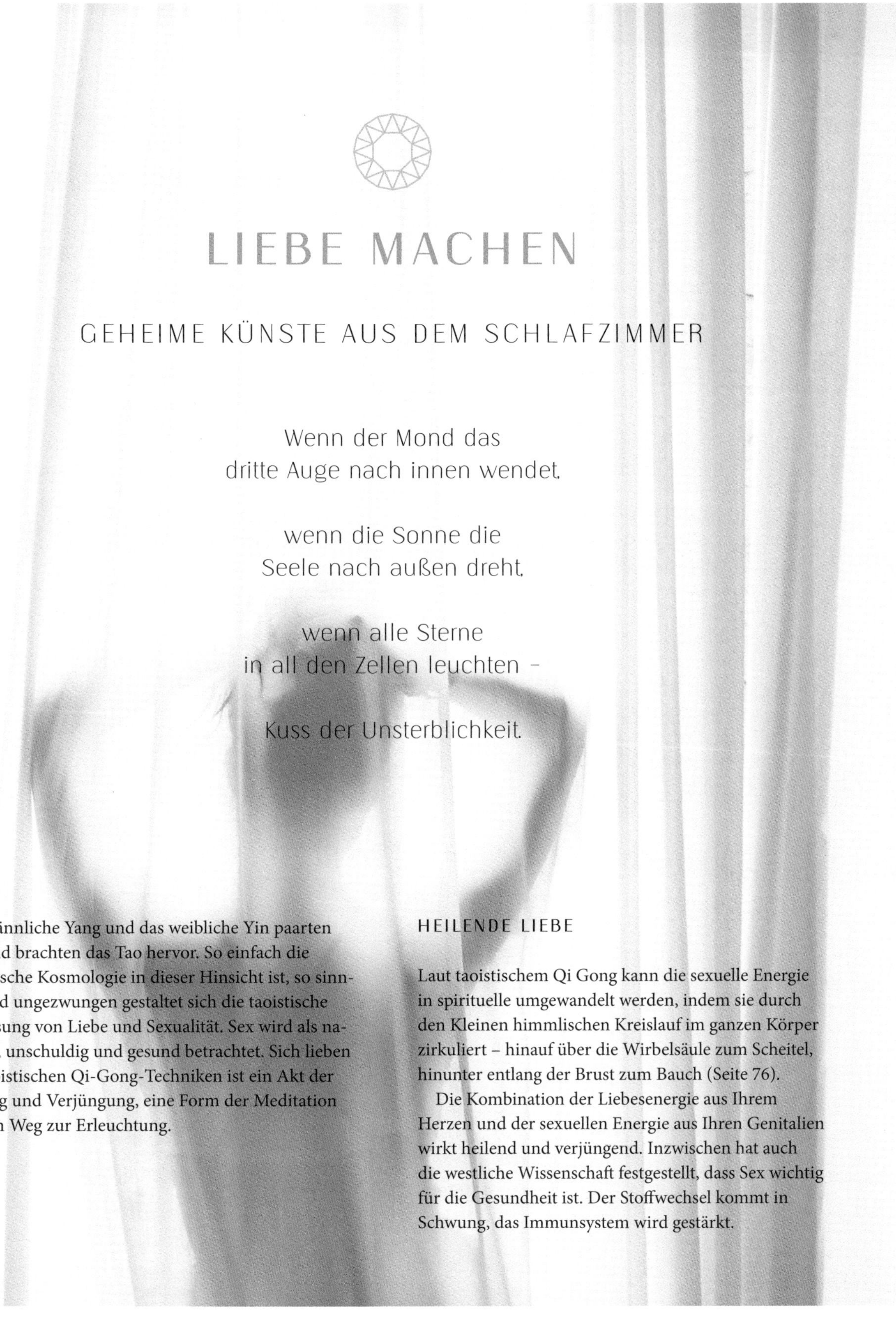

LIEBE MACHEN

GEHEIME KÜNSTE AUS DEM SCHLAFZIMMER

Wenn der Mond das
dritte Auge nach innen wendet,

wenn die Sonne die
Seele nach außen dreht,

wenn alle Sterne
in all den Zellen leuchten –

Kuss der Unsterblichkeit.

Das männliche Yang und das weibliche Yin paarten sich und brachten das Tao hervor. So einfach die chinesische Kosmologie in dieser Hinsicht ist, so sinnlich und ungezwungen gestaltet sich die taoistische Auffassung von Liebe und Sexualität. Sex wird als natürlich, unschuldig und gesund betrachtet. Sich lieben mit taoistischen Qi-Gong-Techniken ist ein Akt der Heilung und Verjüngung, eine Form der Meditation und ein Weg zur Erleuchtung.

HEILENDE LIEBE

Laut taoistischem Qi Gong kann die sexuelle Energie in spirituelle umgewandelt werden, indem sie durch den Kleinen himmlischen Kreislauf im ganzen Körper zirkuliert – hinauf über die Wirbelsäule zum Scheitel, hinunter entlang der Brust zum Bauch (Seite 76).

Die Kombination der Liebesenergie aus Ihrem Herzen und der sexuellen Energie aus Ihren Genitalien wirkt heilend und verjüngend. Inzwischen hat auch die westliche Wissenschaft festgestellt, dass Sex wichtig für die Gesundheit ist. Der Stoffwechsel kommt in Schwung, das Immunsystem wird gestärkt.

LUST UND FREUDE

Der ideale Zeitraum für Sex ist laut chinesischer Organuhr zwischen 19:00 und 21:00 Uhr. Dann fließt die meiste Energie durch den Energiekanal des Herzbeutels (Perikard). Und hier haben Lust und Freude, wie es in den chinesischen Schriften heißt, ihre Basis.

BITTE NICHT (STÄNDIG) EJAKULIEREN! – LIEBE IST DIE DROGE!

Anders als die westliche Medizin ist die TCM der Auffassung, dass ein Mann bei der Ejakulation einen Teil seines Jing – seiner »Essenz« oder ererbten Lebenskraft verliert. Deshalb sollte er die Zahl der körperlichen Höhepunkte möglichst begrenzen und diesen Moment am besten (gerade) nicht erreichen. Es scheint energetische Wege zum schonenderen Orgasmus zu geben.

Sex zu haben, ohne seine »Essenz zu verlieren«, gibt eine immense, fast ekstatische Kraft. Im Gegensatz zu seinen Kollegen, die nach einem schnellen morgendlichen Höhepunkt mit dunkel umrandeten Augen zur Arbeit kommen, erscheint der Mann, der seine »Essenz« halten kann, energiegeladen und strahlend im Büro. Liebe ist die Droge (dann jedoch ohne störende Nebenwirkungen)!

ALTE GEHEIMNISSE FÜR LIEBENDE VON HEUTE

- Stärken Sie Ihre sexuelle Energie mit Übungen wie Liebesfeuer, Venushügel und Kamasutra-Mudra.
- Reinigen Sie Ihre Gefühle mit heilenden Klängen. Ändern Sie Hass in Liebe, Traurigkeit in Mut, Angst in Zärtlichkeit und Wut in Freundlichkeit. So kann die Heilenergie besser zirkulieren (Seite 80).
- Praktizieren Sie Sex als reine Meditation.
- Lieben Sie Körper und Qi-Körper. Verschmelzen Sie mit der Energie Ihres Gegenübers.
- Je mehr Sie mit Liebe heilen, desto mehr werden Sie geheilt.

01

LIEBESFEUER

HARMONIE IM PALAST DES LEBENS

- Sie stehen in Grundposition, die Füße schulterbreit auseinander. Fokussieren Sie sich auf den unteren Rücken auf Höhe des Nabels, wenden Sie den umgekehrten Feueratem an (Seite 70).
- Atmen Sie ein und bewegen Sie Ihr Becken nach vorne, als wollten Sie sich auf einen Hocker setzen. Beugen Sie den Rücken nach hinten. Spannen Sie Beinmuskeln und Gesäß an.
- Ziehen Sie sexuelle Energie aus den Genitalien
- zum unteren Rücken.
- Atmen Sie aus und bewegen Sie Ihr Becken möglichst weit nach hinten. Machen Sie ein Hohlkreuz. Entspannen Sie alle Muskeln. Verdichten Sie sexuelle Energie unten im Rücken.
- Spüren Sie Wärme und Festigkeit im unteren Rücken. Wiederholen Sie die Übung.

Der Feueratem bringt das sexuelle Liebesfeuer aus den Genitalien in das *Mingmen*. Der Palast des Lebens im unteren Rücken ist das Qi-Zentrum der Nieren. Über zwölf Hauptmeridiane speist er die zwölf Organe. Mit 15 Minuten Übungszeit am Tag nimmt die sexuelle Energie zu, die Organe und Emotionen kommen in Balance. Das harmonisierte Qi gleicht die Beziehung zum Gegenüber aus.

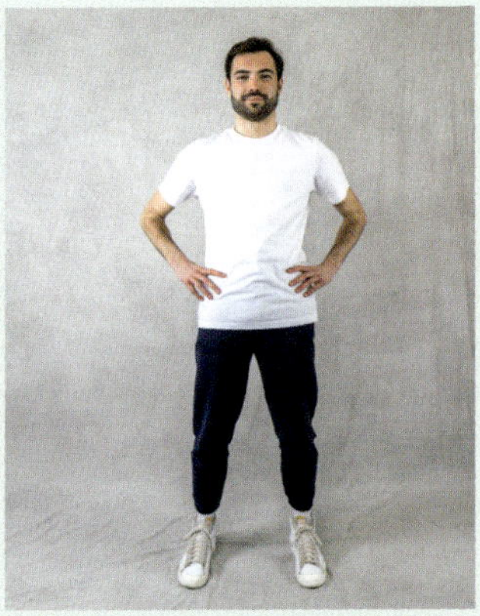

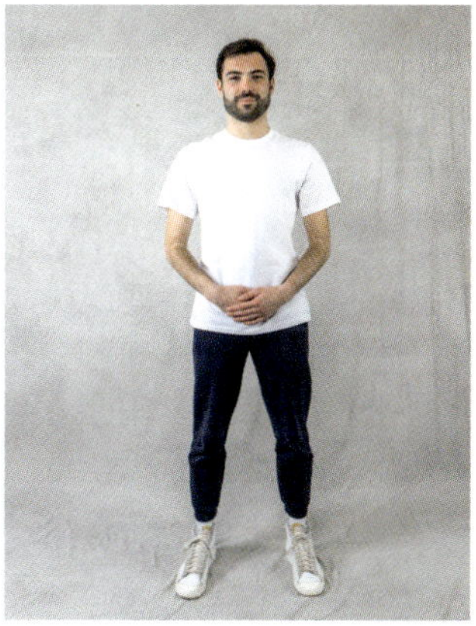

02

VENUSHÜGEL

ANWÄRMEN DES OFENS

- Umschließen Sie Ihre Genitalien liebevoll mit der rechten Hand.
- Legen Sie die linke Hand vier Finger unterhalb des Bauchnabels flach auf den Körper. Lassen Sie sie 81-mal im Uhrzeigersinn kreisen.
- Wechseln Sie die Hände und lassen Sie die rechte 81-mal gegen den Uhrzeigersinn kreisen.

Praktizieren Sie dies vorzugsweise zwischen 5:00 und 7:00 Uhr morgens. Dann ist die Produktion von Sexualhormonen besonders hoch.

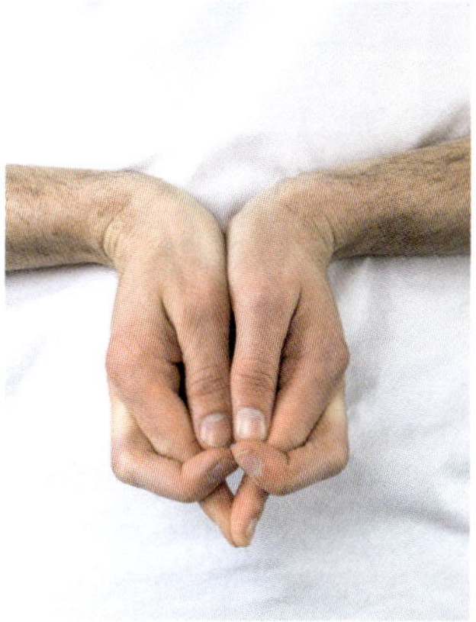

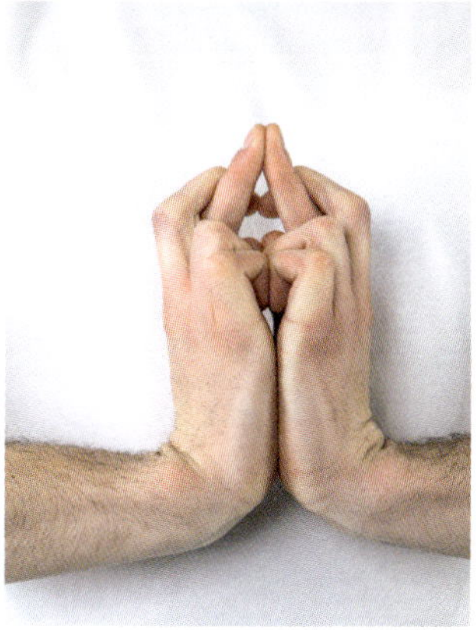

03

KAMASUTRA-MUDRA

- Legen Sie Ihre Mittelfinger über Ihre Zeigefinger.
- Legen Sie die ausgestreckten Zeigefinger aneinander; bringen Sie die Spitzen der gefalteten Mittelfinger zusammen. Die Daumen drücken auf die Kuppen der Mittelfinger.
- Führen Sie die abgeknickten Ringfinger und kleinen Finger zusammen, wie im Bild gezeigt.
- Tönen Sie das Mantra »Bin«.

Geheimes esoterisches Handsiegel aus taoistischer Tradition. Regt das Energiezentrum im Unterleib an. Verbessert Ihre Gesundheit, erhöht Ihre Energie und stärkt den Sexualtrieb

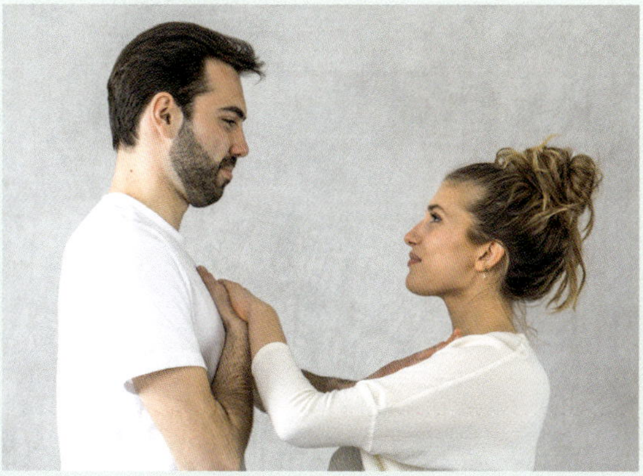

04

SICH LIEBEN

HERZ-ZU-HERZ-MEDITATION

- Setzen Sie sich einander gegenüber und schauen Sie sich in die Augen.
- Schicken Sie sich Ihr inneres Lächeln.
- Beide legen die rechte Hand auf das eigene Herz, dann die linke auf die rechte Hand des Gegenübers. Spüren Sie, wie die universelle Liebe Ihrer Herzen ineinanderfließt. Lassen Sie sie zirkulieren.

05

LÄCHELN UND KREISEN

ORGASMISCHE WELLEN

- Schicken Sie beim Sex Ihr inneres Lächeln an die vereinten Geschlechtsorgane. So bringen Sie die Energie vom Kopf in den Unterleib.
- Ziehen Sie den unteren Teil Ihres Oberkörpers zusammen. Lassen Sie die sexuelle Energie Ihres Gegenübers entlang der Wirbelsäule zu Ihrem Kopf aufsteigen und über die Brust bis zum Bauchnabel wieder sinken. Sorgen Sie dafür, dass diese Energie kontinuierlich in Ihrem Kleinen himmlischen Kreislauf zirkuliert.
- Spüren Sie nach, wie die orgasmische Welle der Lust, die an der Wirbelsäule aufsteigt, die Energie in allen Nerven Ihres Körpers anregt.

06

YIN-UND-YANG-AUSTAUSCH

HEILSAMER ENERGIEFLUSS

Senden Sie bewusst die kühle Yin-Energie Ihrer geöffneten Lotosblüte an Ihren Partner und nehmen Sie die heiße Yang-Energie seines Jadestabs auf. Schicken Sie die heiße Yang-Energie Ihres Jadestabs an Ihre Partnerin und nehmen Sie ihre kühle Yin-Energie auf. Kosten Sie weitere kühle Yin-Energie auf ihren Lippen, ihrer Zunge, ihren Brüsten, ihrer Lotosblüte. Und Yang-Energie auf seinen Lippen, seinen Brustwarzen, seinem Jadestab. Dieser Austausch ist heilsam für Sie beide und harmonisiert Ihre Energien.

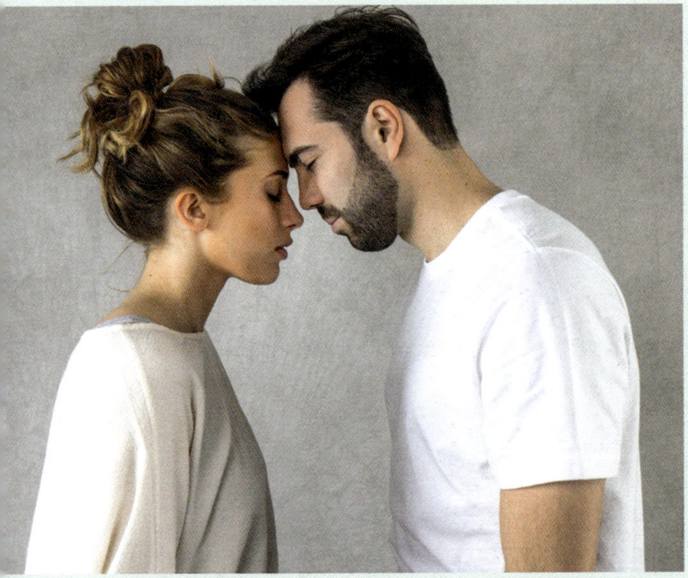

07

KÜSSEN

DER ATEM DES TAO

- Lassen Sie die Energie Ihres Kopfs über Ihre Stirn hinunter zur Zunge fließen. Lassen Sie Ihre Zungen sich berühren. So schließt sich der Kreis und Sie können Energie sowohl über Ihre Münder als auch über Ihre Genitalien austauschen.
- Lassen Sie Ihren Kleinen himmlischen Kreislauf drei-, sechs- oder neunmal in den Ihres Gegenübers übergehen. Die Energie bildet dabei eine Acht: über Rücken, Scheitel, Mund zum Mund Ihres Gegenübers, von dort aus über Brust, Bauch, Genitalien, Rücken, Scheitel, Mund und erneut zu Ihrem Mund über Brust, Bauch, Genitalien, Rücken und so weiter.

08

VEREINIGEN

SEELENPAARUNG, SEELENORGASMUS, BUDDHA-ZUSTAND

- Stellen Sie sich vor, wie sich Ihre verfeinerte, orgasmische, sexuell-spirituelle Energie über Ihrem Kopf mit der Ihres Gegenübers vereinigt. Holen Sie sich dazu das Bild von sich beiden beim Sex in die Vorstellung.
- Die Wirkung einer solchen Seelenverwandtschaft ist unbeschreiblich. Sie überschreiten als Mensch Grenzen, befinden sich gemeinsam in einem erleuchteten Buddha-Zustand.
- Integrieren Sie diese Seinsform in Ihre Zellen und nehmen Sie sie mit in Ihren Alltag. Wie im bekannten Sprichwort: »Vor der Erleuchtung hacke Holz und trage Wasser. Nach der Erleuchtung hacke Holz und trage Wasser.«

DAS MENSCHLICHE KRAUT – ZUSAMMEN FÜR EIN LANGES LEBEN

Die Inder haben ihr *Kamasutra,* die Araber ihre *Duftgärten,* die Chinesen ihre *Künste aus dem Schlafzimmer.* Die chinesischen Werke zur Sexualkunde sind die ältesten ihrer Art. Da die chinesischen Kaiser nach Unsterblichkeit strebten, standen alle Aspekte ihres Alltags einschließlich der Liebe im Dienst ihrer Gesundheit. Jahrhundertelang wurden Handbücher zur Liebe in den Bibliographien chinesischer Dynastien der Sparte Medizin zugeordnet. Taoistische Ärzte betrachteten die Kombination von Liebe und Sex als die stärkste Medizin, Sex bezeichneten sie als das »menschliche Kraut«. Bei bestimmten Krankheiten verschrieben sie beispielsweise für mehrere Wochen Sex in einer gewissen Position. Fragen Sie also einen neuen Partner oder eine neue Partnerin, ob er oder sie taoistisches Qi Gong praktiziert. »Ich habe Kopfschmerzen« kann dann eine Einladung zum Sex statt einer Ablehnung bedeuten.

REZITATIV FÜR EINEN GUT FUNKTIONIERENDEN JADESTAB

Möge er stark, geädert und muskulös sein
wie der Arm eines gefeierten Sportlers.
Möge er geschmeidig, glatt und zart sein
wie ein verspielter Delfin.
Möge seine sich weit verbreitende Gischt
ihren Pavillon aus Jade vernebeln
wie ein Wal die Wellen des offenen Ozeans.
Möge sich sein Yang in seinen Poren
mit ihrem Yin kreuzen.
Möge er groß werden wie das Universum –
möge er leer werden wie das Nichts –
dass er überall und nirgends sein kann
wie das All.

REZITATIV FÜR EINE GUT FUNKTIONIERENDE LOTOSBLÜTE

Möge sie weit aufblühen.
Möge sie seine Nieren erwecken.
Möge sie eine Faust sein
rund um die Fülle seines Fleisches.
Möge sie eine Schale sein
für die Milch seiner Nieren.
Möge sie das Licht sein
für das Auge seines Jadestabs.
Möge sie sein Yang trinken
mit Yin-gefüllten Lippen.
Möge sie in ihr tiefstes
gemeinsames Ich fließen.
Möge sie leer sein in der Quelle.

EINSCHLAFEN

FÜNF WEGE ZU GUTEM SCHLAF

Wenn das Yang sinkt und das Yin steigt,
wenn die Pfirsichblüte schwebt –

Harmonie und Wärme
wiegen mich in den Schlaf.

Wir starten in den Tag mit dem Wecker. Vielleicht sollten wir auch die Nacht so beginnen. Nach der chinesischen Organuhr wäre es gut, wir würden jeden Tag vor 23:00 Uhr unter der Bettdecke liegen.
Zwischen 21:00 und 23:00 Uhr ist der Dreifache Erwärmer am aktivsten. Bei ihm handelt es sich nicht um ein Organ nach westlichem Verständnis, sondern um einen funktionellen Energiekanal, der unter anderem dafür sorgt, dass verbrauchte Energie wieder zugeführt wird und die Organe sich erholen. Die Melatoninkonzentration steigt, was Sie schläfrig macht. Zeit zum Ausruhen und dafür, auf die Menschen zu achten, die Ihnen nahestehen. Ab 23:00 Uhr, im Schlaf, sinken Herzfrequenz, Blutdruck und Körpertemperatur, während Gallenblase und Leber ihre Arbeit aufnehmen. Zwischen 23:00 und 1:00 Uhr speichert Ihre Gallenblase Selbstvertrauen und die Fähigkeit, Entscheidungen zu treffen. Zwischen 1:00 und 3:00 Uhr lädt sich die Leber auf, um Körper und Geist zu entgiften.

In der Nacht muss sich das beruhigende Yin erholen. Ihr Bewusstsein (Shen) muss sich in Ihr Herz integrieren. Wenn das aktive Yang des Tages dies nicht zulässt, werden Sie Schlafprobleme bekommen oder sogar unter Schlaflosigkeit leiden. Warum ist das so? Wohlschmeckende Getränke, Snacks auf dem Sofa und Sorgen beeinflussen die Milz, die dann nicht genug Blut zum Herzen führt. Fernsehen, Surfen, Chatten, Ärger, Frustration und Wut erhitzen Ihre Leber und damit Ihren Kopf. Erschöpfung oder hohes Alter schwächen die Nieren, die Ihr Herz – und damit Ihr Shen – nicht mehr kontrollieren können. Die folgenden fünf Übungen aus dem Qi Gong helfen Ihnen, gut zu schlafen.

01

REIBEN

BLAUE-WOLKEN-MEDITATION

- Setzen Sie sich auf die Bettkante, reiben Sie Ihre Hände warm. Legen Sie sie auf den Rücken, die Finger zueinander. Spüren Sie, wie die Wärme in Ihre Nieren fließt. Reiben Sie 24-mal in Richtung Wirbelsäule und 24-mal auf und ab.
- Atmen Sie ein und stellen Sie sich vor, dass ein heilendes dunkelblaues Licht in Ihren Nieren leuchtet. Beim Ausatmen breitet sich das Licht in jede Zelle Ihrer Nieren aus. Machen Sie dies 36-mal.
- Legen Sie die Hand auf den Bauch und massieren Sie mit dem Daumen der anderen Hand den Punkt im Zentrum Ihrer Fußsohle (Niere 1). Stellen Sie sich vor, wie negative Energie aus dem Bauch durch Bein und Fußsohle nach außen fließt. Wechseln Sie das Bein.
- So stärken Sie die Yin-Energie der Nieren und kühlen das Feuer Ihrer Leber.

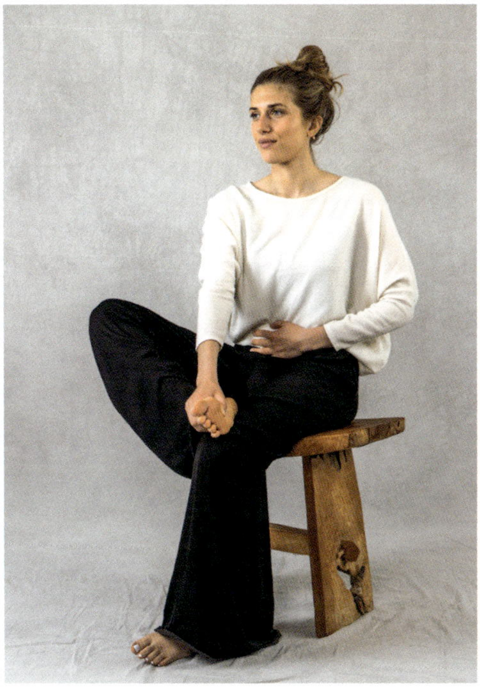

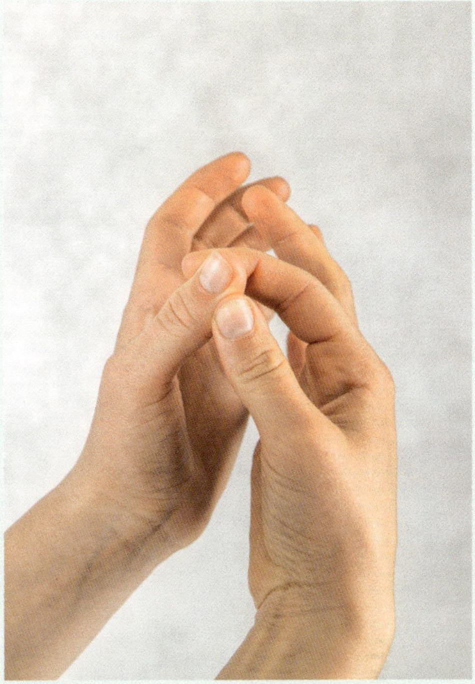

02

MASSIEREN

»KLEINMETALL« IM DAUMEN

- Massieren Sie mit dem rechten Daumen die Spitze des linken Daumens außen auf Höhe des Nagels. Machen Sie dasselbe links.
- »Kleinmetall« (Lunge 11) wird gegen Schlaflosigkeit aufgrund innerer Erregung empfohlen. Auch gut bei Halsschmerzen, Husten, Druck auf der Brust und nächtlichen Schweißausbrüchen

03

REINIGEN

HARMONISIEREN DER GEFÜHLE

Führen Sie die Hände über den Kopf, die Handflächen nach unten, und atmen Sie ein. Bewegen Sie die Hände Richtung Füße und tönen Sie die Heilenden Klänge (Seite 80) für Leber (»SCHÜÜÜ«), Herz (»HAAA«), Milz (»CHUUU«), Lunge (»SSS«) und Nieren (»TSJUUI«). Neunmal oder nach Belieben. Schicken Sie in Spiralen Freundlichkeit in die Leber, Freude ins Herz, Vertrauen in die Milz, das Loslassen in die Lungen, Ruhe in die Nieren. Die Übung ist auch im Liegen machbar.

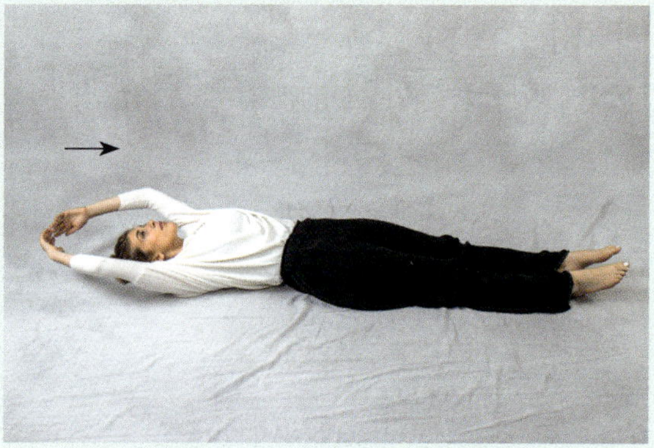

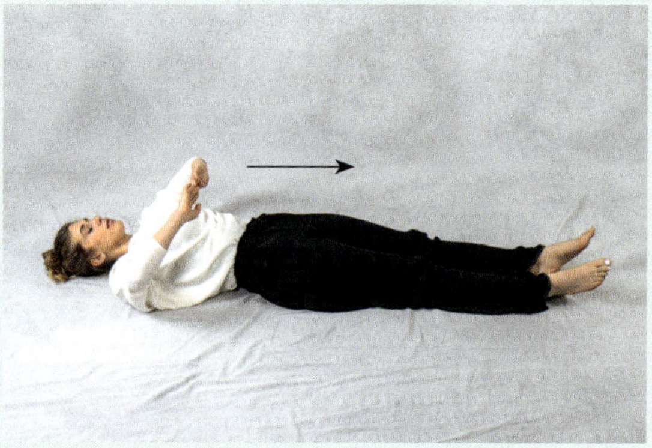

04

AUSGLEICH VON YIN UND YANG

DREIFACHER ERWÄRMER

- Führen Sie die Hände über den Kopf, die Handflächen nach unten, und atmen Sie ein. Bewegen Sie die Hände vor der Brust Richtung Füße, die Handflächen zeigen nach unten. Tönen Sie den heilenden Klang »CHIII«.
- Wiederholen Sie dies zwei- bis fünfmal. Spüren Sie den Fluss des Yang vom Kopf zu den Füßen und des Yin von den Füßen zum Kopf. Ihre Gedanken beruhigen sich, Ihre Füße werden warm.

05

SCHWEBEN

PFIRSICHBLÜTEN-MEDITATION

- Sie liegen entspannt auf dem Rücken, die Arme seitlich. Stellen Sie sich Ihren Körper als hohles, leeres Rohr vor. Atmen Sie ein paar Minuten lang frei ein und aus.
- Stellen Sie sich vor, dass Ihr Atem eine weiche, federleichte Pfirsichblüte mit sich trägt und durch die hohle Röhre über die Füße in die blaue Luft hinausschwebt. Geben Sie bei jedem Ausatmen einen tiefen U-Laut von sich.
- Empfohlen bei Schlaflosigkeit und nervöser Unruhe. Sie schlafen schneller ein und tiefer. Aktiviert den Stoffwechsel. Verleiht angeblich einen frischen rosigen Teint

»Die wahren Menschen schliefen, ohne zu träumen, und erwachten ohne Sorgen.«

ZHUANGZI

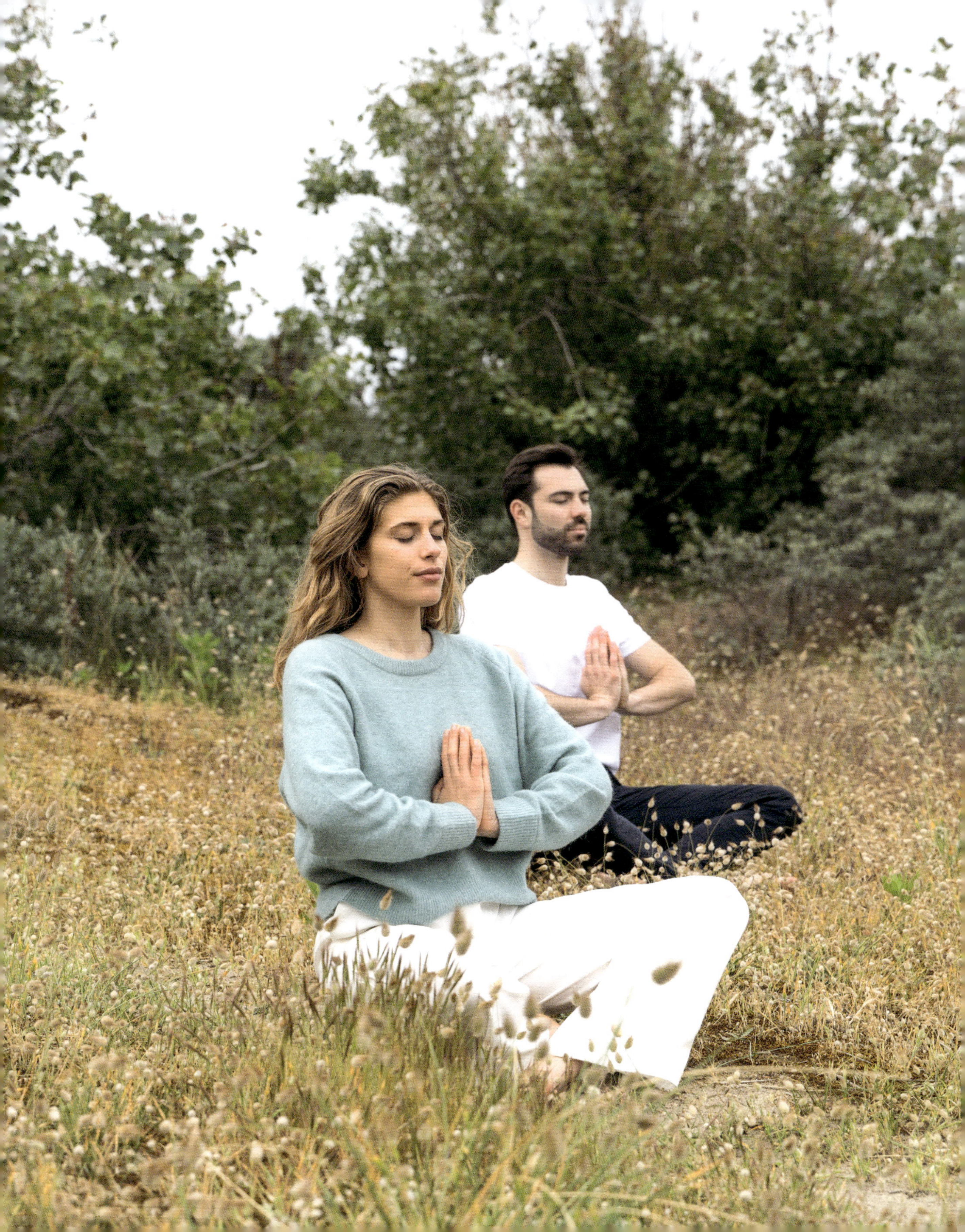

TRÄUMEN

SCHLAFMEDITATIONEN VON EINEM UNSTERBLICHEN

Meine Gallenblase entscheidet.
Meine Leber baut Gift ab.

Innen und außen werden eins.
Energie erfüllt mich und ich strahle Licht aus.

Ich schlafe den ewigen Schlaf
des Unsterblichen.

Mögen Sie es traditionell? Mit warmer Milch, beruhigendem Gähnen und sanftem Gutenachtkuss? Dann finden Sie unter »Fünf Wege zu gutem Schlaf« ultimative Tipps (Seite 174). Oder sind eher für Abenteur zu haben? Dann ist *Shui Gong* oder Schlafmeditation bestimmt etwas für Sie. Herausfordernd, meditativ, spirituell.

WINTERSCHLAF

Die Schlafmeditation führt Sie in einen Zustand, der dem von Tieren im Winterschlaf ähnelt. Der Körper scheint zu schlafen, ist sich dessen aber bewusst. Dieser »echte« Schlaf soll wahre Ruhe bringen. Das Ergebnis: mehr Energie, mehr Klarheit im Geist. Laut Tradition hat eine Stunde Schlafmeditation die gleiche geruhsame Wirkung wie acht Stunden normaler Schlaf. Die beste Zeit zum Üben soll zwischen Mitternacht und Mittag liegen, während der Stunden des »Lebendigen Atems«, wenn das Yang-Qi aufsteigt. Sie können die Technik auch tagsüber als Alternative zum Qi-Powernap anwenden (Seite 149).

SCHLAFENDER TIGER – SCHLAFENDER UNSTERBLICHER

Die Schlafmeditation wurde von Chen Tuan überliefert, einem taoistischen Qi-Gong-Meister aus dem 10. Jahrhundert. Er wurde wegen seiner Haltung »schlafender Unsterblicher« oder »schlafender Tiger« genannt, denn er blieb manchmal Monate im Shui-Gong-Zustand. Als ein Holzfäller über ihn stolperte, wachte Chen Tuan auf und beschimpfte den unglücklichen Menschen, weil dieser seinen Schlaf der Unsterblichkeit gestört hatte.

LUZIDE TRÄUME

Diese Art Traum während einer Schlafmeditation ist Ihnen bewusst – wie dem taoistischen Philosophen Zhuangzi. Sogar den Verlauf und die Ausstattung können Sie selbst gestalten. Die Träume haben eine sinngebende Bedeutung. Indem Sie sie kontrollieren, lenken Sie Ihr zukünftiges Leben.

GENERALPROBE FÜR DIE FINALE WANDLUNG – »ES GIBT KEINEN TOD, NUR DIE MACHT«

Die Schlafmeditation gilt auch als Vorbereitung für den Wandlungsprozess durch den Tod. Die Taoisten glauben, dass unser Qi mit dem Qi des Kosmos verschmilzt und sich in eine andere Form wandelt. »Energie kann weder geschaffen noch zerstört werden«, sagte auch der Wissenschaftler Albert Einstein. »Sie kann nur von einer Form in eine andere übergehen.« Oder in den Worten des Jedi-Kodexes bei Star Wars: »Es gibt keinen Tod, nur die Macht.«

Wie sich unser Qi wandelt, hängt unter anderem von dessen spiritueller Erneuerung in unserem Leben und von der Gelassenheit und Klarheit ab, mit der wir dem Tod begegnen. Dank Chen Tuans *Schlafanleitung eines Unsterblichen* ist von jetzt an jede Nacht ein körperliches und geistiges Abenteuer.

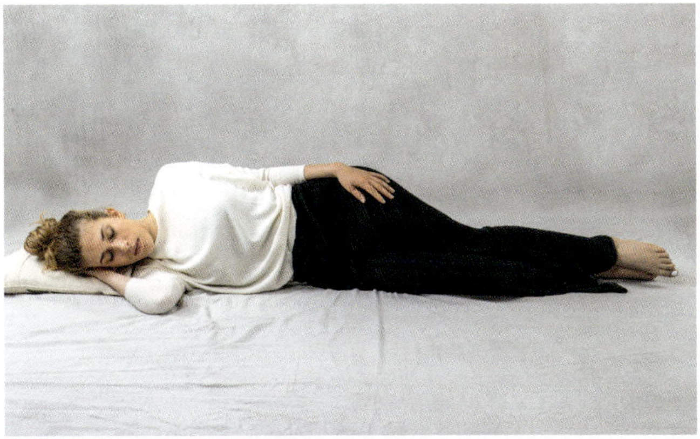

SCHLAF-QI-GONG-MANTRAS

- Ich lasse negative Energien und Gedanken verschwinden.
- Ich programmiere meine Zellen für einen positiven Schlaf.
- Ich lächle Freundlichkeit in meine Leber, Freude in mein Herz, Vertrauen in meine Milz, das Loslassen in meine Lungen, Ruhe in meine Nieren.
- Ich bleibe klar, während ich schlafe, und lasse negative Träume positiv enden.
- Ich werde um … Uhr mit einem inneren Lächeln aufwachen.

ANLEITUNG ZUR SCHLAFMEDITATION

Sie liegen auf der rechten Körperseite, der linke Arm liegt auf Ihrer linken Seite. Die rechte Hand schieben Sie unter das rechte Ohr oder das Kopfkissen. Beugen Sie das rechte Knie, das linke Bein bleibt gestreckt. Entspannen Sie sich und biegen Sie die Zehen ab. Nun legen Sie Ihre linke Hand auf den Schritt. Krümmen Sie die Wirbelsäule wie ein schlafendes Reh. Sie spüren, wie der untere Oberkörper nach innen gezogen wird.
Drücken Sie die Zähne zart aufeinander, die Zungenspitze berührt den Gaumen. Lassen Sie die Augen halb geschlossen und richten Sie den Blick durch die Nase nach innen. Atmen Sie sanft, langsam, ruhig, gleichmäßig und tief. Geist und Herz kommen zur Ruhe. Emotionen und Wünsche lösen sich auf. Spüren Sie, wie Ihr Qi-Körper sich mit Energie füllt. Sehen Sie mit Ihrem dritten Auge, wie sich das Licht im Inneren ausbreitet.

- Wenn Sie auf der rechten Seite liegen, wird Ihr Herz nicht zusammengedrückt. Ihr Atem verlagert sich in das linke Nasenloch. Das aktiviert die rechte Gehirnhälfte, ermöglicht starke visuelle und intuitive Wahrnehmungen und macht den Weg für Gehirnwellenaktivität frei, die mit Träumen oder Meditation einhergeht.

- Ihre Haltung – gekrümmte Wirbelsäule, Zunge am Gaumen, unterer Oberkörper in leichter Spannung – aktiviert den freien Energiefluss im Kleinen himmlischen Kreislauf (vom Steißbein an der Wirbelsäule hoch zum Scheitel, über die Brust hinunter zum Bauch).

»Eines Tages träumte ich, Zhuangzi, ich sei ein Schmetterling, der herumflatterte, zufrieden war und nicht wusste, dass er ich war. Plötzlich wachte ich auf und stellte fest, dass ich noch immer ich war. Die Frage ist nun, ob ich Zhuangzi bin, der träumte, er wäre ein Schmetterling, oder ein Schmetterling, der träumte, er wäre ich.«

ZHUANGZI

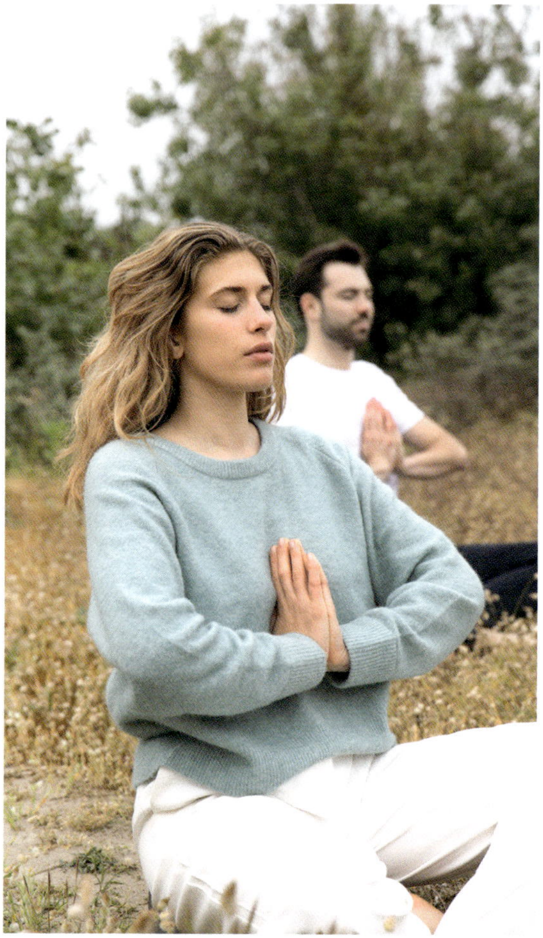

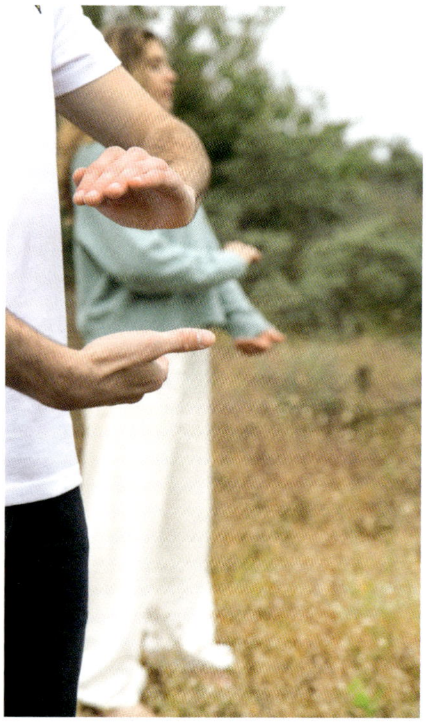

VERWANDELN

IN DIE »ZEHNTAUSEND DINGE«

Das Leben ist der Nachfolger des Todes und
der Tod ist der Beginn des Lebens.

Wenn Leben und Tod einander folgen,
wovor sollte ich dann Angst haben?

Schließlich sind die »zehntausend Dinge« eins!

Ein einziges Qi
fließt durch
die ganze Welt!

ZHUANGZI

DANKSAGUNG

»Wenn du Wasser trinkst,
vergiss die Quelle nicht.«

CHINESISCHES SPRICHWORT

Allen Lehrern und Meistern, die mir den Weg in die wunderbare Welt des Qi Gong und der TCM gezeigt haben, bin ich zu Dank verpflichtet. Ohne sie hätte ich das Buch nicht schreiben können: Boyang-Lehrer Paul Vandecruys und die medizinischen Qi-Gong-Lehrer Jan Eeckhout und Vic Wouters vom Ausbildungsinstitut für TCM in Antwerpen. Zhineng-Qi-Gong-Meister Wei Qi Feng und seine Kollegen von Daohearts Peking. Meister Liu Yuantong und Anne Hering vom Zhineng-Qi-Gong-Institut Niederlande. Unsterblichkeits-Qi-Gong-Meister Stuart Alve Olson und Verleger Patrick D. Gross. Meister Robert Peng und Emei-Meister Stan Pannone. Meister Mantak Chia und Healing Tao Senior Instructors Luc Leyten, Barry Spendlove, Dominique Respense und Kollegen. Hilde Broekhoven und ihre Kollegen von Healing Tao Belgium. Nell van Hartevelt, Lida Twigt und Marianne Huijbregts von der Stiftung Guo Lin Qi Gong Niederlande. OTMG-Lehrer Peter De Vilder, Mieke Fraussen, Ludo Kenis, Wilfried Legein und Kollegen. Durch Syntra West, hier mithilfe der Koordinatorinnen Lien Vanhoorne, Elien Valcke und Joke Devaere, machte ich einige sehr bewegende Qi-Gong-Erfahrungen während der Ausbildung im Sitz-Qi-Gong, die ich für Betreuer von Menschen mit Behinderungen und älteren Menschen durchführte. Das Qi-Gong-Training »Selbstfürsorge« für Menschen aus dem Medizin- und Pflegesektor entstand als Reaktion auf einen hohen Bedarf.

Die Begeisterung und medizinische Offenheit des Allgemeinen Direktors Rudy Maertens und des Neurologen Dr. Danny Decoo vom AZ Alma Eeklo, von Projektleiterin Karen De Waele von Sanapolis Sijsele, Annick Van Yper vom Kompetenzzentrum MS/ALS sowie Lieve Mortier und Luc De Groote von der MS Liga sorgten für bemerkenswerte Heilungsmomente während der Qi-Gong-Sitzungen, die ich für Menschen mit MS gab. Vielen Dank, dass ich beim Sanapolis-Studientag »Burn-out und Gesundheitspolitik« mit Austausch über Qi-Gong-Fachwissen dabei sein durfte. Dank an den Suchtmediziner Gerard Alderliefste von der Nationalen Medizinberatung Partydrogen für HPPD und DPS für das medizinische Feedback und das Interesse an der Behandlung der Folgen von Horrortrips mit Qi-Gong-Techniken. Von ganzem Herzen danke ich den Organisatoren Martin Blomme vom Sportverein Davos Inc.; Els Verstraete, Nancy David, Eveline Wulbrecht, Carine Deleye, Celine Hongenaert und Bart Lambrecht vom Servicezentrum Mintus Brugge; Sportmanagerin Delphine Bossuyt von der Gemeinde Oostkamp. Ihre Gastfreundschaft und organisatorische Unterstützung sorgten dafür, dass ich mich als Lehrer von der ersten Stunde an auf Qi Gong und nichts als Qi Gong konzentrieren konnte. Ein herzliches Dankeschön an alle Teilnehmer meiner Qi-Gong-Sitzungen – für alle geteilte heilende Energie und weise Unterrichtung. »Lehren ist der beste Lehrer«, sagte schon Meister T. T. Liang.

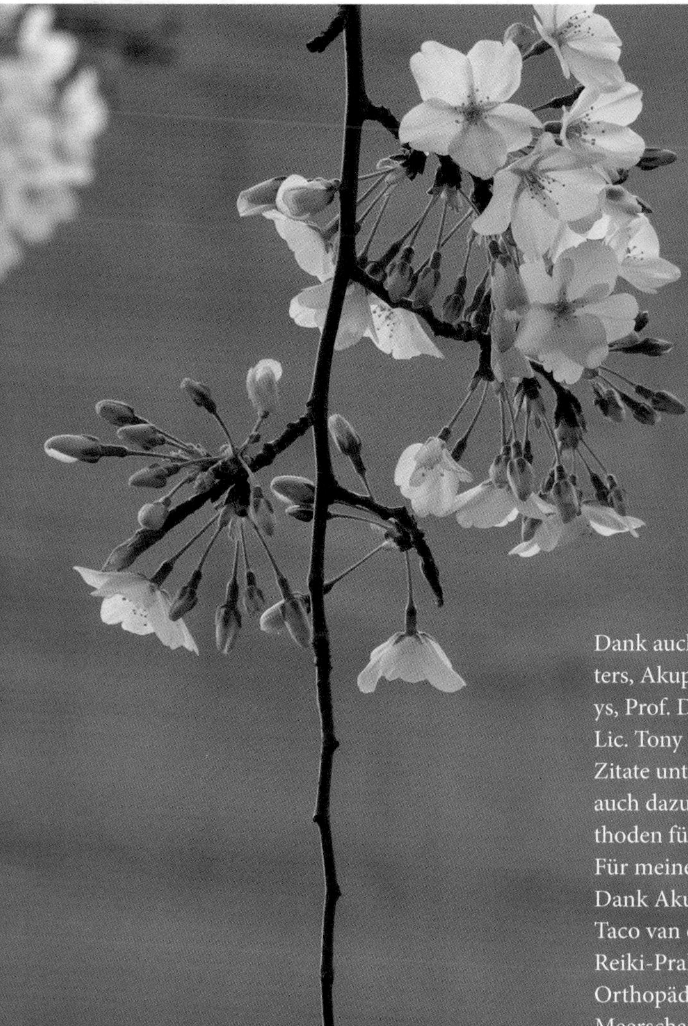

Dank auch an die Ärzte MQ Jan Eeckhout und Vic Wouters, Akupunkteur Peter De Vilder, Prof. Dr. Steven Laureys, Prof. Dr. Alex Mottrie, Psychologin Dr. Carien Karsten, Lic. Tony Verkamer und Osteopath Yves Warrinier. Ihre Zitate unterstützen nicht nur dieses Buch, sondern tragen auch dazu bei, Qi Gong und TCM als anerkannte Heilmethoden für die breite Öffentlichkeit zu etablieren.
Für meine persönliche Heilung gilt mein besonderer Dank Akupunkteur Peter De Vilder, TCM-Phytotherapeut Taco van der Mark, Reiki-Meisterin Christine Verhelst, Reiki-Praktiker Peter Dusslier, Osteopath Yves Warrinier, Orthopädin Katrien Gevaert, Shiatsu-Praktiker Leon Meerschaert und Zhineng-Qi-Gong-Übungsleiter Nicolas Lovet Durbet. Ebenso geht mein besonderer Dank an den Hämatologen Dr. Jan Van Droogenbroek, seine Kollegen und das Team des AZ Sint-Jan in Brügge. Für das allgegenwärtige innere und äußere Lächeln, die Freundlichkeit und das professionelle Mitgefühl.
Vielen Dank an die akquirierende Redakteurin Heidi Verschaeve für ihr plötzliches Erscheinen in meinen Qi-Gong-Sitzungen und die Gastfreundschaft bei Lannoo durch Verleger Johan Ghysels. Ebenso für das kreative Feedback und die Engelsgeduld auch bei nicht eingehaltenen Fristen. Ein aufrichtiges Dankeschön an die Testleser Dorette Blomme und Vic Wouters für alle bereichernden Reaktionen. Fotografin Stefanie Faveere, Layouterin Katrien Van De Steene und Qi-Gong-Künstler Dante Adam und Margo Magniette danke ich ebenfalls von ganzem Herzen für das kreative Qi, mit dem sie dieses Buch zum Leben erweckt haben.

VERWENDETE LITERATUR

- Beinfield, Harriet/Korngold, Efrem: *Traditionelle Chinesische Medizin: Grundlagen – Typenlehre – Therapie.* dtv 2005.
- Bisio, Tom: *Daoist Sleeping Meditation. Chen Tuan's Sleeping Gong.* Outskirts Press 2018.
- Bolte Taylor, Jill: *Mit einem Schlag: Wie eine Hirnforscherin durch ihren Schlaganfall neue Dimensionen des Bewusstseins entdeckt.* Knaur 2010.
- Bridges, Lillian: *Gesichtsdiagnose in der chinesischen Medizin.* Urban & Fischer Verlag/Elsevier GmbH 2020.
- Chaplin, Wesley: *Wudang Five Elements Qi Gong for Health and Longevity.* Wesley Chaplin 2016.
- Chia, Mantak: *Van stress naar evenwicht.* Ankh-Hermes 1993.
- Chia, Mantak: *Bone Marrow Nei Kung.* Destiny Books 2006.
- Chia, Mantak/Abrams, Douglas: *Seksuele geheimen de man.* Altamira 2013.
- Chia, Mantak/Carlton Abrams, Rachel: *Seksuele geheimen van de vrouw.* Altamira 2013.
- Chia, Mantak/Chia, Maneewan/Abrams, Douglas/Carlton Abrams, Rachel: *Seksuele geheimen het paar.* Altamira 2013.
- Chia, Mantak/Harness-Giles, Christine: *Pi Gu Chi Kung.* Destiny Books 2016.
- Chia, Mantak/Hilton, Douglas: *EMDR and the Universal Healing Tao.* Destiny Books 2016.
- Chong, Woei-Lien: *Filosofie met de vlinderslag. De daoïstische levenskunst van Zhuangzi.* Damon 2016.
- Chu, Valentin: *Het Yin en Yang der liefde.* Becht 1995.
- da Silva, Kim: *Gesundheit in unseren Händen: Mit Mudras zu mehr Lebenskraft.* Knaur 2020
- Deadman, Peter: *Live Well Live Long.* The Journal of Chinese Medicine 2016.
- Deadman, Peter/Al-Khafaji, Mazin/Baker, Kevin: *Handbuch Akupunktur.* Systemische Medizin 2012.
- De Jongh, Ad/ten Broeke, Erik: *Handboek EMDR.* Pearson 2016.
- De Vilder, Peter: *Balansmethode.* Satas 2020.
- Dreyer, Danny/Dreyer, Katherine: *ChiRunning. Revolutionaire techniek voor blessurevrij en moeiteloos hardlopen.* Altamira 2009.
- Frantzis, Bruce: *Taoist Sexual Meditation, Connecting Love, Energy and Spirit.* North Atlanta Books 2012.
- Guorui, Jiao: *Qi Gong Yangsheng: Chinesische Übungen zur Stärkung der Lebenskraft.* Fischer 1996.
- Guorui, Jiao/Hildenbrand, Gisela: *Das Spiel der 5 Tiere.* Medizinisch Literarische Verlagsgesellschaft 2012.
- Holman, CT: *Treating Emotional Trauma with Chinese Medicine.* Singing Dragon 2018.
- Hsi Lai: *The Sexual Teaching of the White Tigress.* Destiny Books 2001.
- Hsi Lai: *The Sexual Teachings of the Jade Dragon.* Destiny Books 2002.
- Johnson, Alan D.: *Chinese Medical Qi-Gong Therapy* Vol. 1–5. International Institute of Medical Qi Gong 2002.
- Kohn, Livia: *Daoist Body Cultivation – Chinese Healing Exercises.* Three Pine Press 2006.
- Kohn, Livia: *The Tradition of Daoyin – Sitting in Oblivion.* Three Pine Press 2008.
- Kohn, Livia: *The Heart of Daoist Meditation – Daoist Dietetics, Food for Immortality.* Three Pine Press 2010.
- Lao Zi: *Het boek van de Tao en de innerlijke kracht.* Übers. und mit Einl. von K. Schipper. Augustus 2010.
- Laureys, Steven: *Het no-nonsense Meditatieboek.* Borgerhoff & Lamberigts 2019.
- Laureys, Steven: *Warum Meditation heilt – mit Anleitungen und Praxistipps.* riva 2021.
- Liang, Shou-Yu/Wu, Wen-Ching: *Qi-Gong-Empowerment.* The Way of the Dragon Publishing 1997.
- Lipton, Bruce H.: *Intelligente Zellen – Wie Erfahrungen unsere Gene steuern.* KOHA Verlag 2016.
- Liu, Tianjun: *Chinese Medical Qi Gong.* Singing Dragon 2013.
- Liu, Tianjun: *The Key to the Qi Gong Meditation State.* Singing Dragon 2017.
- Maciocia, Giovanni: *Grundlagen der Chinesischen Medizin.* Urban & Fischer Verlag/Elsevier GmbH 2016.
- McTaggart, Lynn: *Das Nullpunkt-Feld: Auf der Suche nach der kosmischen Ur-Energie.* Goldmann 2007.
- Palmer, David A.: *Qi Gong Fever. Body, Science and Utopia in China.* Colombia University Press 2007.

- Pang Ming, Dr.: *The Methods of Zhineng Qi Gong Science*, übers. von Wei Qi Feng und Patricia Fraser. Printstop New Zealand 2013.
- Peng, Robert: *The Master Key. Qi Gong Secrets for Vitality, Love and Wisdom.* Sounds True Inc. 2014.
- Qingyun, Li: *Longevity Methods of a 250-Year-Old Taoist Immortal.* Übers. und kommentiert von Stuart Alve Olson, hrsg. Patrick D. Gross. Valley Spirit Arts 2016.
- Röcker, Anne Elisabeth: *Genezen op het ritme van de orgaanklok.* Akasha 2012.
- Schoefer-Happ, Liane U.: *Besser hören und sehen mit Qi Gong.* MVS Medizinverlage Stuttgart 2004.
- Wu, Zhongxian: *Vital Breath of the Dao, Chinese Shamanic Tiger Qi Gong.* Dragon Door Publications 2016.
- Yang, Jwing-Ming: *Qi Gong for Arthritis.* YMAA Publication Center 1991.
- Yang, Jwing-Ming: *Qigong. The Secret of Youth.* YMAA Publication Center 2016.
- Yang Sen: *The Immortal, True Accounts of the 250-Year-Old Man, Li Qingyun.* Übers. von Stuart Alve Olson. Valley Spirit Arts 2014.
- Zhuang Zi: *de volledige geschriften.* Übers. und mit Einleitung von K. Schipper. Augustus 2007.

ABSOLVIERTE AUSBILDUNGEN

- Medizinischer Qi-Gong-Praktiker – Ausbildungsinstitut für Traditionelle chinesische Medizin/Karel de Grote Hogeschool Antwerpen – Dozenten Jan Eeckhout und Vic Wouters
- Mingjue-Gongfu-Bewusstseinslehrer, Super Abilities I & II – Daohearts Zhineng Qi Gong Dr. Pang Ming – Meister Wei Qi Feng
- Associate Instructor Uiversal Healing Tao, Chi Nei Tsang Universal Healing Tao – Meister Mantak Chia, Senior-Ausbilder Barry Spendlove, Luc Leyten
- Shaolin Yi Jin Jing, Heilkraft-Qi-Gong – Jieqi-Qi-Gong-Meister Robert Peng
- Wuji Gong, Emei-Qi-Gong – Meister der 14. Generation Stan Pannone
- Qi-Gong-Lehren des taoistischen Unsterblichen Li Qingyun, Grundlagen des I Ching – Sanctuary of Tao – Meister der 3. Generation Stuart Alve Olson
- Meister Mian Xiang Chin. Gesichtslesen – OTCG Antwerpen – Mian-Xiang-Meisterin Mieke Fraussen
- Grundlagen der Traditionellen Chinesischen Medizin, Ohrakupunktur, Balancemethode – Meister Tung; Kan-Kräuter, Heilpilze, TCM Ernährung und Krebs, Yi Tjing und TCM, Feng Shui – Ausbildungsinstitut Chinesische Arzneimittel OTCG/Karel de Grote Hogeschool Antwerpen – Dozenten Peter De Vilder, Mieke Frausen, Ludo Kenis, Wilfried Legein, Harmen Meskers, Ann Sterken
- Reiki-Praktiker Usui Shiki Ryoho I & II – Reiki Center Cristo, Reiki-Meisterin Christine Verhelst

WEBSITES – INFO UND WORKSHOPS

- www.cnys-tcm.com – Stiftung Chinesisches Yang Sheng und TCM – Führer durch die Welt der TCM und Gesundheitslehre – Ausbildung, Forschung, Interviews
- www.dgtcm.de/master-ausbildung – Ausbildungsangebot der deutschen Gesellschaft für Traditionelle Chinesische Medizin e. V.
- www.drjasongordon.com/videos/qigong – Qi Gong mit Jason Gordon
- www.frankadam.be, www.davosinc.be, www.mintus.be, www.syntrawest.be – Qi Gong mit Frank Adam
- www.daohearts.com – The Harmonious Big Family von Zhineng-Qi-Gong-Meister Wei Qi Feng und andere durch Dr. Pang Ming ausgebildete Meister – Hocken, Drei Wege zur Stärkung der Immunität.
- www.qigong-ausbildung.eu/qigong-ausbildung.html – Ausbildung in Qi Gong und Tai Chi
- www.qigong-gesellschaft.de – Deutsche Qi-Gong Gesellschaft e. V.
- www.robertpeng.com
- www.sanctuaryoftao.org – Meister Stuart Alve Olson
- www.mettamorphix.com – Qi-Gong-Coaching mit Bianca Mollé, Parkinson-Erkrankte und -Genesende
- www.yourchineseastrology.com/face-reading – Mian Xiang, Chinesisches Gesichtslesen
- www.zhinengqigong-deutschland-ev.de.

DK Penguin Random House

Für die deutsche Ausgabe:
Verlagsleitung Monika Schlitzer

Projektbetreuung Doreen Wolff
Herstellungskoordination Arnika Marx
Herstellung Christine Rühmer

Übersetzung Birgit van de Avoort
Lektorat Cornelia Rüping

Titel der niederländischen Originalausgabe: Qi Gong. Langer gezond en gelukkig leven. Door te bewegen, ademen en mediteren.

Der Originaltitel erschien 2021 in der Niederlande bei Uitgeverij Lannoo nv, Tielt.

Fotografie Stefanie Faveere & Unsplash
Modelle Dante Adam, Margo Magniette

ISBN 978-3-8310-4669-0
5902-970575-22990-02

Druck und Bindung Slovenien

MIX
Papier | Fördert gute Waldnutzung
FSC® C106600

www.dk-verlag.de

Hinweis
Die Informationen und Ratschläge in diesem Buch sind vom Autor und vom Verlag sorgfältig erwogen und geprüft, dennoch kann eine Garantie nicht übernommen werden. Eine Haftung des Autors bzw. des Verlags und seiner Beauftragten für Personen-, Sach- und Vermögensschäden ist ausgeschlossen.

Wer gesundheitliche Beschwerden hat, an einer Erkrankung leidet oder schwanger ist, sollte vor Ausführung der Übungen in diesem Buch unbedingt Rücksprache mit seinem Arzt halten.

Die in diesem Buch enthaltenen Informationen können eine qualifizierte Untersuchung und Diagnose nicht ersetzen.

Die Verantwortung liegt allein beim Leser. Grundsätzlich ist bei ernsthaften oder anhaltenden Beschwerden von einer Selbstdiagnose und Selbstbehandlung abzuraten. Auch wenn Beschwerden länger anhalten, sollten Sie einen Arzt aufsuchen. Dasselbe gilt für Personen, die verschreibungspflichtige Medikamente einnehmen.

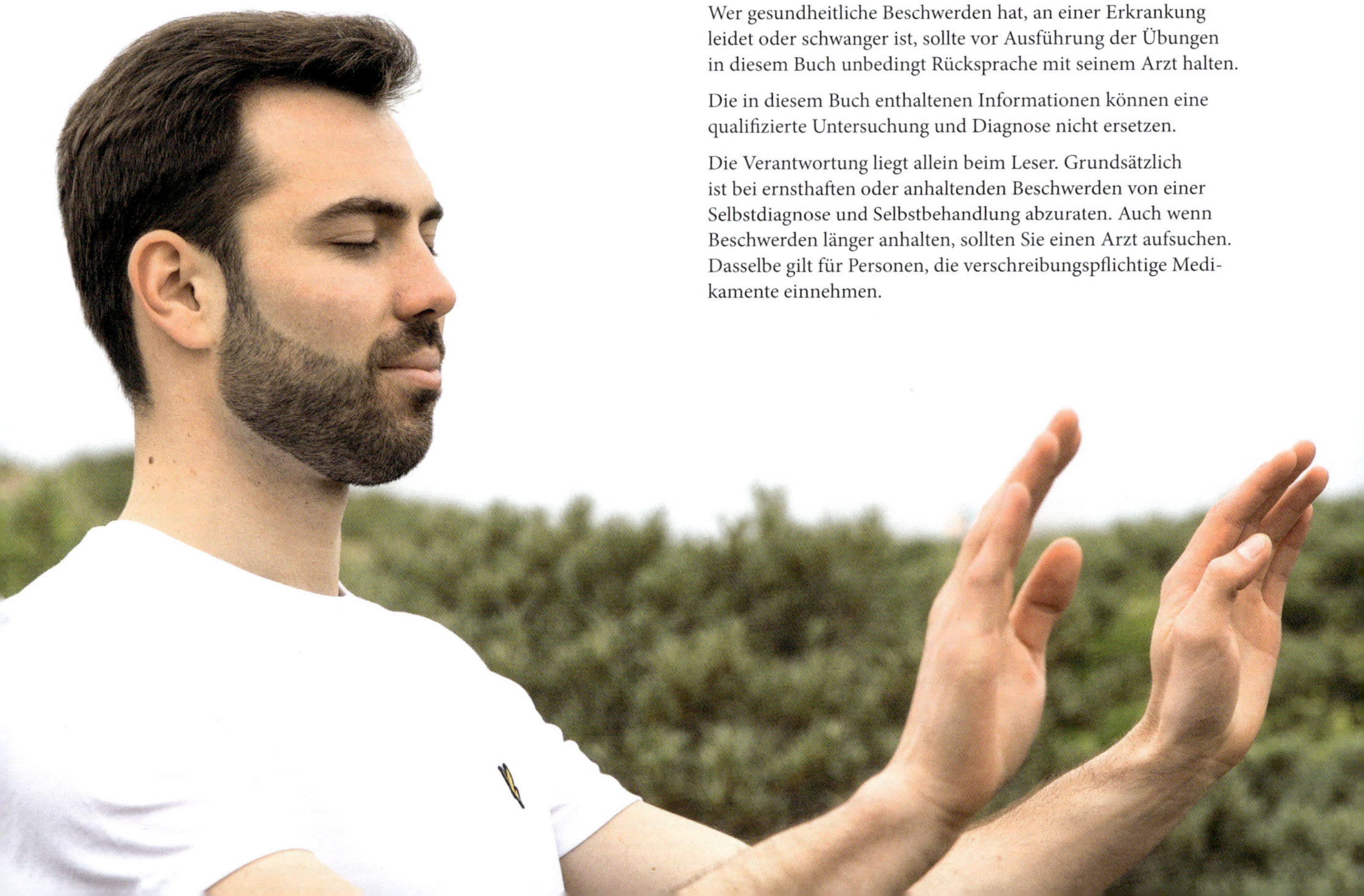